症状別

身近な食材で不調を改善

はじめての薬膳ごはん

「東京薬膳研究所」代表

武 鈴子

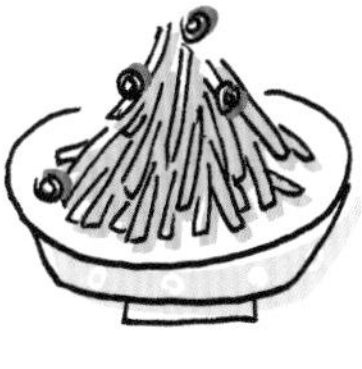

家の光協会

はじめに

毎日何げなく食べている食べ物。元気なときにはあまり気を使わないかもしれませんね。自炊をしなくてもおいしいもの、便利なものがたくさんありますし、時間のない忙しい生活の中では、食生活に気を配れない人も多いと思います。

でも、体の不調を感じるようなら、食生活を見直してみませんか？　冷えやむくみ、疲れなどは病気の兆しかもしれません。食べるもの、食べ方を改善することで、すっきりと気持ちいい体を取り戻し、病気を予防できるのですから。

薬膳とは健康を保ち、病気を予防する、「薬となる食事」のこと。私は薬膳の研究を始めて30年あまりになりますが、その前は成人病研究所で働いていました。そこで、食事を改善するだけで病気がみるみる快癒していく様子を目の当たりにしました。一人の病人のための食事改善で家族全員が健康になった、と喜ばれた患者さんたちの笑顔を見て、「あらゆる病気を治す食べ物って何なんだろう？」と思ったのが薬膳の道に入ったきっかけでした。

「薬膳」と聞くと、「中国のもの？」と思う人も多いでしょう。たしかに薬膳は中国の食文化です。そのため私は本場中国で学ぶために訪中しました。薬膳には「身土不二《しんどふじ》」という考え方があります。人は自然に調和することで、健やかに生きられるという意味で、その土地でとれた旬のものを食べると健康によい、という考え方です。そう考えると、日本人には和食がまさに薬膳なのです。郷土料理はその典型的な例といえます。北海道のジンギスカンは体を温める羊肉、沖縄のゴーヤーチャンプルーは体を冷やすゴーヤーを使っているように、日本各地にその気候風土に合った料理があります。

私は教室や講演会、執筆活動を通して、体を癒《い》やす和食「和の薬膳」を教えています。その活動の中で、さまざまな不調に悩む人に出会いました。薬を飲んでも治らない皮膚湿疹に苦しんでいた人は、3か月間、徹底した和食の一汁三菜を実践し、病を克服しました。また、結婚して8年間、赤ちゃんを授からなかった人も食生活の改善によって、妊娠・出産をし、生まれたお子さんも和の薬膳で元気に育てていると聞きます。そんな話を聞くたびに、うれしく思い、また食べ物がごんなに大切かをあらためて実感します。

この本が不調に悩む人の助けとなることを願っています。また、はじめて薬膳に触れる人の食生活改善のきっかけとなれば幸いです。

「東京薬膳研究所」代表　武　鈴子

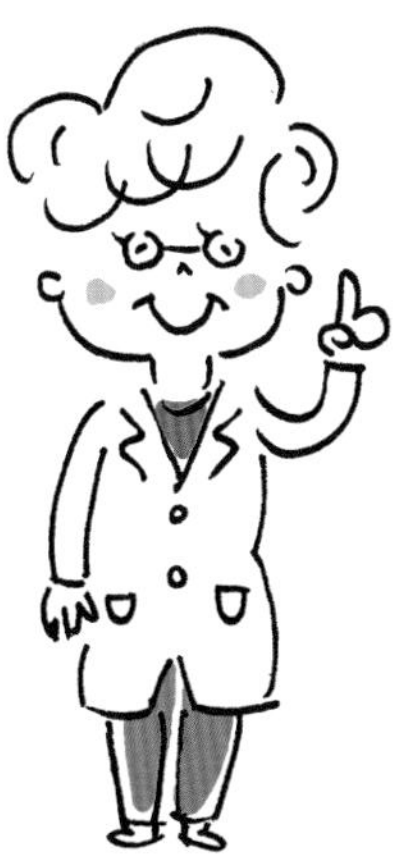

目次

2. むくみ

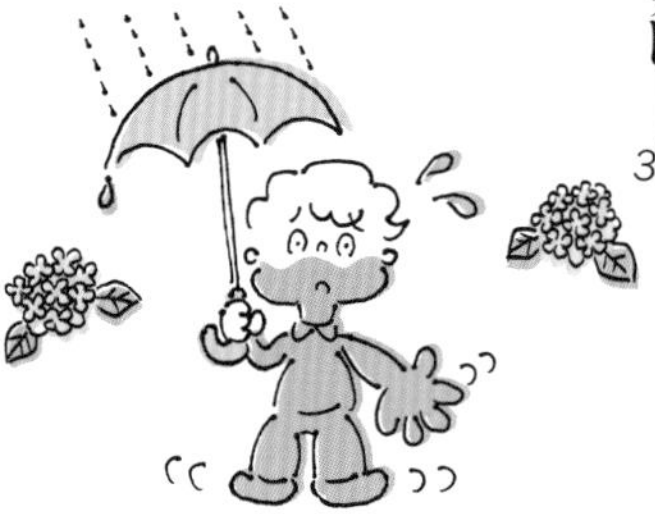

3. 疲れ・だるさ

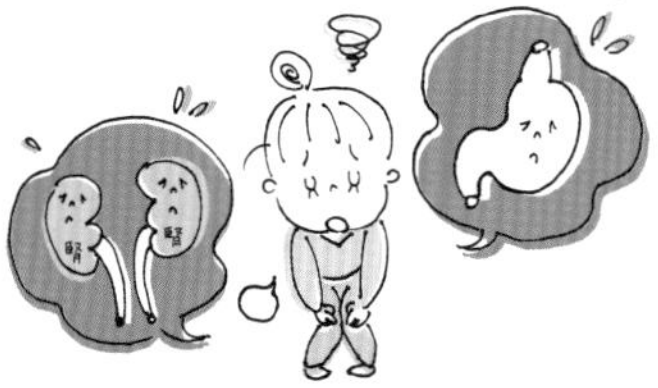

4. 便秘

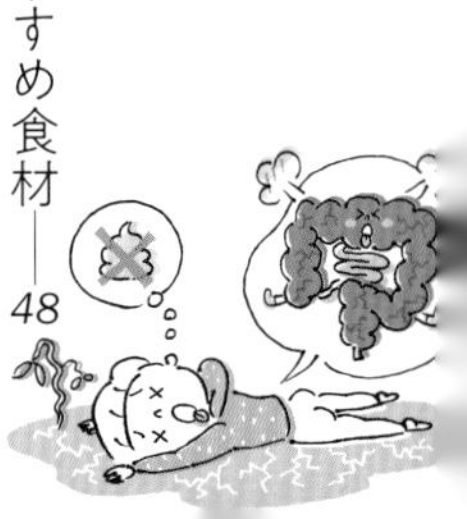

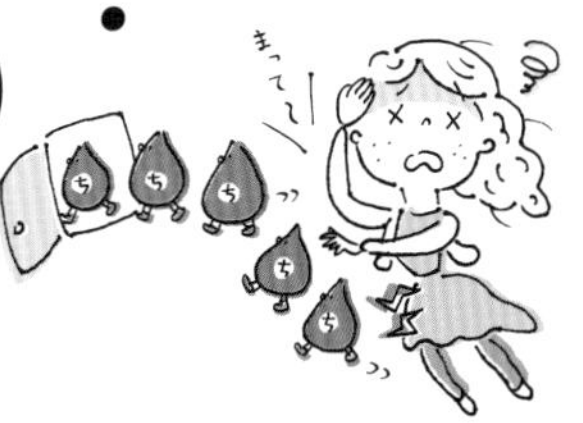

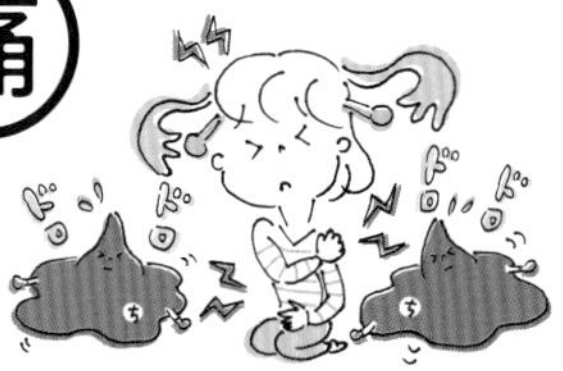

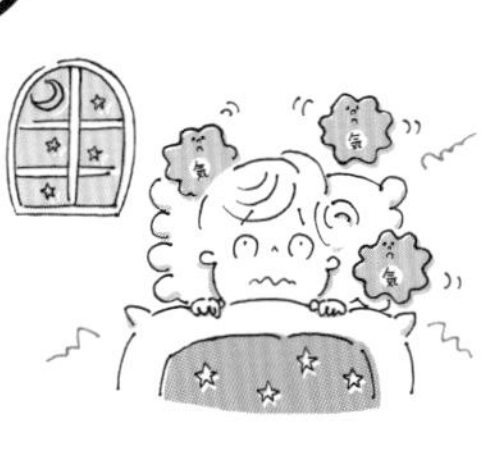

8. 肥満

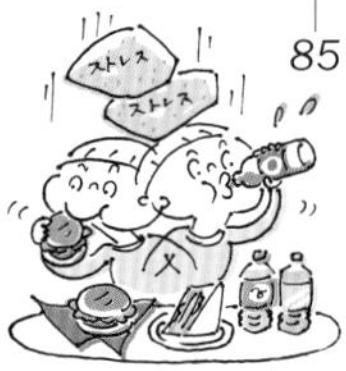

9. しみ・くすみ

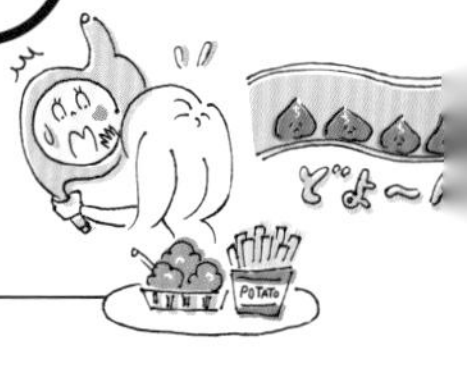

10. 老化

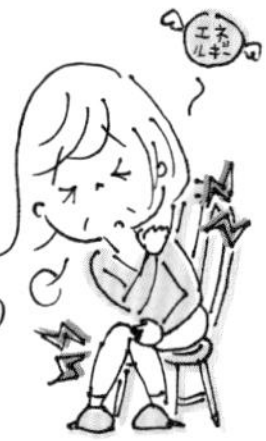

この本の使い方

薬膳の基本ポイントをおさえてから、自分の気になる症状のレシピページを見ると、どうしてその食材や組み合わせが症状に効くのかがよりわかりやすくなります。

1.
まずは薬膳の基本をマンガで学習

初めに読んでおくと、薬膳ごはんレシピの食材の組み合わせの意味がわかるようになります。

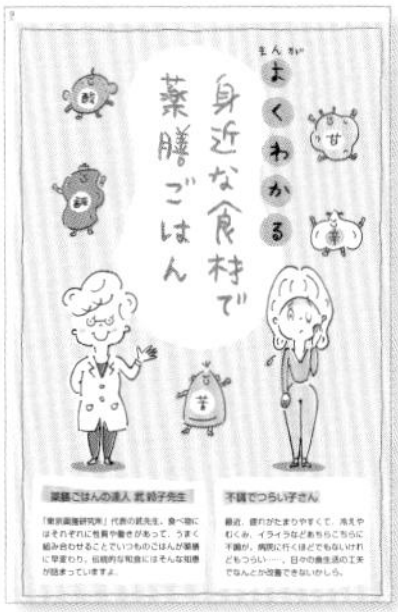

2.
気になる症状をチェック

よくある10の症状ごとに、原因、対策、おすすめの食材がわかります。

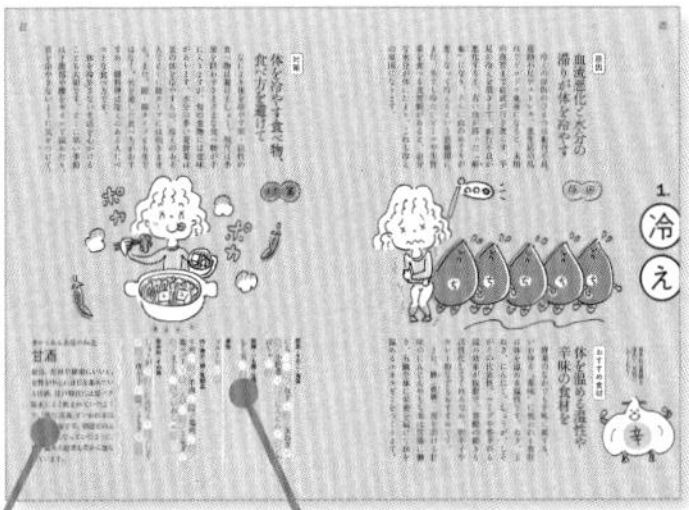

昔から伝わる、その症状にいい食材と食べ方を紹介。

おすすめ食材の五味・五性も表示しています。（五味・五性についてはp.16~22でチェック!）

3.
症状に合わせた薬膳ごはんレシピ

症状、体質に合わせた70のレシピを、症状に効く理由も交えて紹介します。

作りおきできるものは、保存期間を表示。

この料理をとるといい、陰か陽の体質を表示しています。（体質についてはp.14でチェック!）

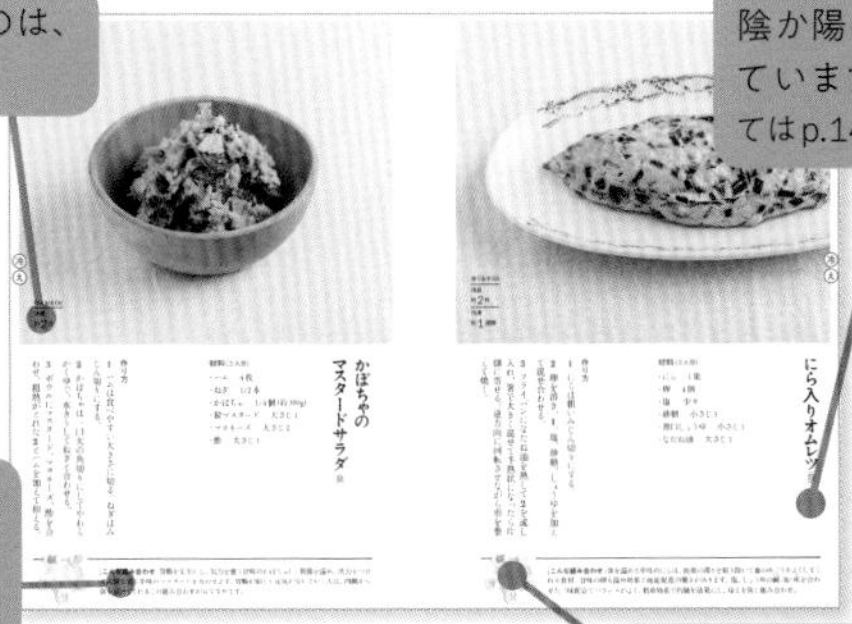

食材の組み合わせの理由と効果を解説しています。

おもな食材の五味を表示しています。

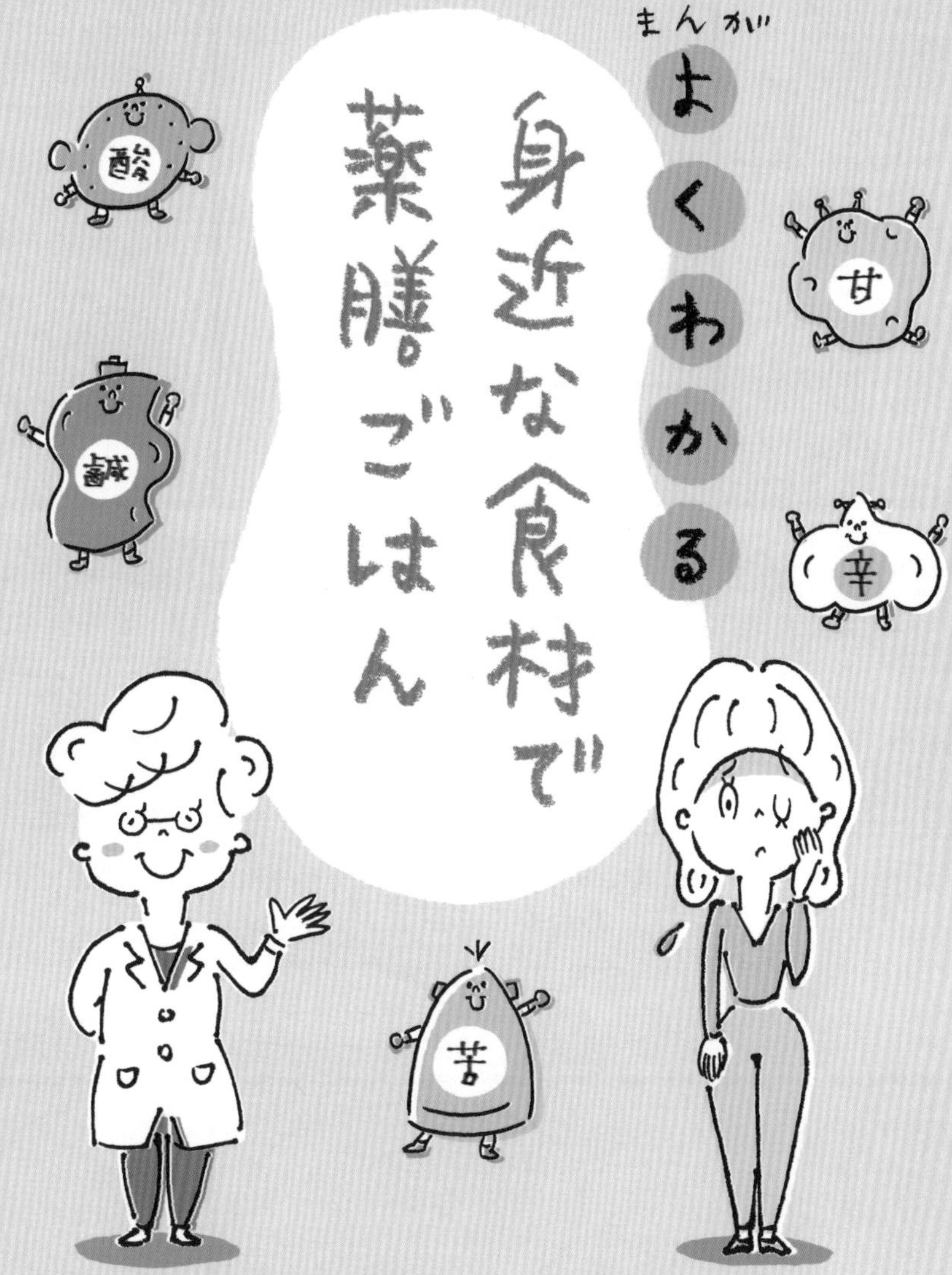

薬膳ごはんの達人 武 鈴子先生

「東京薬膳研究所」代表の武先生。食べ物にはそれぞれに性質や働きがあって、うまく組み合わせることでいつものごはんが薬膳に早変わり。伝統的な和食にはそんな知恵が詰まっていますよ。

不調でつらい子さん

最近、疲れがたまりやすくて、冷えやむくみ、イライラなどあちらこちらに不調が。病院に行くほどでもないけれどもつらい……。日々の食生活の工夫でなんとか改善できないかしら。

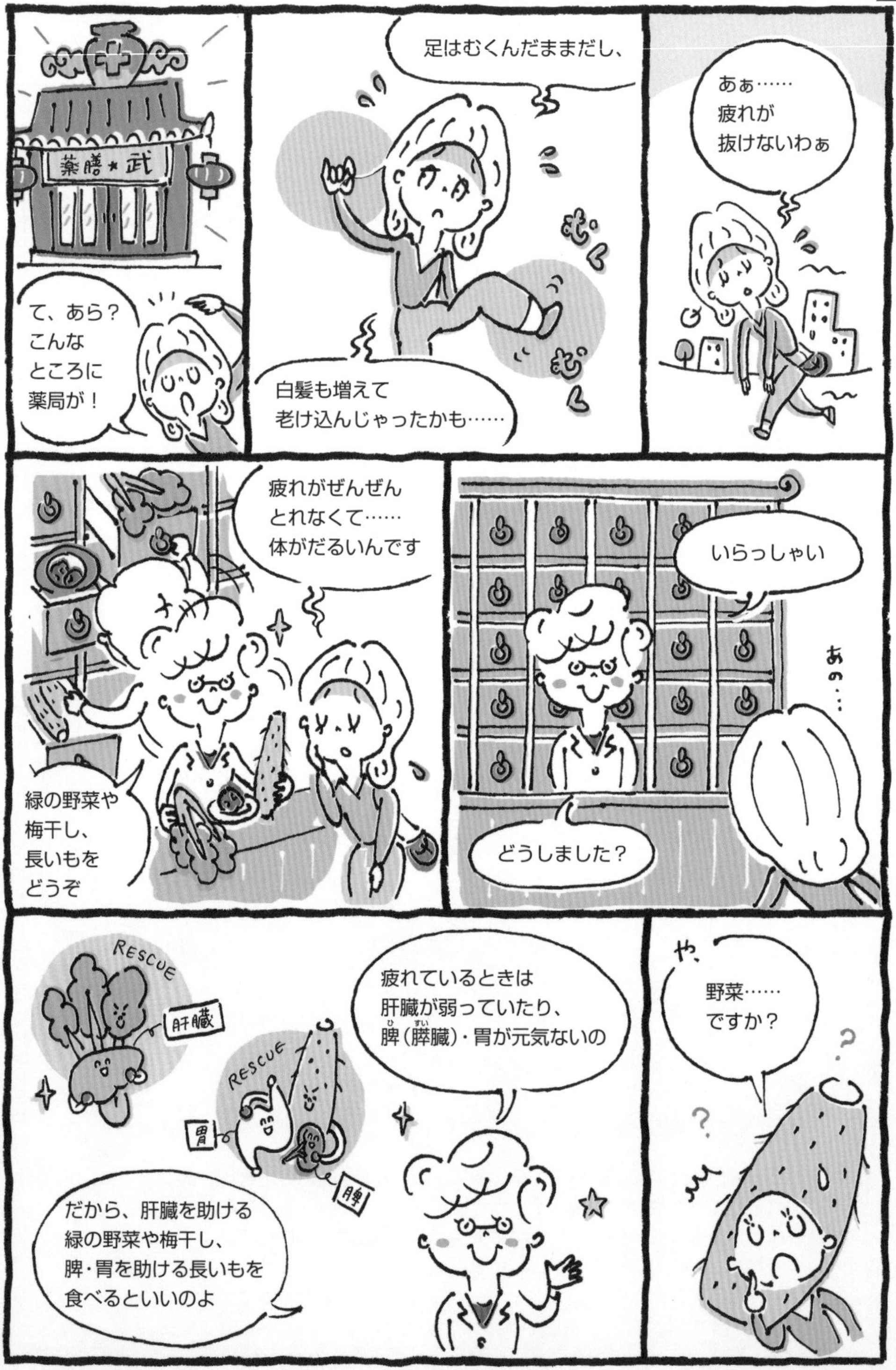

あぁ……
疲れが
抜けないわぁ
足はむくんだままだし、
むく
むく
白髪も増えて
老け込んじゃったかも……
薬膳★武
て、あら？
こんな
ところに
薬局が！
いらっしゃい
あの…
どうしました？
疲れがぜんぜん
とれなくて……
体がだるいんです
緑の野菜や
梅干し、
長いもを
どうぞ
や、
野菜……
ですか？
疲れているときは
肝臓が弱っていたり、
脾《ひ》（膵《すい》臓）・胃が元気ないの
RESCUE
肝臓
RESCUE
胃
脾
だから、肝臓を助ける
緑の野菜や梅干し、
脾・胃を助ける長いもを
食べるといいのよ

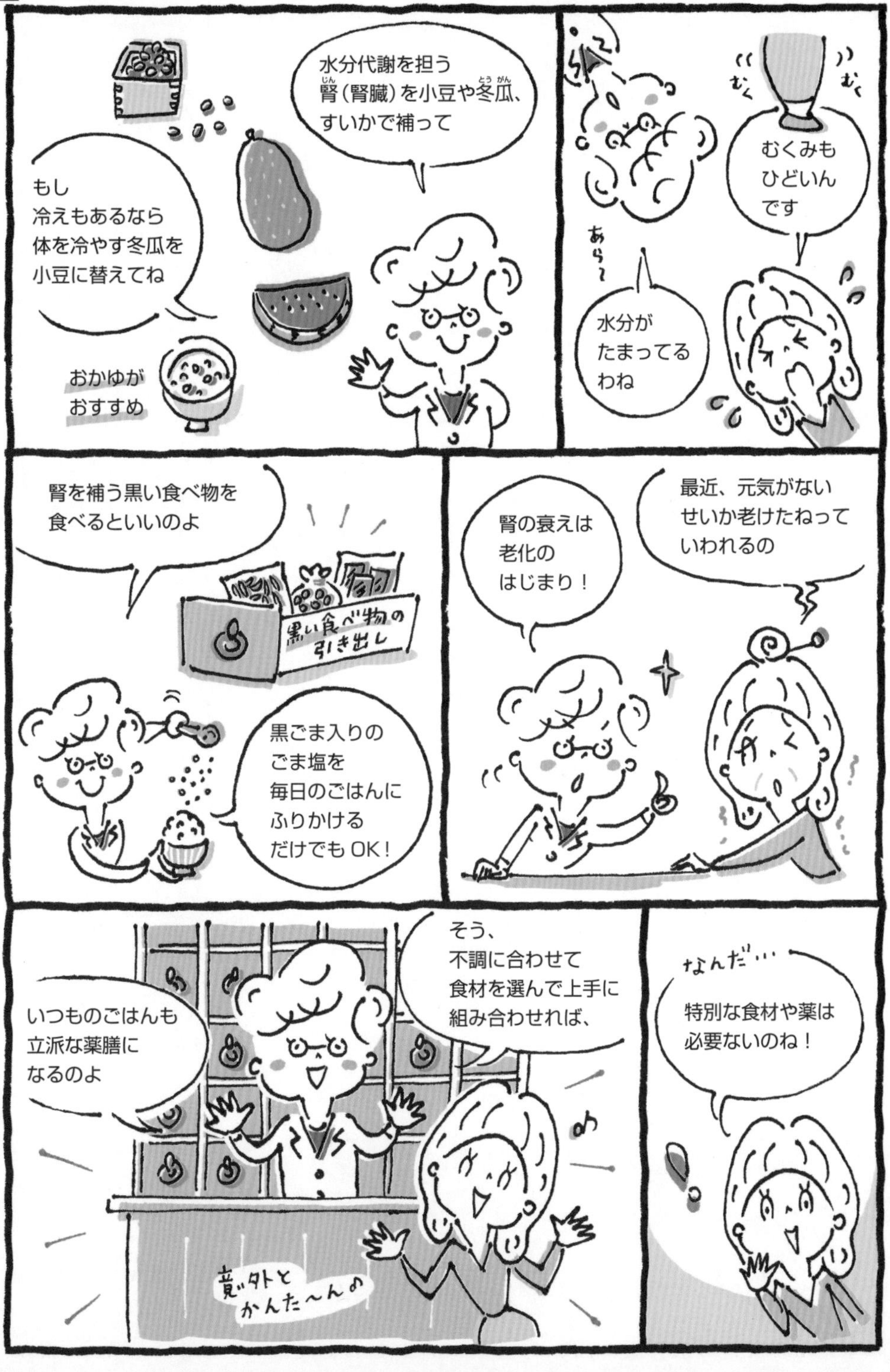
むくみもひどいんです
むくむく
あらっ
水分がたまってるわね
水分代謝を担う腎《じん》（腎臓）を小豆や冬瓜《とうがん》、すいかで補って
もし冷えもあるなら体を冷やす冬瓜を小豆に替えてね
おかゆがおすすめ
最近、元気がないせいか老けたねっていわれるの
腎の衰えは老化のはじまり！
腎を補う黒い食べ物を食べるといいのよ
黒い食べ物の引き出し
黒ごま入りのごま塩を毎日のごはんにふりかけるだけでもOK！
なんだ…
特別な食材や薬は必要ないのね！
そう、不調に合わせて食材を選んで上手に組み合わせれば、
いつものごはんも立派な薬膳になるのよ
意外とかんた～ん♪

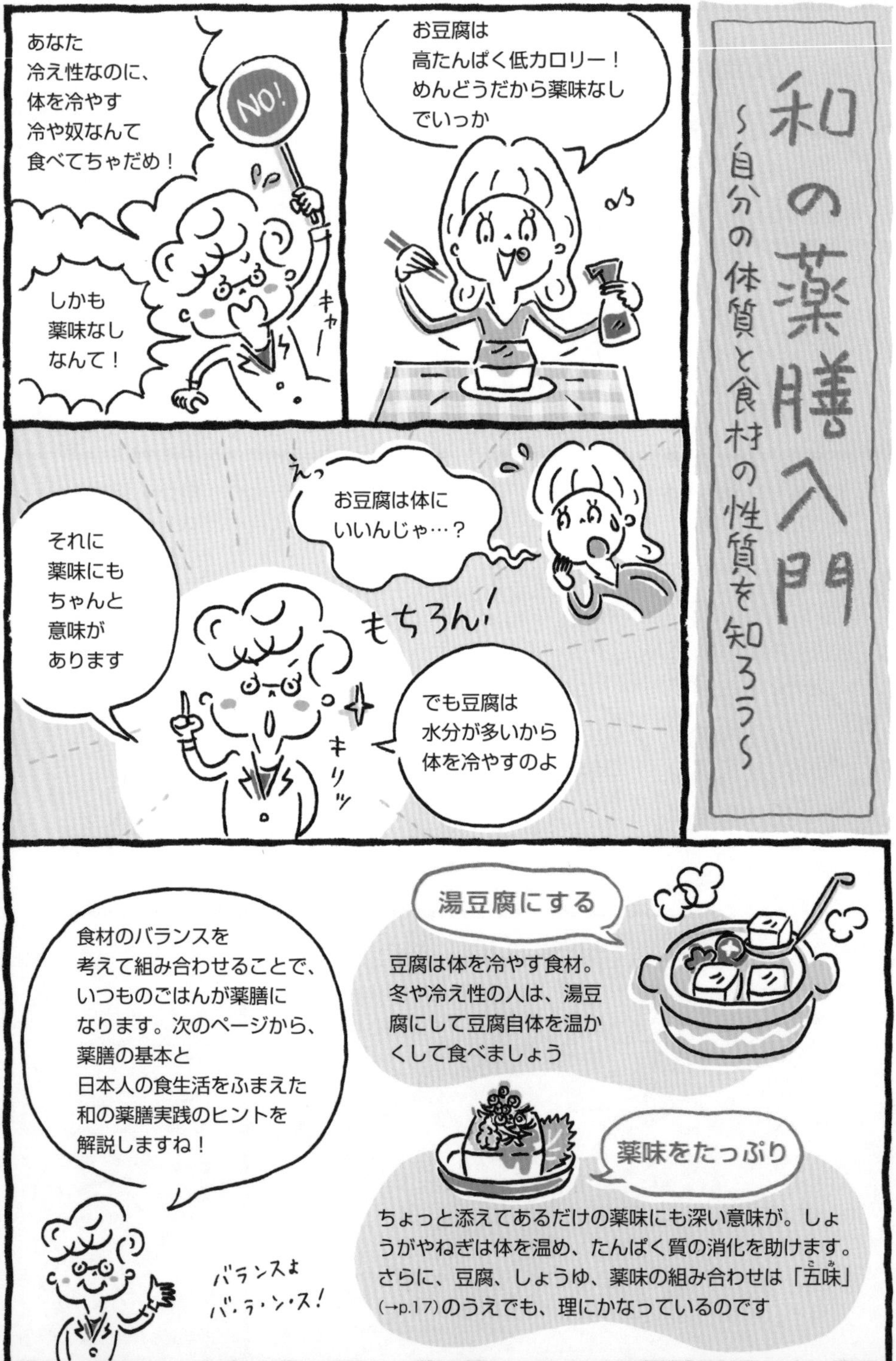
和の薬膳入門
～自分の体質と食材の性質を知ろう～
お豆腐は
高たんぱく低カロリー！
めんどうだから薬味なし
でいっか
あなた
冷え性なのに、
体を冷やす
冷や奴なんて
食べてちゃだめ！
NO!
しかも
薬味なし
なんて！
キャー
えっ
お豆腐は体に
いいんじゃ…？
もちろん！
でも豆腐は
水分が多いから
体を冷やすのよ
キリッ
それに
薬味にも
ちゃんと
意味が
あります
湯豆腐にする
豆腐は体を冷やす食材。
冬や冷え性の人は、湯豆
腐にして豆腐自体を温か
くして食べましょう
薬味をたっぷり
ちょっと添えてあるだけの薬味にも深い意味が。しょ
うがやねぎは体を温め、たんぱく質の消化を助けます。
さらに、豆腐、しょうゆ、薬味の組み合わせは「五味《ごみ》」
(→p.17)のうえでも、理にかなっているのです
食材のバランスを
考えて組み合わせることで、
いつものごはんが薬膳に
なります。次のページから、
薬膳の基本と
日本人の食生活をふまえた
和の薬膳実践のヒントを
解説しますね！
バランスよ
バ・ラ・ン・ス！

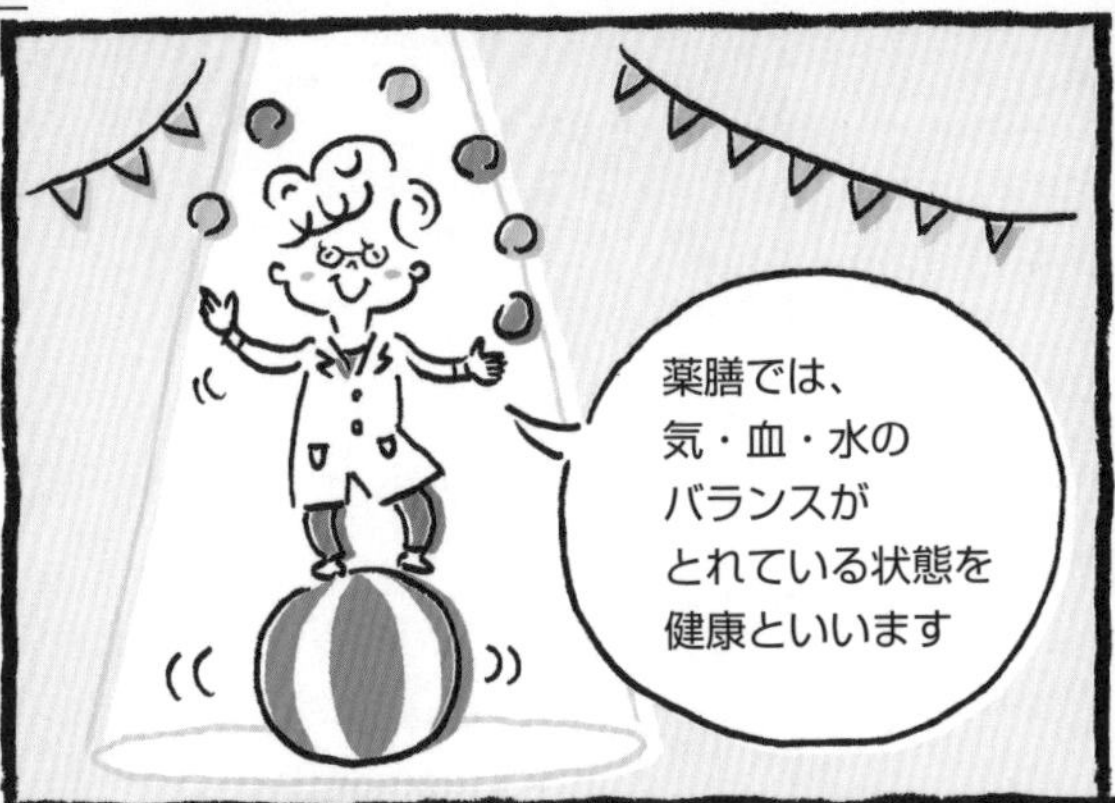

薬膳の基本 1

気《き》・血《けつ》・水《すい》を知る

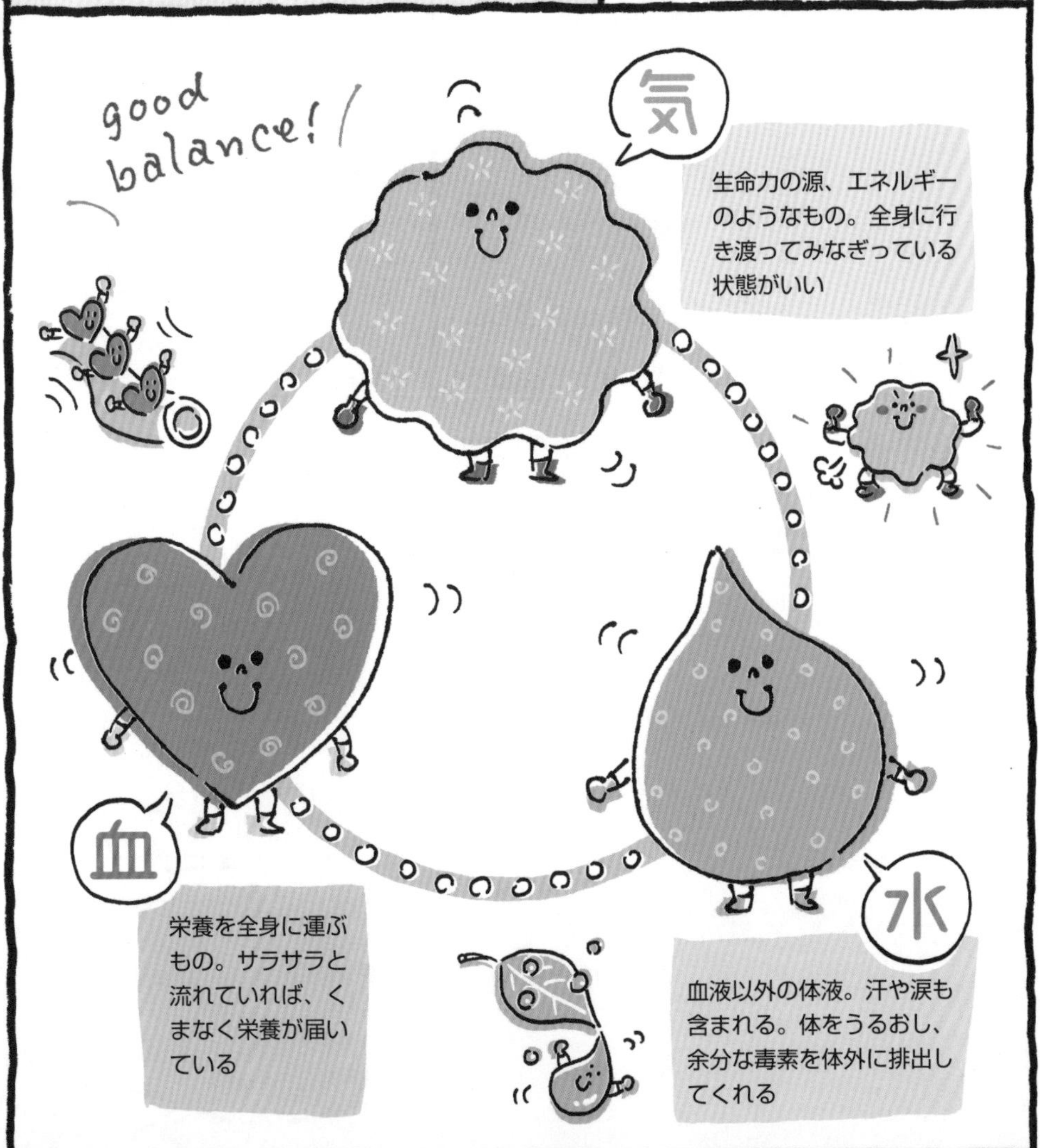

薬膳の基本②

陰《いん》陽《よう》を知る

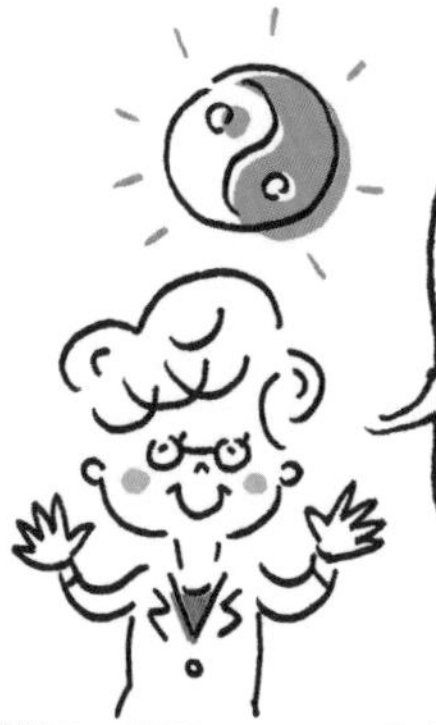

自然界のすべてに
陰と陽の相反する
2つのエネルギーが
存在していると考えます。
食物も然り。食材同士の
陰陽バランスはもちろん、
体質と食材のバランスも
考えましょう

あなたは どっち？ 陰陽体質チェック

チェックが多いほうがあなたのタイプです

陰タイプ

- □顔が白い
- □夏でも温かい飲み物が好き
- □手足がいつも冷えている
- □頻尿で下痢ぎみ
- □冷えからくる痛みの症状がある（関節痛など）

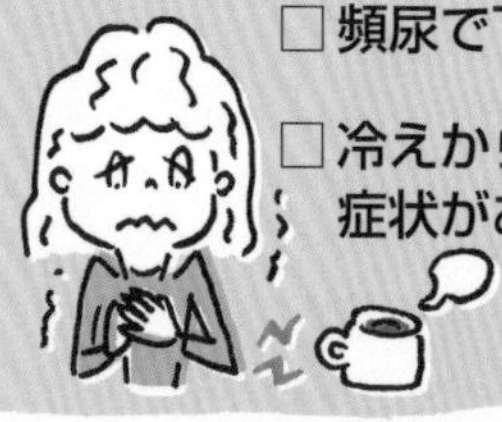

陽タイプ

- □汗をよくかく
- □口が渇きやすい
- □赤ら顔
- □手足がほてりやすい
- □体臭が強い

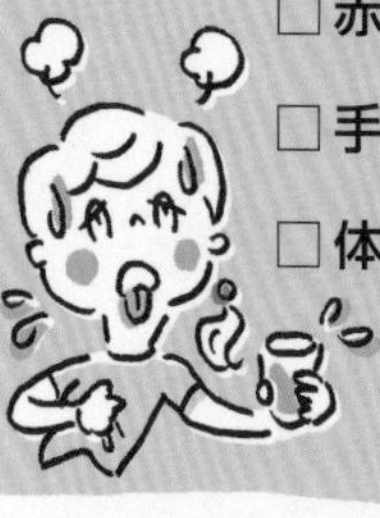

自然界の陰陽例

陰	陽
地	天
夜	昼
月	日
寒	熱
女	男
下	上
内	外
静	動

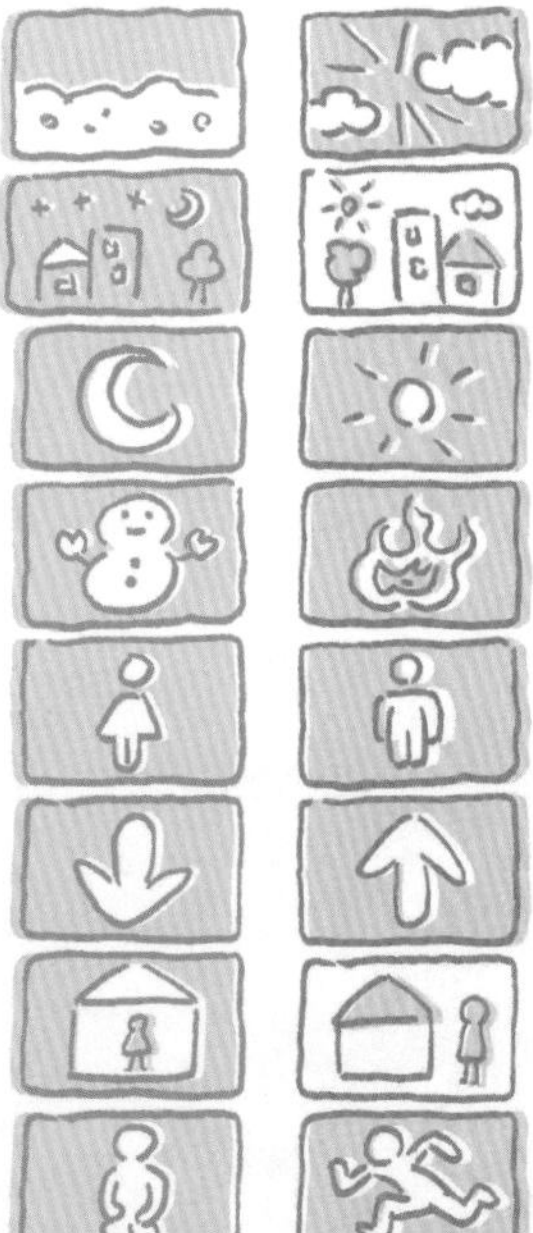

食物にも陰陽があります。陰の食物は涼性・寒性の体を冷やすもの、陽の食物は温性・熱性の体を温めるもの。詳しくは五性のところ(p.16)でお話ししています

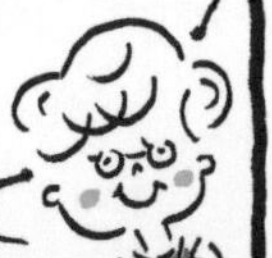

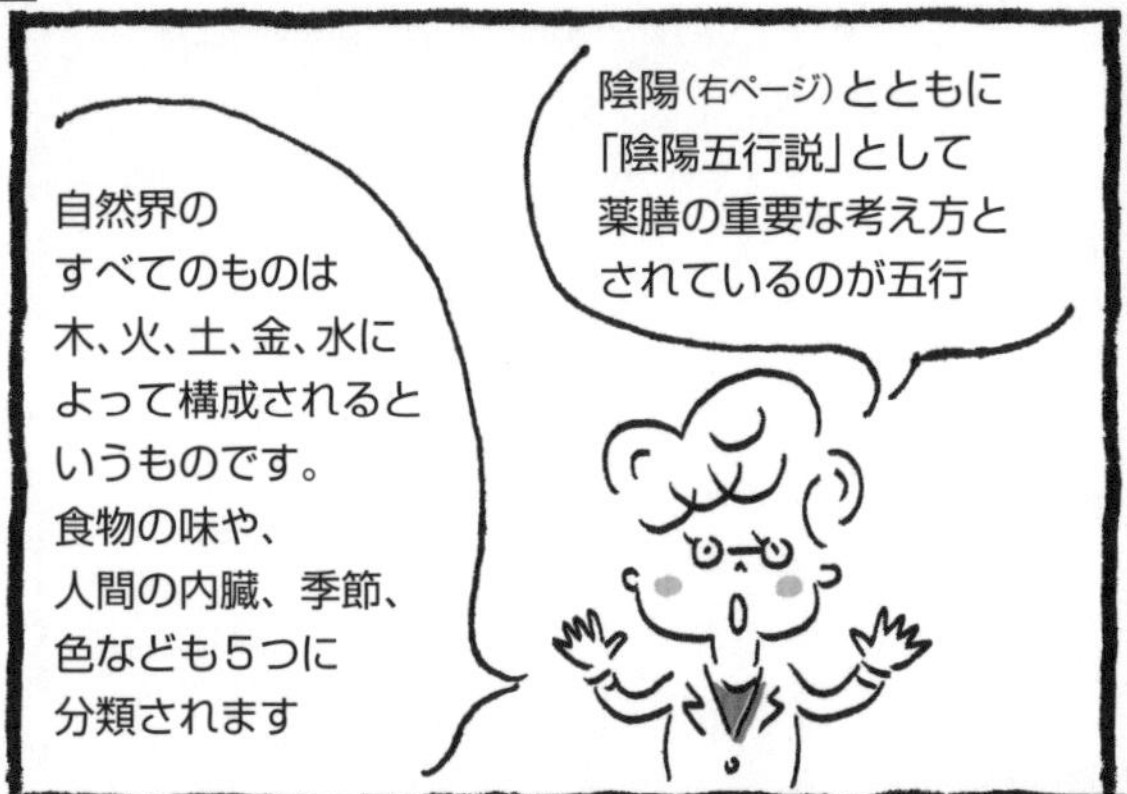

薬膳の基本③

五《ご》行《ぎょう》を知る

五行相関図

5つの要素は、下の五角形のように外側の矢印のものを助け（相生）、
対角にあるものにダメージを与え（相剋）、互いに関係しあってバランスを保っています

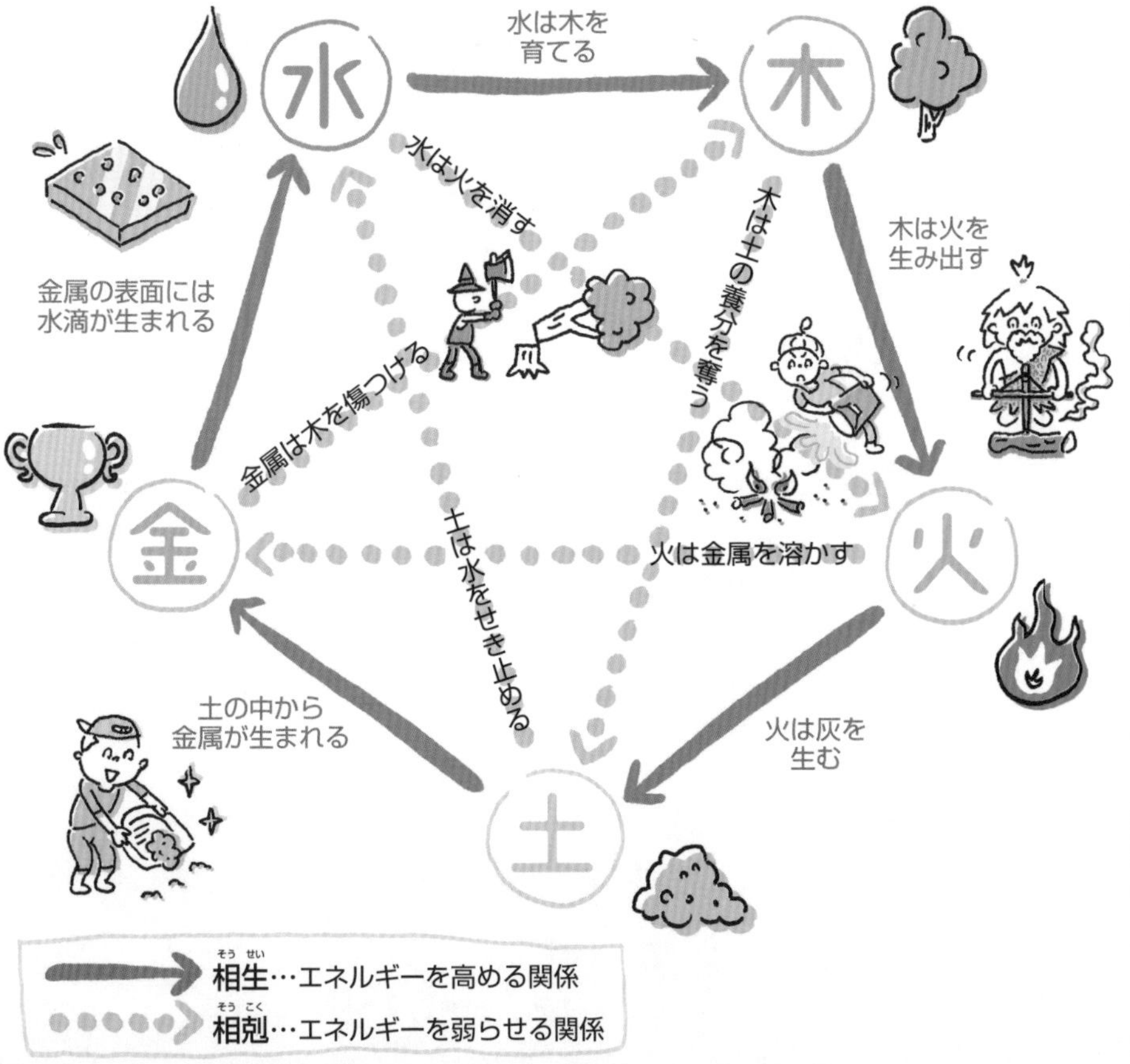

薬膳の基本④

五《ご》性《せい》を知る

\ 五性一覧 //

寒《かん》性《せい》	体をしっかり冷やす きゅうり・ごぼう・なす・あさり・昆布・豆腐・柿・メロン・たこ　など
涼《りょう》性《せい》	体をおだやかに冷やす セロリ・レタス・すいか・そば・豚肉・はと麦・チーズ・緑豆《りょくとう》　など
平《へい》性《せい》	どちらにも偏らず、他を和らげる 米・じゃがいも・さつまいも・キャベツ・にんじん・しいたけ　など 日常的な食物が多い
温《おん》性《せい》	体をおだやかに温める しょうが・玉ねぎ・ねぎ・かぼちゃ・ピーマン・りんご・いわし　など
熱《ねっ》性《せい》	体をしっかり温め、体の内側から冷えを取り除く 羊肉、唐辛子、こしょう　など

薬膳では五行の考えに基づいて
食物の性質を寒性から熱性の５つに
分けた五性に分類しています。
自分の体質（陰陽）や一緒に使う食材と
相反する食物を組み合わせて
バランスをとりましょう

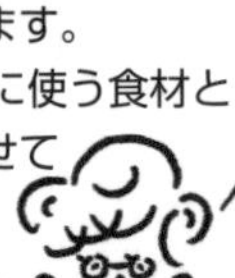

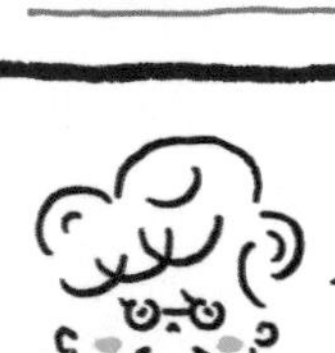

伝統的な和食には
組み合わせの妙が
生かされているよ

五性バランスがとれた組み合わせ例

きんぴらごぼう

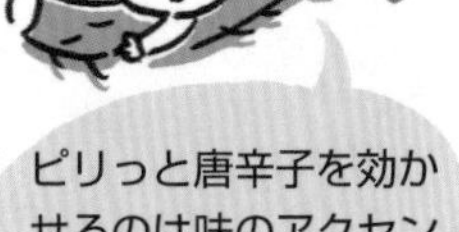

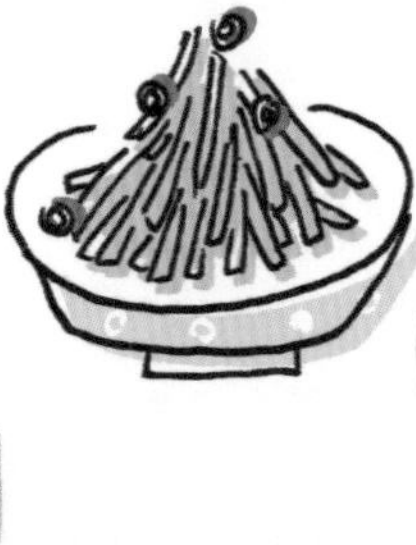

ピリっと唐辛子を効かせるのは味のアクセントだけでなく、寒性のごぼうで体が冷えるのを熱性の唐辛子が防いでいます

なすのからし漬け

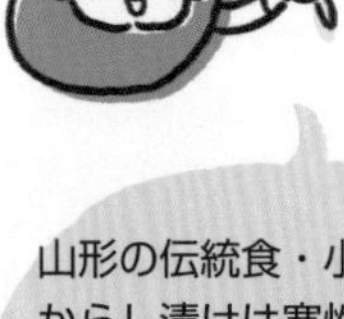

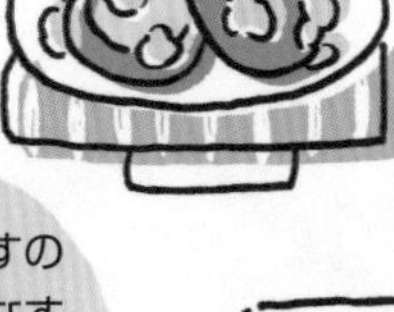

山形の伝統食・小なすのからし漬けは寒性のなすと温性のからしの組み合わせ。寒い地方では体を冷やさない薬膳の知恵が生かされています

酢だこ

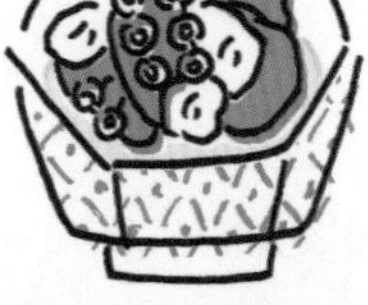

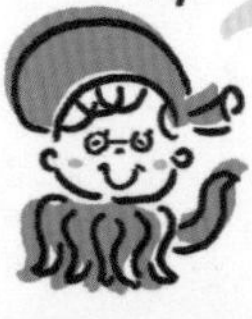

お酒のつまみにもぴったりの酢だこ。酢でさっぱりがおいしいですが、薬膳的にみても寒性のたこに温性の酢はバランス抜群

薬膳の基本5

五味《ごみ》を知る

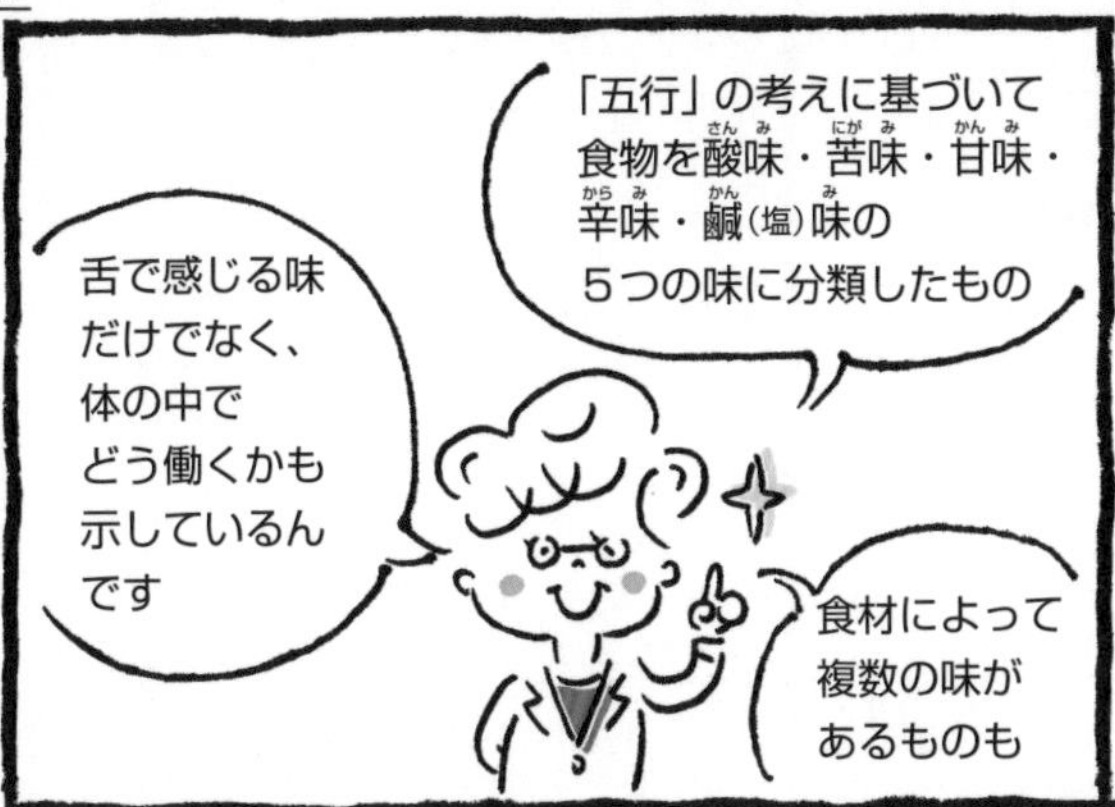

五味五臓表

五味は五行と同様、下の五角形のような相関になっていて、働きを高めたり弱めたりしてバランスを保っています。また、人間の内臓も味ごとに5つに分類され、食物が体内で働く際、どの部位に働くかがわかります

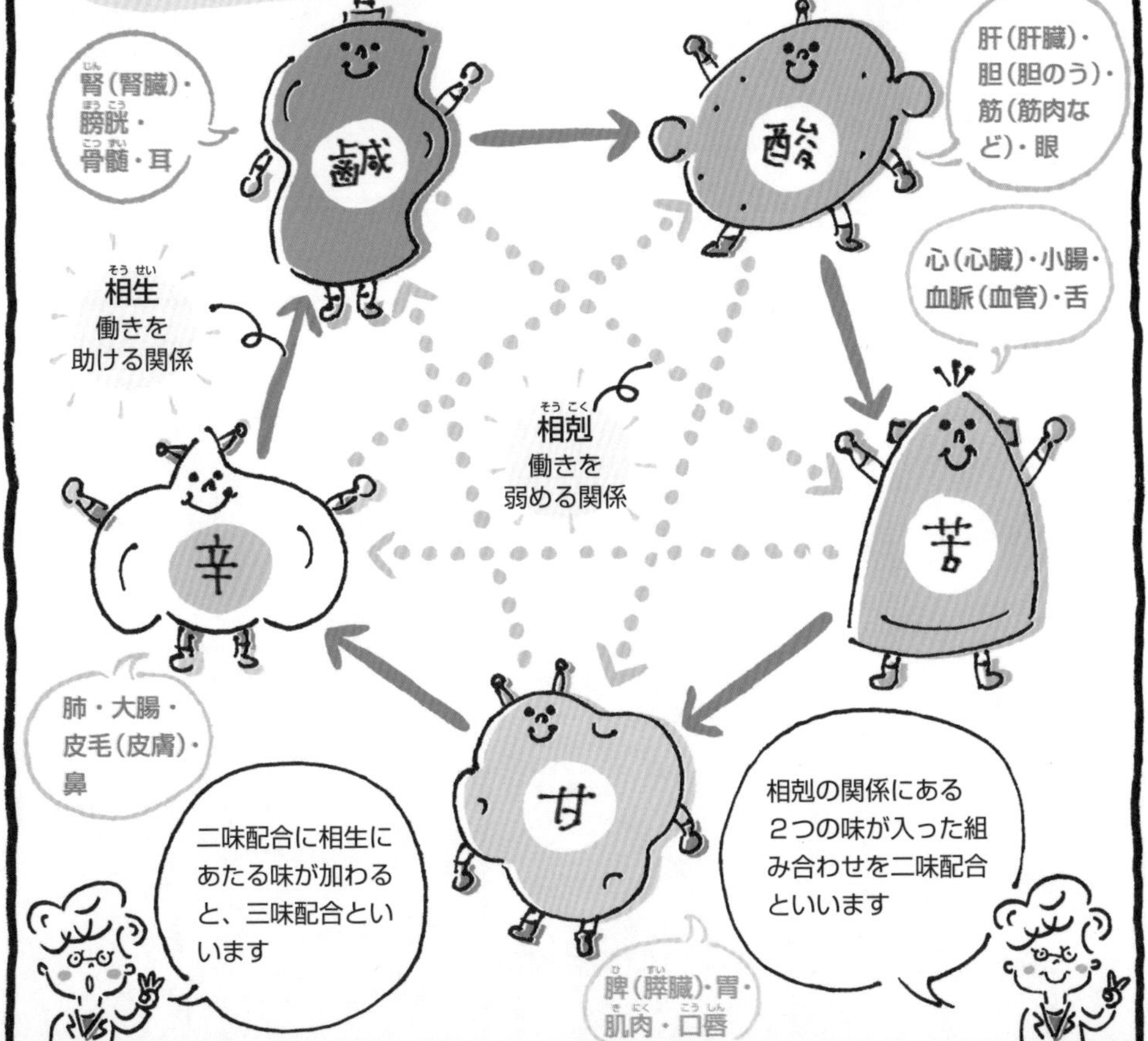

←五味それぞれの解説は次のページから

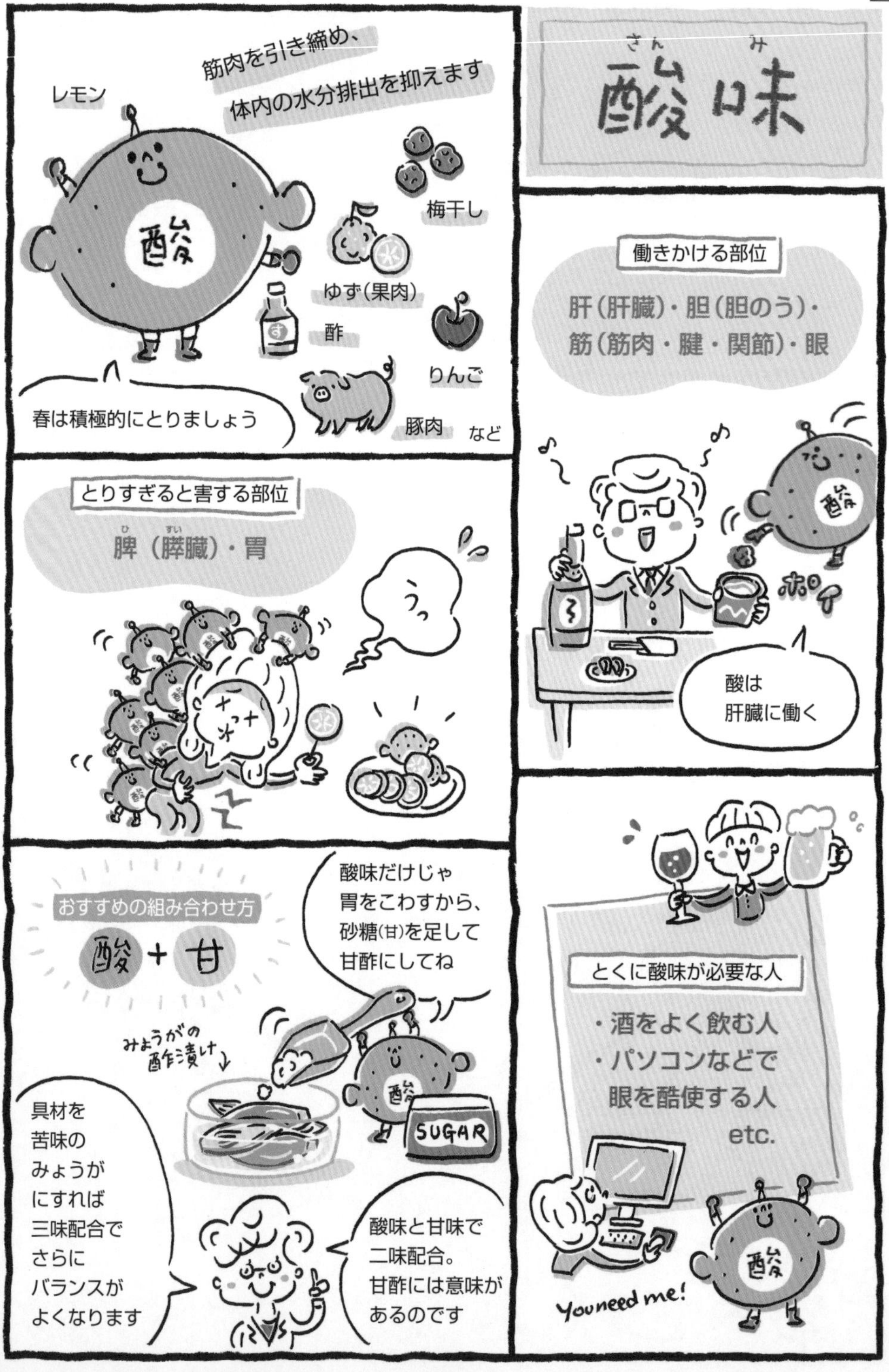
酸《さん》味《み》
筋肉を引き締め、
体内の水分排出を抑えます
レモン
酸
梅干し
ゆず(果肉)
酢
す
りんご
豚肉
など
春は積極的にとりましょう
働きかける部位
肝(肝臓)・胆(胆のう)・
筋(筋肉・腱・関節)・眼
酸
ホイ
酸は
肝臓に働く
とりすぎると害する部位
脾《ひ》（膵《すい》臓）・胃
うっ
とくに酸味が必要な人
・酒をよく飲む人
・パソコンなどで
眼を酷使する人
etc.
You need me!
酸
おすすめの組み合わせ方
酸＋甘
酸味だけじゃ
胃をこわすから、
砂糖(甘)を足して
甘酢にしてね
みょうがの
酢漬け
酸
SUGAR
具材を
苦味の
みょうが
にすれば
三味配合で
さらに
バランスが
よくなります
酸味と甘味で
二味配合。
甘酢には意味が
あるのです

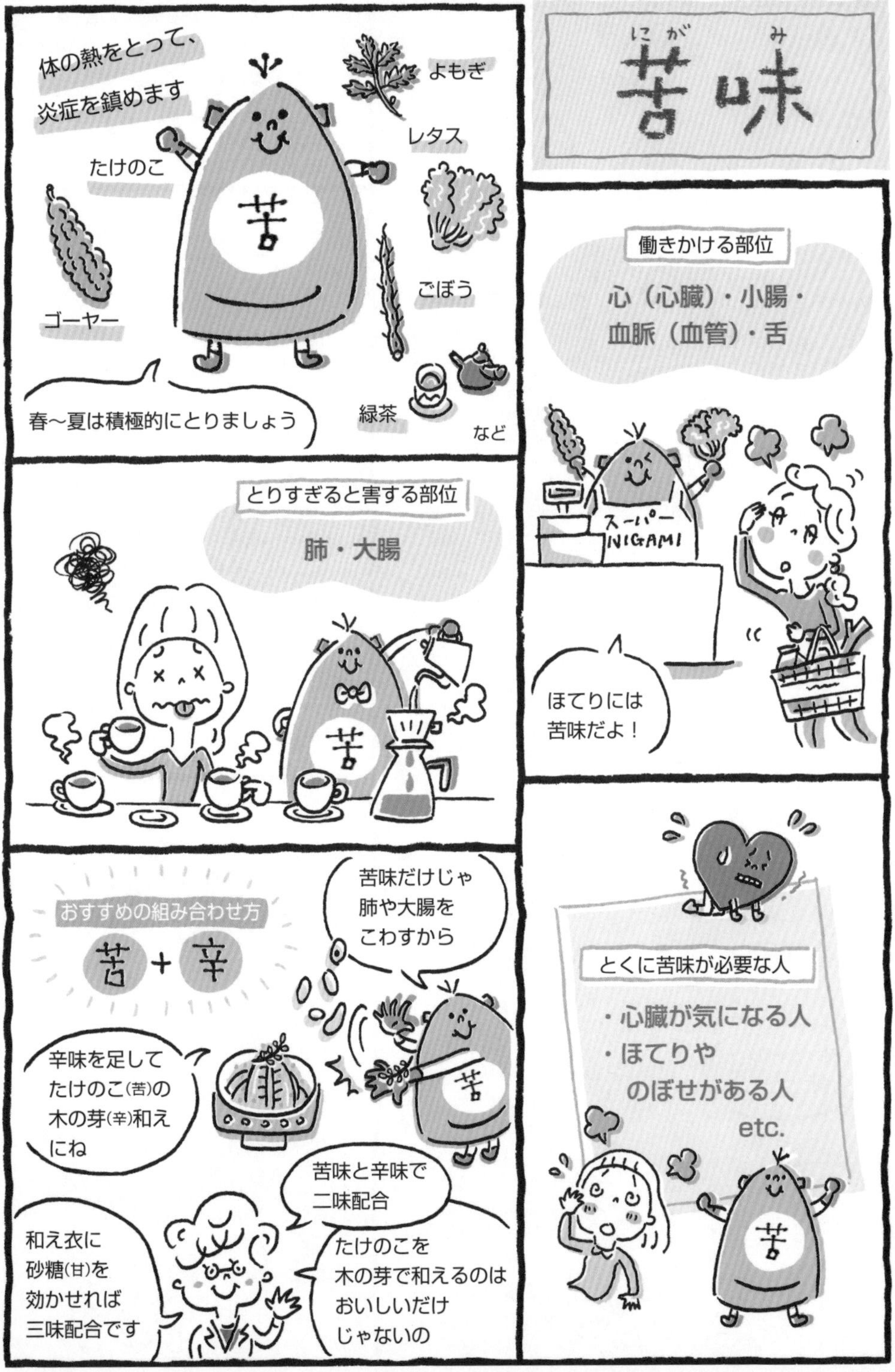
苦《にが》味《み》
体の熱をとって、
炎症を鎮めます
よもぎ
レタス
たけのこ
苦
ごぼう
ゴーヤー
緑茶
など
春～夏は積極的にとりましょう
働きかける部位
心（心臓）・小腸・
血脈（血管）・舌
スーパー
NIGAMI
ほてりには
苦味だよ！
とりすぎると害する部位
肺・大腸
苦
とくに苦味が必要な人
・心臓が気になる人
・ほてりや
のぼせがある人
etc.
苦
おすすめの組み合わせ方
苦＋辛
苦味だけじゃ
肺や大腸を
こわすから
苦
辛味を足して
たけのこ(苦)の
木の芽(辛)和え
にね
苦味と辛味で
二味配合
和え衣に
砂糖(甘)を
効かせれば
三味配合です
たけのこを
木の芽で和えるのは
おいしいだけ
じゃないの

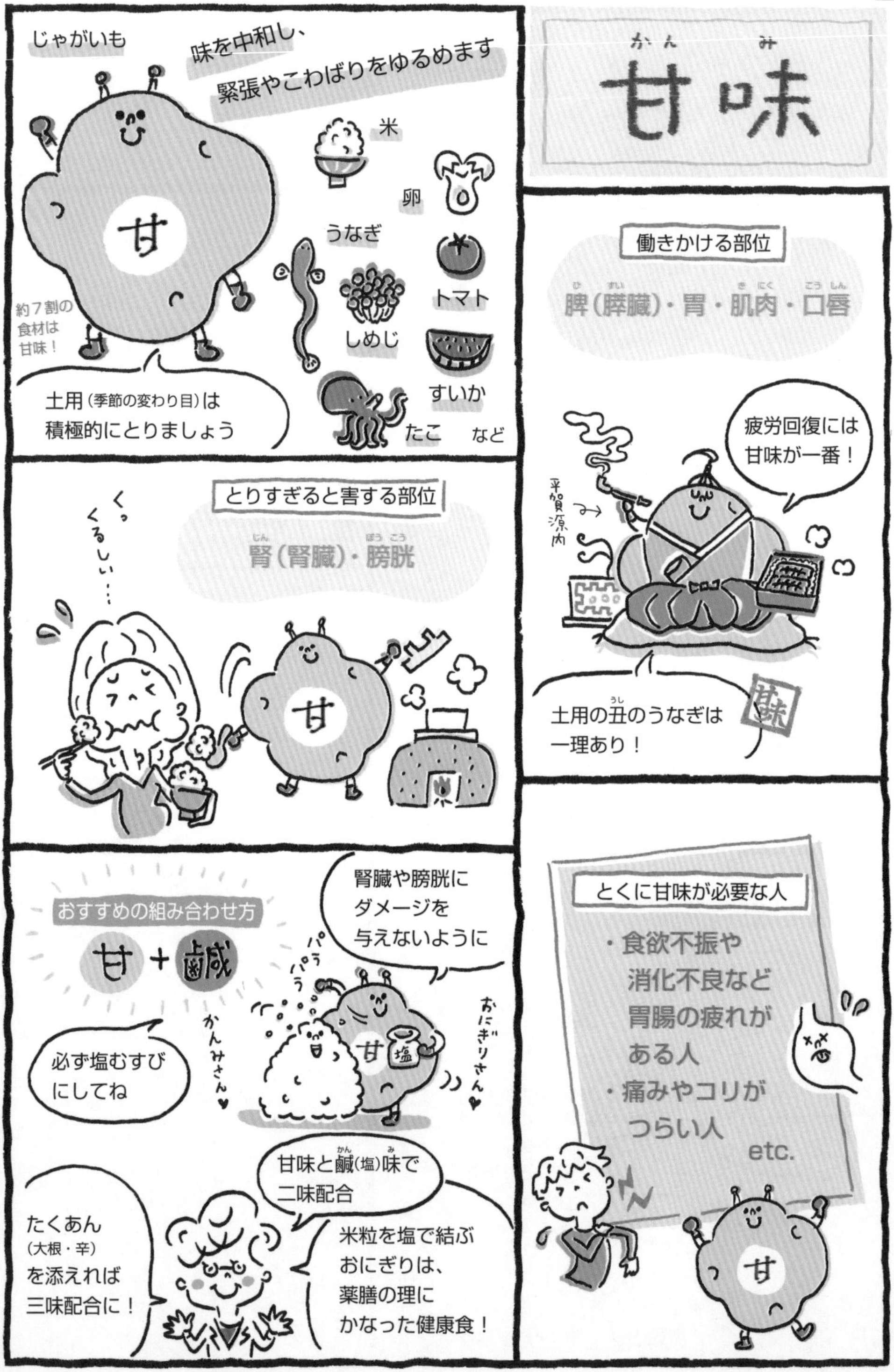
甘味《かんみ》
働きかける部位
脾《ひ》（膵《すい》臓）・胃・肌《き》肉《にく》・口《こう》唇《しん》
じゃがいも
味を中和し、
緊張やこわばりをゆるめます
米
卵
うなぎ
トマト
しめじ
すいか
たこ
など
約７割の
食材は
甘味！
土用（季節の変わり目）は
積極的にとりましょう
疲労回復には
甘味が一番！
平賀源内
土用の丑《うし》のうなぎは
一理あり！
甘味
とりすぎると害する部位
腎《じん》（腎臓）・膀《ぼう》胱《こう》
くっ
くるしい…
甘
とくに甘味が必要な人
・食欲不振や
消化不良など
胃腸の疲れが
ある人
・痛みやコリが
つらい人
etc.
おすすめの組み合わせ方
甘＋鹹
腎臓や膀胱に
ダメージを
与えないように
パラ
パラ
かんみさん♥
おにぎりさん♥
塩
必ず塩むすび
にしてね
甘味《かん》と鹹《み》（塩）味で
二味配合
たくあん
（大根・辛）
を添えれば
三味配合に！
米粒を塩で結ぶ
おにぎりは、
薬膳の理に
かなった健康食！

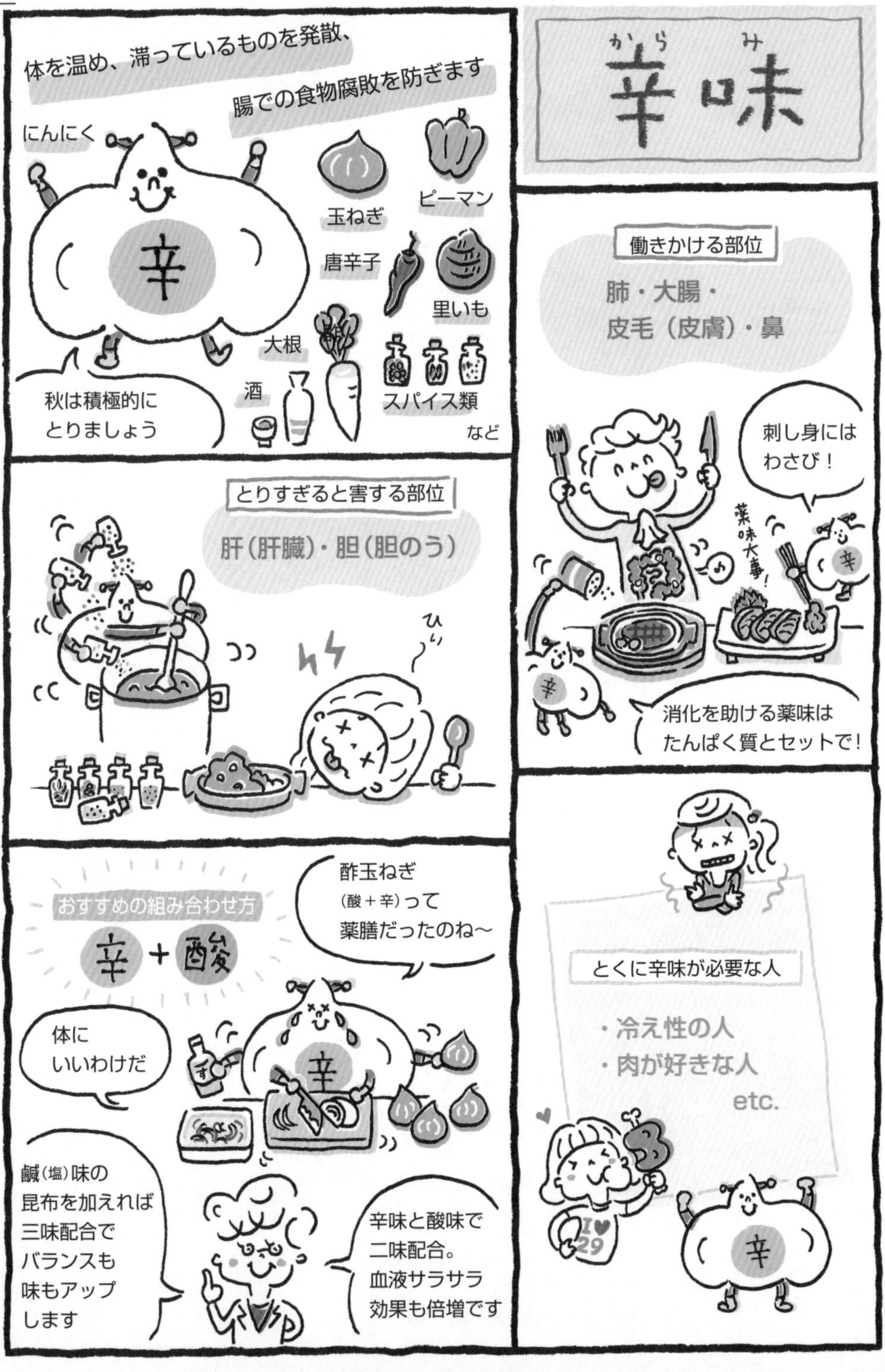
辛《から》味《み》
体を温め、滞っているものを発散、
腸での食物腐敗を防ぎます
にんにく
辛
玉ねぎ
ピーマン
唐辛子
里いも
大根
酒
スパイス類
など
秋は積極的に
とりましょう
働きかける部位
肺・大腸・
皮毛（皮膚）・鼻
刺し身には
わさび！
薬味大事！
辛
消化を助ける薬味は
たんぱく質とセットで！
とりすぎると害する部位
肝（肝臓）・胆（胆のう）
ひぃ
おすすめの組み合わせ方
辛＋酸
酢玉ねぎ
（酸＋辛）って
薬膳だったのね〜
体に
いいわけだ
辛
鹹（塩）味の
昆布を加えれば
三味配合で
バランスも
味もアップ
します
辛味と酸味で
二味配合。
血液サラサラ
効果も倍増です
とくに辛味が必要な人
・冷え性の人
・肉が好きな人
etc.
I♥29
辛

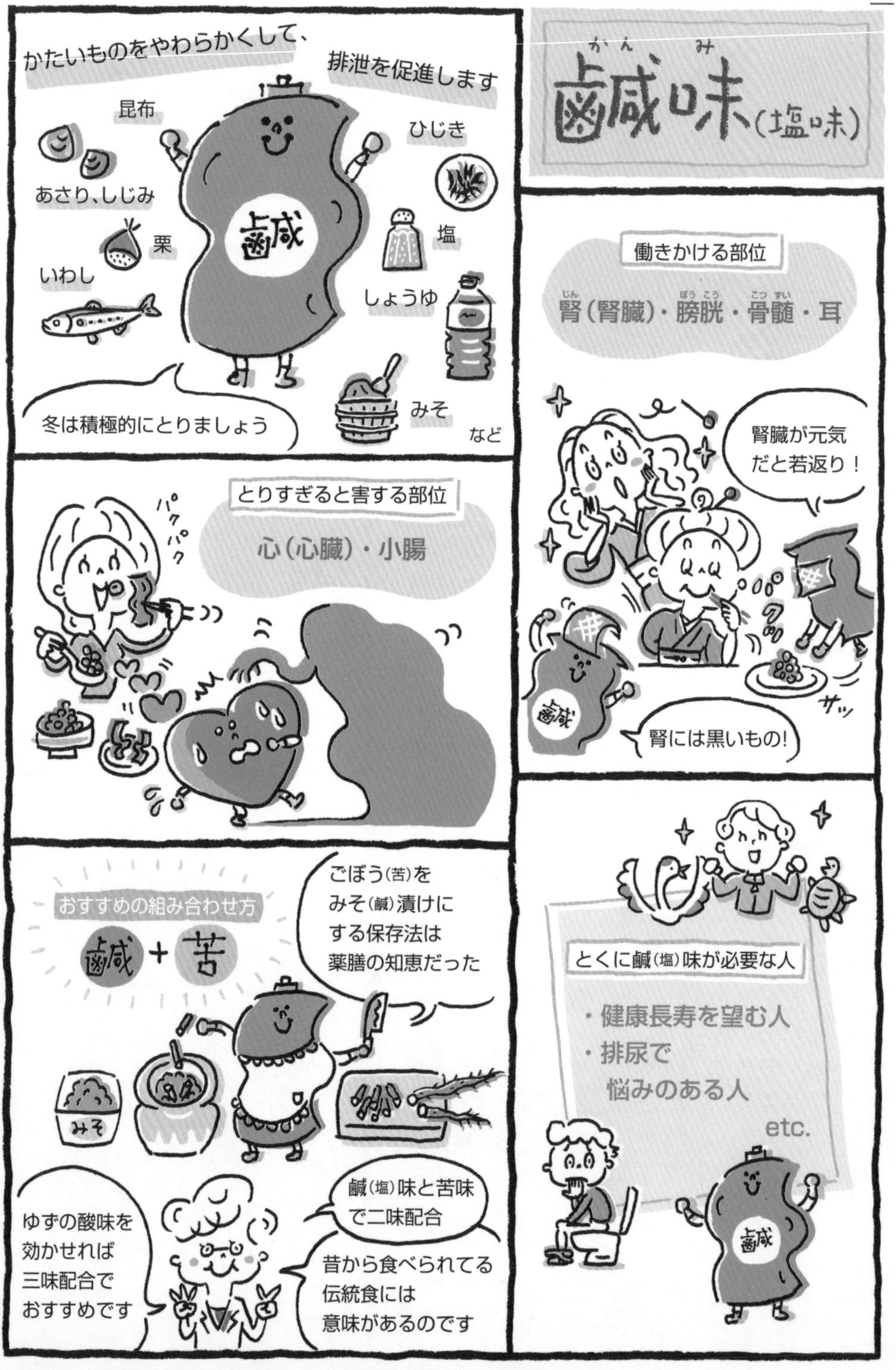
鹹《かん》味《み》（塩味）
かたいものをやわらかくして、
排泄を促進します
昆布
ひじき
あさり、しじみ
塩
鹹
栗
いわし
しょうゆ
冬は積極的にとりましょう
みそ
など
働きかける部位
腎《じん》（腎臓）・膀胱《ぼうこう》・骨髄《こつずい》・耳
腎臓が元気だと若返り！
鹹
腎には黒いもの!
サッ
とりすぎると害する部位
心（心臓）・小腸
パクパク
おすすめの組み合わせ方
鹹＋苦
ごぼう（苦）をみそ（鹹）漬けにする保存法は薬膳の知恵だった
みそ
鹹（塩）味と苦味で二味配合
ゆずの酸味を効かせれば三味配合でおすすめです
昔から食べられてる伝統食には意味があるのです
とくに鹹（塩）味が必要な人
・健康長寿を望む人
・排尿で悩みのある人
etc.
鹹

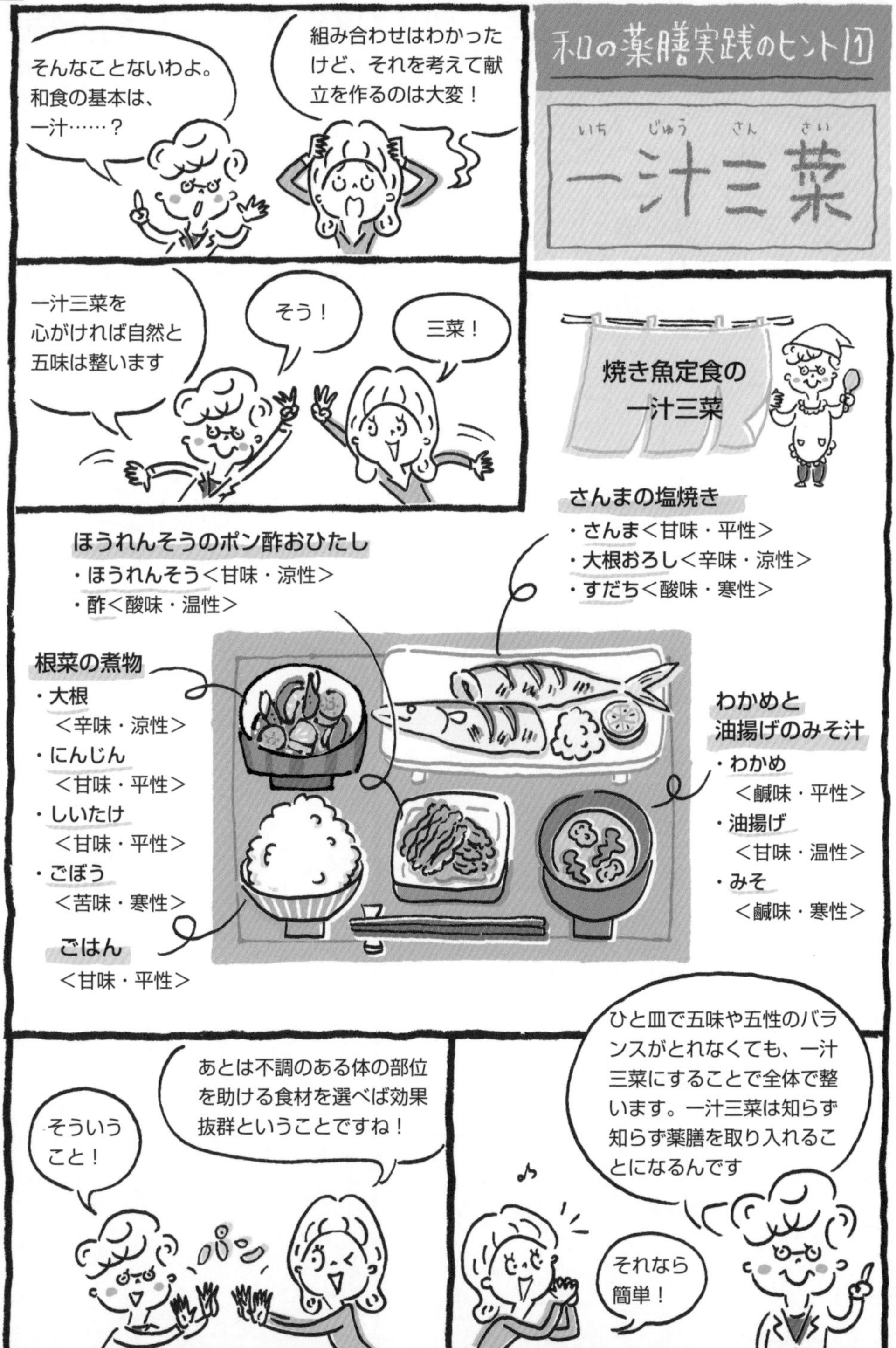
組み合わせはわかったけど、それを考えて献立を作るのは大変！
そんなことないわよ。和食の基本は、一汁……？
和の薬膳実践のヒント①
一《いち》汁《じゅう》三《さん》菜《さい》
一汁三菜を心がければ自然と五味は整います
そう！
三菜！
焼き魚定食の一汁三菜
さんまの塩焼き
・さんま＜甘味・平性＞
・大根おろし＜辛味・涼性＞
・すだち＜酸味・寒性＞
ほうれんそうのポン酢おひたし
・ほうれんそう＜甘味・涼性＞
・酢＜酸味・温性＞
根菜の煮物
・大根＜辛味・涼性＞
・にんじん＜甘味・平性＞
・しいたけ＜甘味・平性＞
・ごぼう＜苦味・寒性＞
ごはん＜甘味・平性＞
わかめと油揚げのみそ汁
・わかめ＜鹹味・平性＞
・油揚げ＜甘味・温性＞
・みそ＜鹹味・寒性＞
あとは不調のある体の部位を助ける食材を選べば効果抜群ということですね！
そういうこと！
パン
ひと皿で五味や五性のバランスがとれなくても、一汁三菜にすることで全体で整います。一汁三菜は知らず知らず薬膳を取り入れることになるんです
それなら簡単！

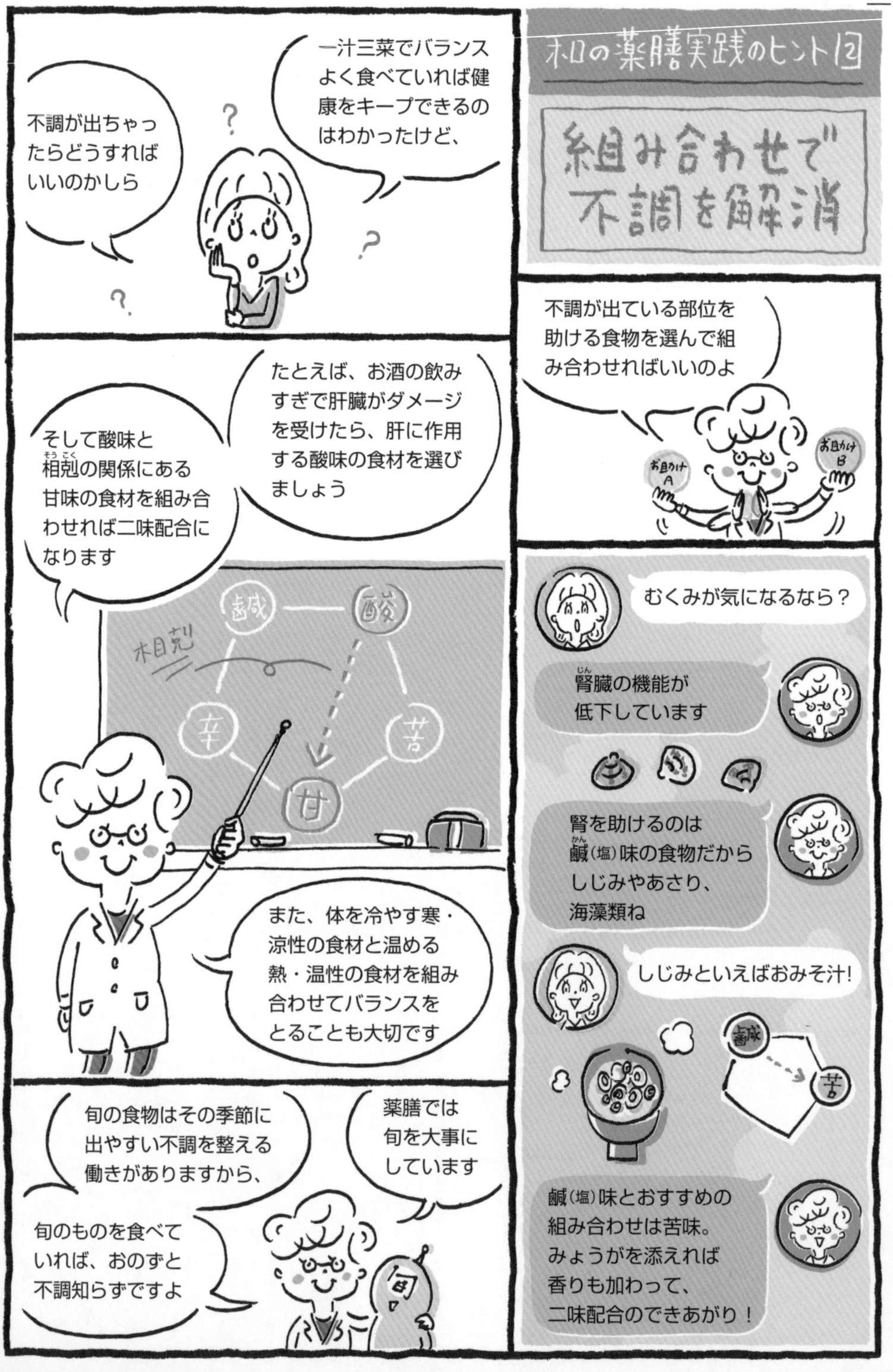
和の薬膳実践のヒント12
組み合わせで不調を解消
一汁三菜でバランスよく食べていれば健康をキープできるのはわかったけど、
不調が出ちゃったらどうすればいいのかしら
不調が出ている部位を助ける食物を選んで組み合わせればいいのよ
お助けA
お助けB
たとえば、お酒の飲みすぎで肝臓がダメージを受けたら、肝に作用する酸味の食材を選びましょう
そして酸味と相剋《そうこく》の関係にある甘味の食材を組み合わせれば二味配合になります
鹹
酸
相剋
辛
苦
甘
また、体を冷やす寒・涼性の食材と温める熱・温性の食材を組み合わせてバランスをとることも大切です
薬膳では旬を大事にしています
旬の食物はその季節に出やすい不調を整える働きがありますから、
旬のものを食べていれば、おのずと不調知らずですよ
旬
むくみが気になるなら？
腎《じん》臓の機能が低下しています
腎を助けるのは鹹《かん》（塩）味の食物だからしじみやあさり、海藻類ね
しじみといえばおみそ汁！
鹹
苦
鹹（塩）味とおすすめの組み合わせは苦味。みょうがを添えれば香りも加わって、二味配合のできあがり！

症状別

トラブル解決レシピ

よくある10の症状と季節ごとの
不調を解決するレシピを紹介します。
症状や体質に合わせて選んでください。
「定番にしたい!」では、
症状があるときだけでなく、
予防のためにも、日常的に
食べてほしいレシピを集めました。

＊おすすめ食材のマークについて

各リストのそれぞれの食材のあとのマークは、酸苦甘辛鹹が五味、
寒涼平温熱が五性を表しています。食材によっては味が２つあるものもあります。

＊レシピのお約束

・計量単位は１カップ＝200mℓ、大さじ１＝15mℓ、小さじ１＝5mℓです。
・食材を洗う、野菜の皮をむく、へたや種を取るなど、
基本的な下ごしらえは作り方から省いているものもあります。適宜行ってください。
・しょうがは１かけ15g、にんにくは１かけ10gが目安です。
・とくに記載のない場合、火加減は中火です。
・電子レンジの加熱時間は600Wのものを使用した場合の目安です。
・保存容器は煮沸消毒した清潔なものを使用してください。
・保存期間は目安です。

1. 冷え

原因

血流悪化と水分の滞りが体を冷やす

冷えの原因のひとつは血行不良。運動不足やストレス、食生活の乱れでドロドロ血液になると、末梢の血管まで血液が行き渡らず、手足の冷えを招きます。血行不良が悪化すると、古い血が滞った「瘀《お》血《けつ》」になり、さらに血のめぐりが悪くなって冷えるという悪循環に。また、冬でも冷たいビールや生野菜を食べる食習慣があると、余分な水分が体にたまり、これも冷えの原因になります。

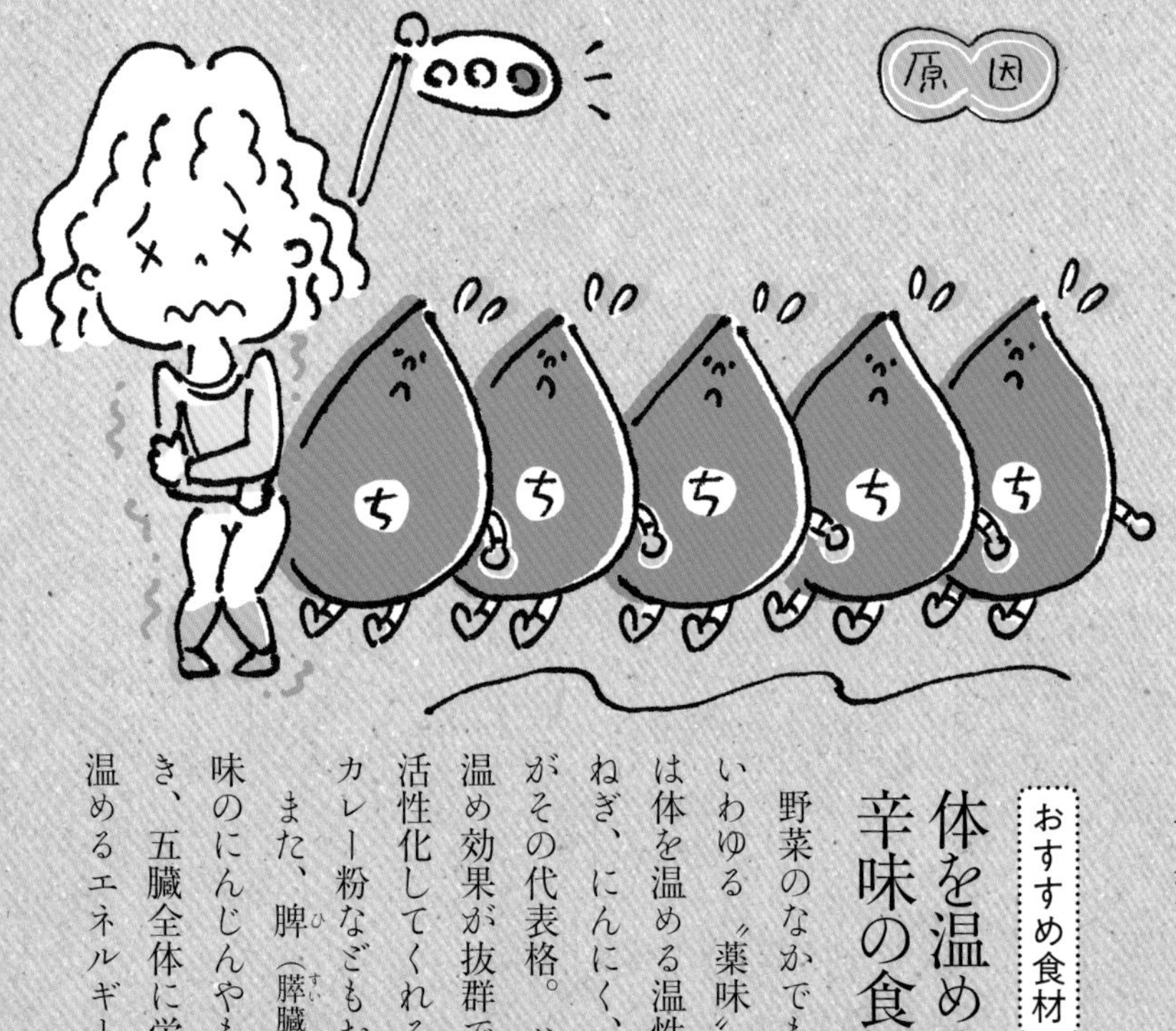

おすすめ食材

体を温める温性や辛味の食材を

野菜のなかでも辛味に属する、いわゆる〝薬味〟に使われる食材は体を温める温性です。ねぎ、玉ねぎ、にんにく、しょうが、しそがその代表格。ハーブや香辛料も温め効果が抜群で、胃腸の働きも活性化してくれるため、唐辛子やカレー粉などもおすすめです。

また、脾《ひ》（膵《すい》臓）・胃を助ける甘味のにんじんやもち米は胃腸に働き、五臓全体に栄養を届けて体を温めるエネルギーをつくります。

香辛料は胃腸を温めて、元気にしてくれる！

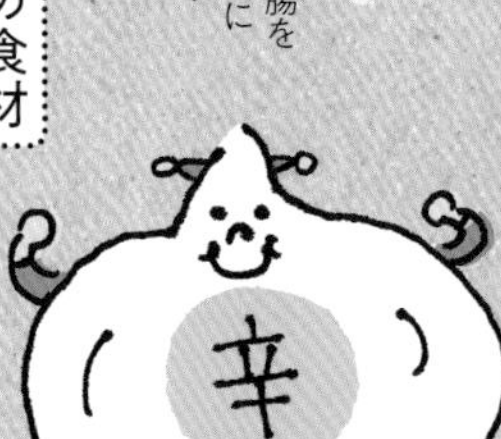

対策

体を冷やす食べ物、食べ方を避けて

なにより体を冷やす寒・涼性の食べ物は避けましょう。現代は季節を問わずさまざまな食べ物が手に入りますが、旬の食物には意味があります。水分の多い夏野菜は夏の体を冷やすもの。冷えのある人でとくに陰タイプには向きません。また、陰・陽タイプとも生ではなく、火を通した食べ方がおすすめ。鍋料理は冷えのある人にベストな食べ方です。

体を冷やさない生活を心がけることも大切です。とくに寒い季節は下腹部や腰をカイロで温めたり、首を冷やさないように気をつけて。

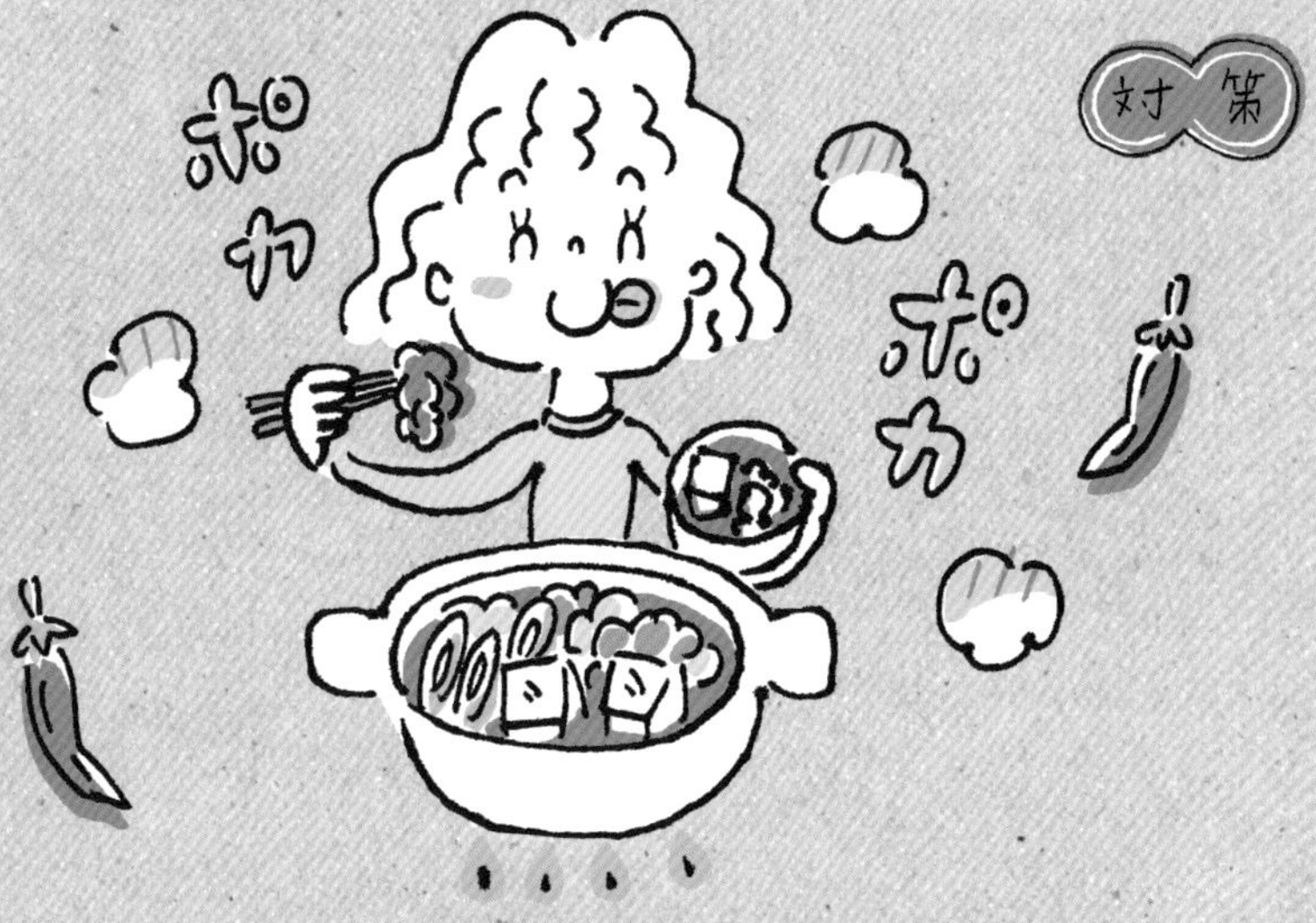

野菜・きのこ・海藻
にら 辛 甘 平 温／小松菜 甘 平／ねぎ 辛 温／玉ねぎ 辛 ／にんじん 甘 平／かぼちゃ 甘 温

穀類・いも類・豆類
もち米 甘 温

果物
プルーン 酸 平

肉・魚介・卵・乳製品
牛肉 甘 温／羊肉 甘 熱／鶏肉 甘 温／鶏レバー 苦 温／えび 甘 温／うなぎ 甘 温／まぐろ 甘 温／いわし 鹹 温

香辛料・その他
しょうが 辛 温／にんにく 辛 温／しそ 辛 温／唐辛子 辛 熱／よもぎ 苦 微温

昔からある薬膳の知恵

甘酒

最近、美容や健康にいいと、女性を中心に注目を集めている甘酒。江戸時代には夏バテ防止によく飲まれていたようで、「飲む点滴」といわれるほど栄養豊富です。初詣でのふるまい酒になっていたように、体を温める効果も昔から知られています。

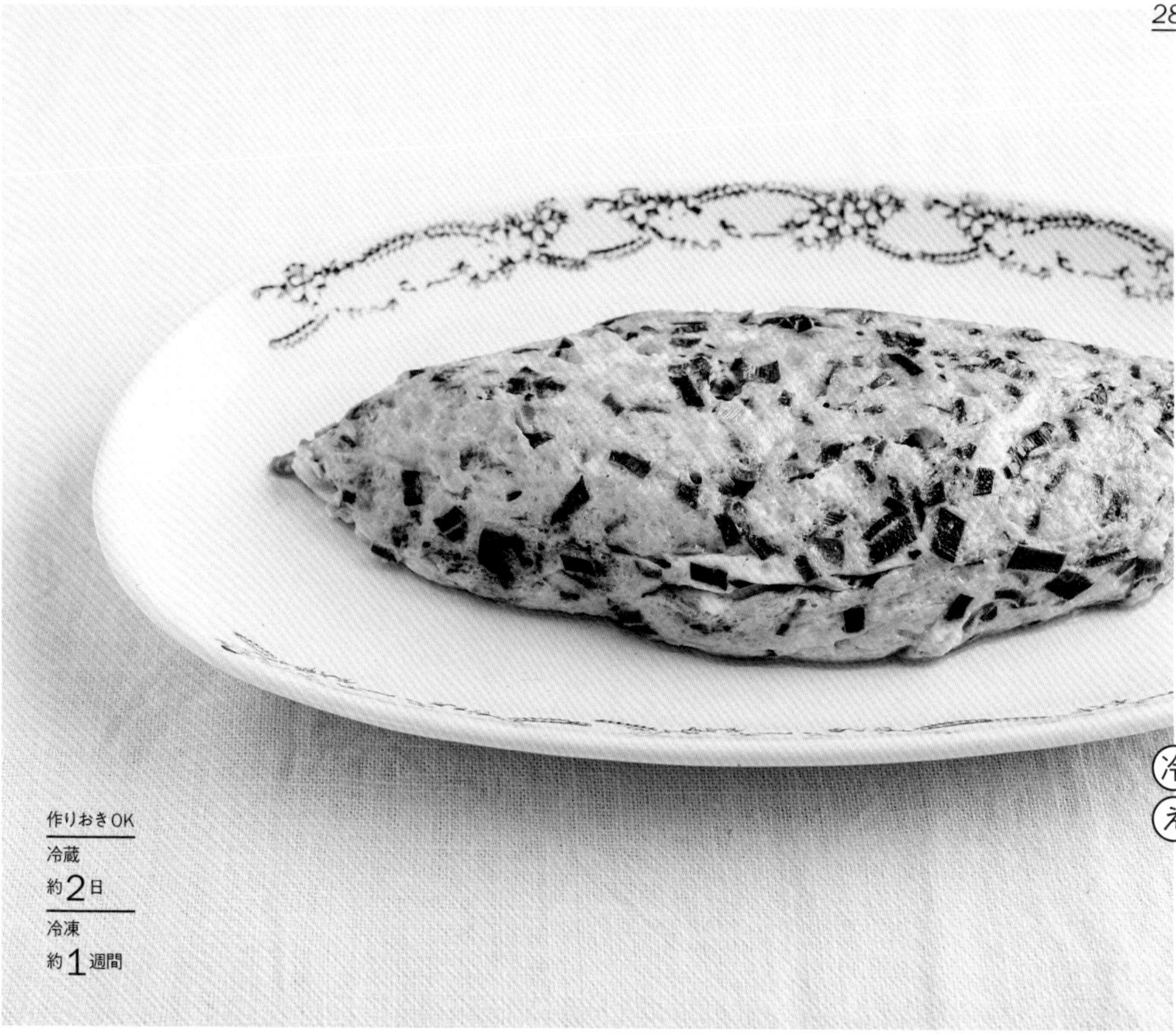

冷え

にら入りオムレツ 陰

材料（2人分）

- ・にら……1束
- ・卵……4個
- ・塩 ……少々
- ・砂糖……小さじ3
- ・薄口しょうゆ……小さじ1
- ・なたね油……大さじ1

作り方

1 にらは粗いみじん切りにする。

2 卵を溶き、**1**、塩、砂糖、しょうゆを加えて混ぜ合わせる。

3 フライパンになたね油を熱して**2**を流し入れ、箸で大きく混ぜて半熟状になったら片側に寄せる。逆方向に回転させながら形を整えて焼く。

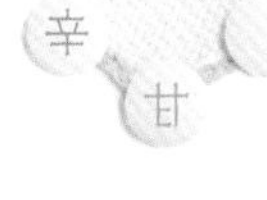

［**こんな組み合わせ**］体を温める辛味のにらは、血液の滞りを取り除いて血のめぐりをよくしてくれる食材。甘味の卵も温め効果と血流促進の働きがあります。塩、しょうゆの鹹《かん》（塩）味《み》を合わせた三味配合でバランスがよく、相乗効果で内臓を活発にし、冷えを防ぐ組み合わせ。

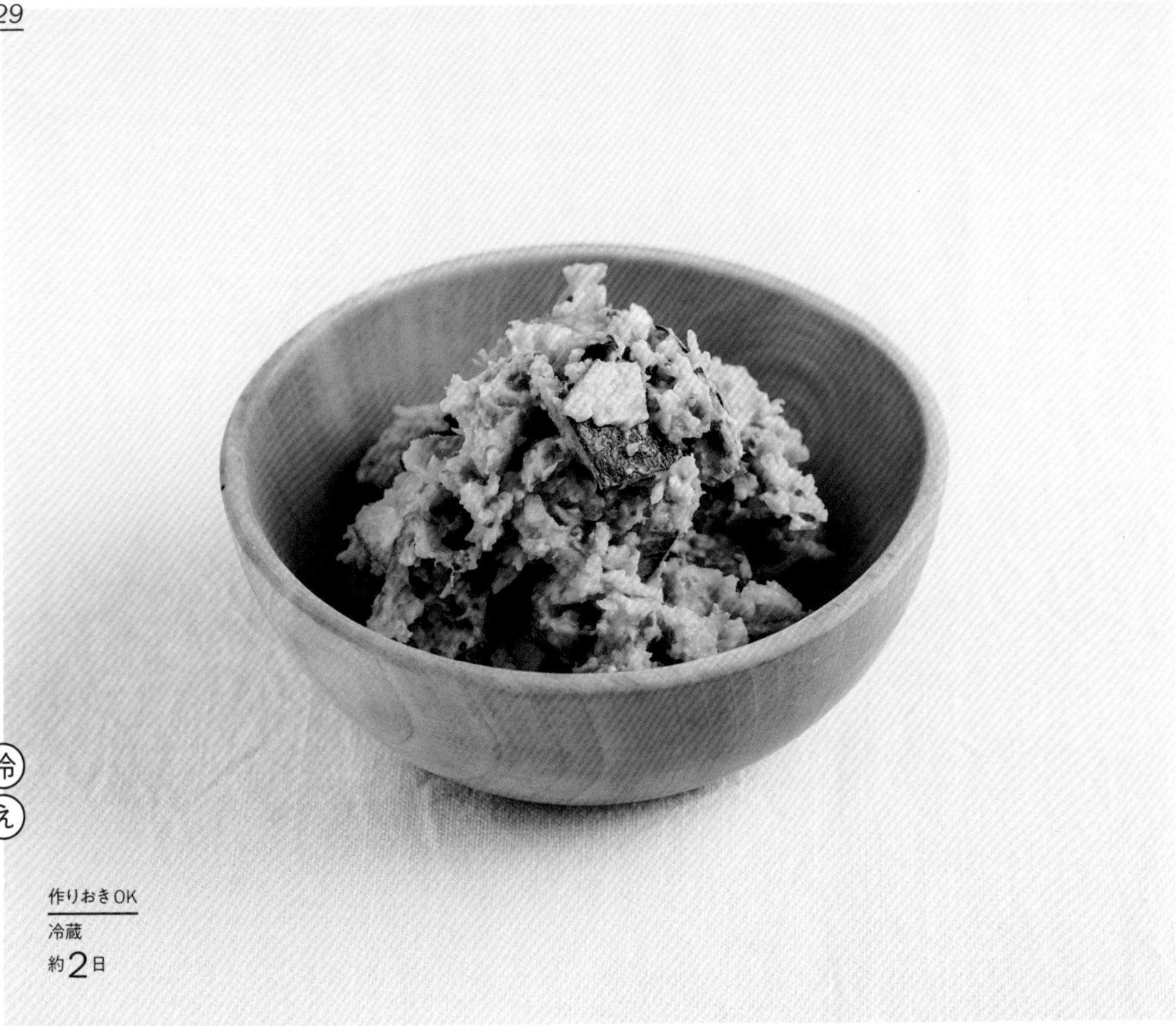

冷え

作りおきOK
冷蔵
約2日

かぼちゃのマスタードサラダ

陰

材料（2人分）

・ハム……4枚
・ねぎ……1/2本
・かぼちゃ……1/4個（約300g）
・粒マスタード……大さじ1
・マヨネーズ……大さじ2
・酢……大さじ1

作り方

1 ハムは食べやすい大きさに切る。ねぎはみじん切りにする。

2 かぼちゃは一口大の角切りにしてやわらかくゆで、水きりしてねぎと合わせる。

3 ボウルにマスタード、マヨネーズ、酢を合わせ、粗熱がとれた**2**とハムを加えて和える。

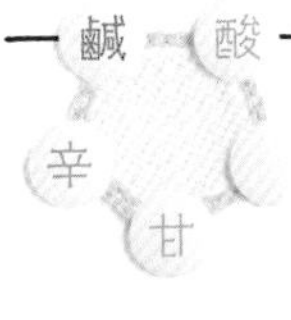

［**こんな組み合わせ**］胃腸を丈夫にし、気力を養う甘味のかぼちゃに、胃腸を温め、活力をつけて五臓を養う辛味のマスタードを合わせます。胃腸が弱くて元気がないという人は、内臓から体を温めてくれるこの組み合わせがおすすめです。

冷え

はと麦と鶏肉の煮込み

［陽］

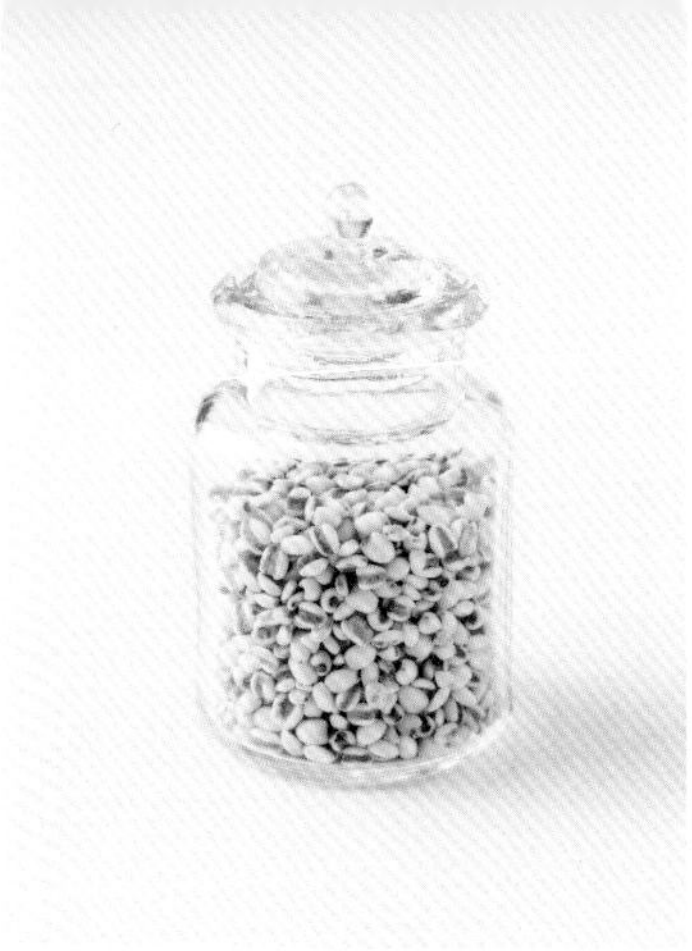

はと麦

「食べる化粧水」ともよばれるはと麦は、肌にもうれしい食材のひとつ。冷えは体に余分な水分がたまることでも起こりますが、はと麦は体内に滞った水分の排出をすみやかにします。水分の滞りで起こるいぼの除去やむくみの解消にも効果を発揮します。

材料（3〜4人分）

- 鶏もも肉……150g
- 大根……1/4本
- はと麦……30g

A

- だし汁……1と1/2カップ
- しょうゆ……大さじ1と1/2
- みりん……大さじ1
- 酒……大さじ1

作り方

1 鶏肉は湯通しして余分な脂を落とす。

2 大根は皮をむいて食べやすい大きさに切る。

3 鍋に**1**、**2**とゆではと麦（後出）、**A**を入れ、大根がやわらかくなるまで煮る。

［**ゆではと麦**］

1 はと麦は一晩水に浸しておく。

2 水きりした**1**を鍋に入れ、たっぷりの水を注いで約40分、はと麦がやわらかくなるまで煮て水けをきる。

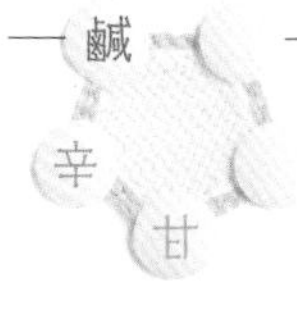

［**こんな組み合わせ**］ともに甘味のはと麦、鶏肉は水分代謝を整え、冷えを招く体内の余分な水分を排出する働きがあります。また、辛味の大根は食べる胃腸薬ともいわれ、胃腸を活発にして冷えを予防。はと麦も大根も涼性ですが加熱することで緩和されます。

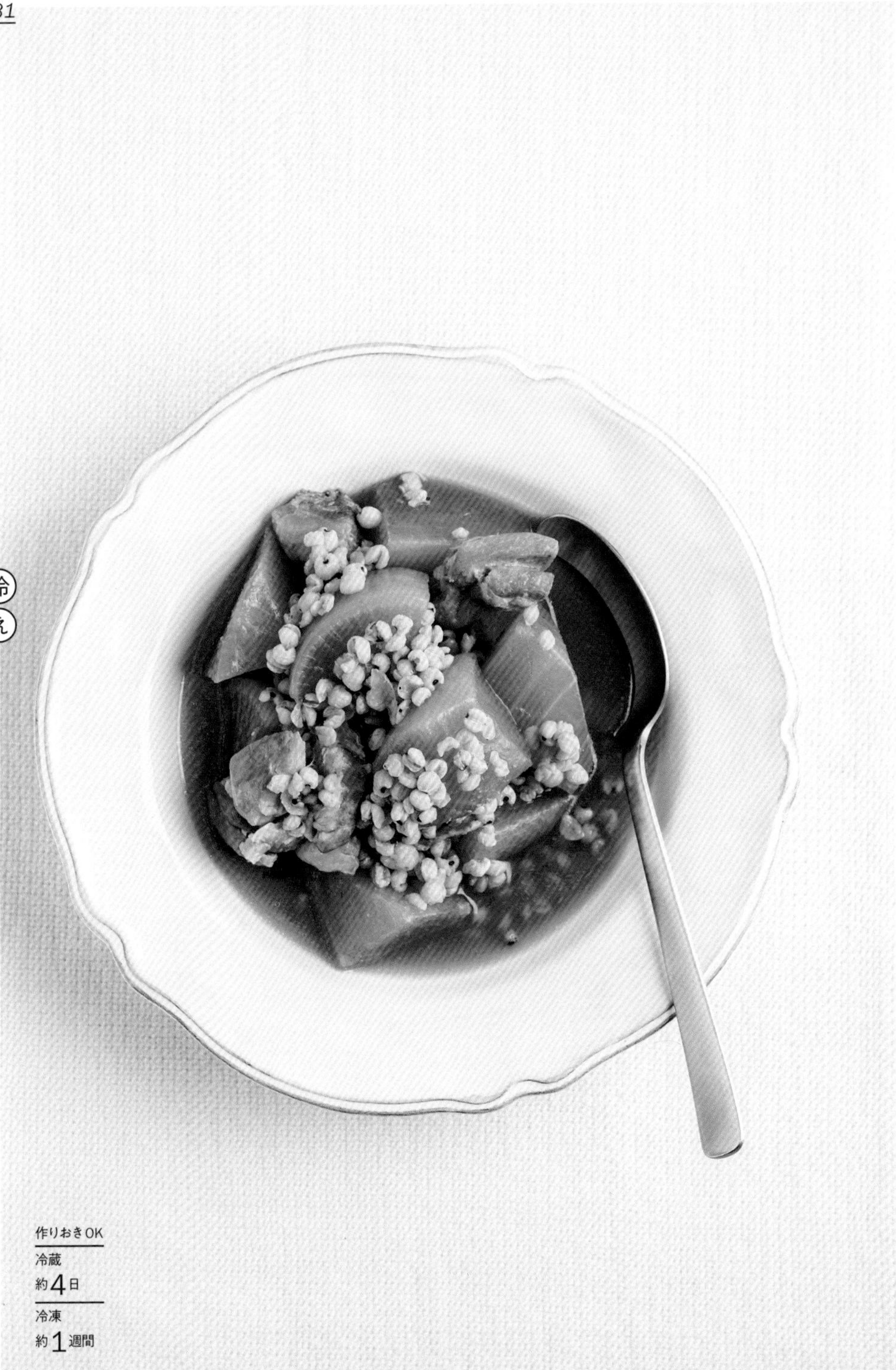

冷え

作りおきOK

冷蔵
約4日

冷凍
約1週間

定番にしたい！

体の中から温める鍋料理

内臓の冷えも解消してくれる鍋料理は冷えのある人には最適な調理法。香辛料を効かせれば効果も倍増です。

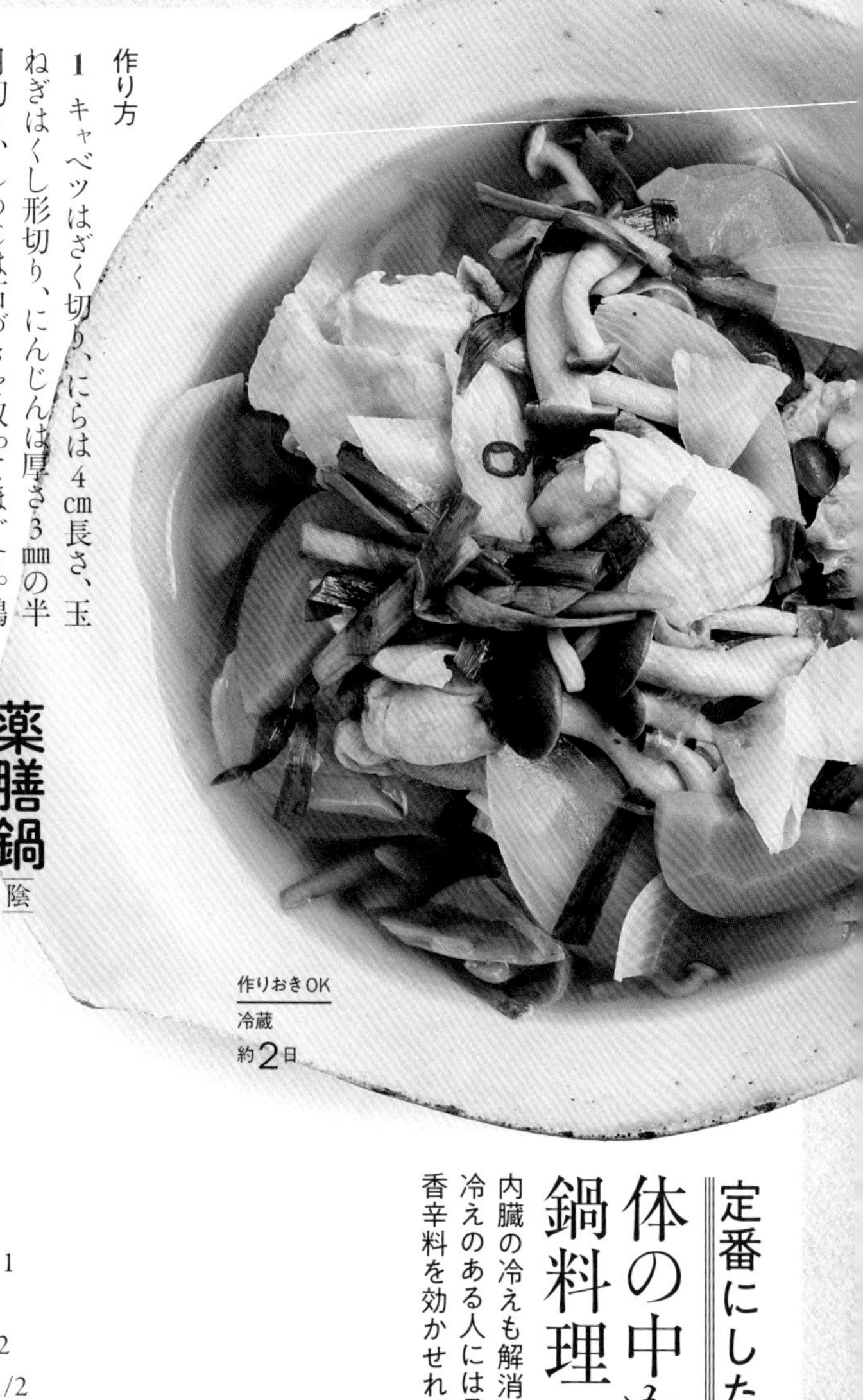

薬膳鍋

陰

作りおきOK
冷蔵
約2日

材料（2人分）

- キャベツ……1/8個
- にら……1/2束
- 玉ねぎ……1/2個
- にんじん……1/2本
- しめじ……1/2パック
- 鶏もも肉……150g
- にんにく……2かけ
- しょうが……1かけ
- 唐辛子……1本
- 鶏がらスープ……3カップ
- 酒……大さじ1

A
- シナモンパウダー……小さじ1
- ガラムマサラ……小さじ1/2
- クミンパウダー……小さじ1/2
- 粗びき黒こしょう……小さじ1/2

- カレー粉……大さじ1
- しょうゆ……大さじ1
- みりん……大さじ1

作り方

1 キャベツはざく切り、にらは4cm長さ、玉ねぎはくし形切り、にんじんは厚さ3mmの半月切り、しめじは石づきを取ってほぐす。鶏肉は一口大に切る。

2 にんにくとしょうがは薄切りにし、唐辛子は種を取って小口切りにする。

3 鍋に鶏がらスープ、酒、**2**、**A**を入れて火にかける。沸騰し、香りが立ったらカレー粉、しょうゆ、みりんを加えて味をととのえ、**1**の鶏肉としめじを入れ、鶏肉に火を通す。

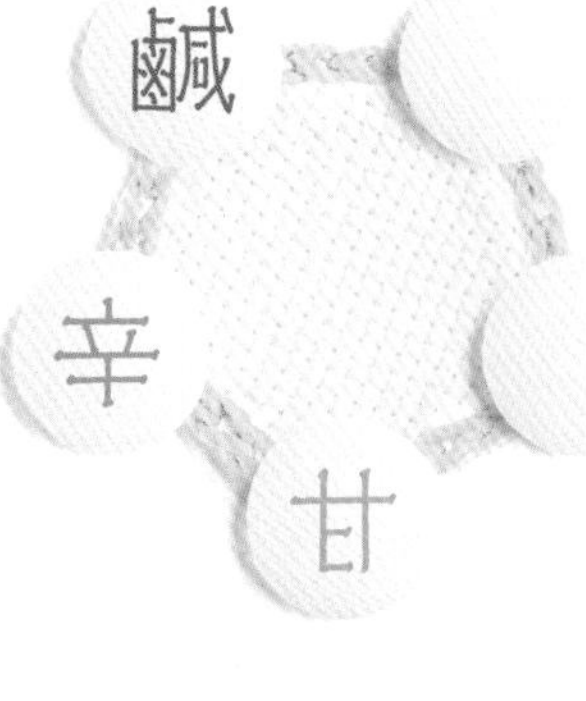

4　残りの1を入れ、火が通ったらできあがり。
＊締めにごはんやうどんを入れてもおいしい。

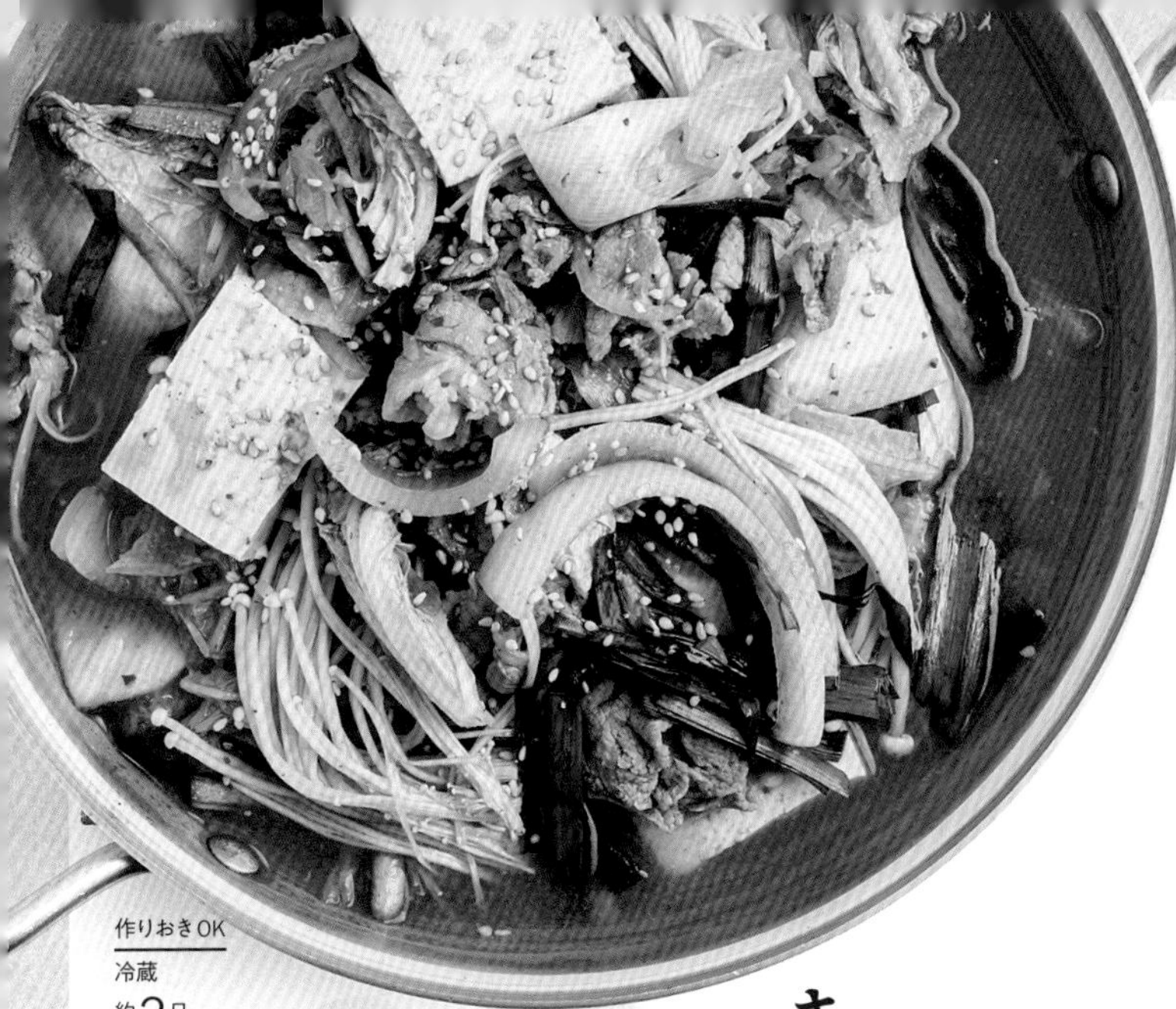

キムチ鍋

陰

作りおきOK
冷蔵
約2日

冷え

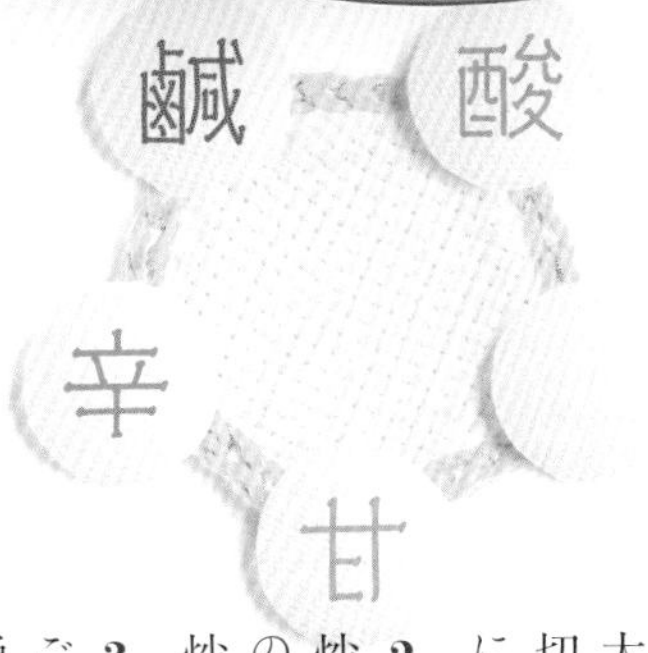

材料（2人分）

- 豚バラ薄切り肉……100g
- キムチ（白菜）……100g
- にら……1/3束
- ねぎ……1/4本
- 白菜……1/8株
- 玉ねぎ……1/2個
- 木綿豆腐……小1/2丁
- 生しいたけ……1枚
- えのきたけ……1/2袋
- にんにく……1かけ
- しょうが……1かけ
- ごま油……適量

A
- しょうゆ……小さじ1
- みりん……大さじ1と1/2
- 酒……大さじ1
- みそ……大さじ1
- コチュジャン……大さじ1

- 鶏がらスープ……2カップ
- 白煎りごま……適量

作り方

1　豚肉、キムチ、野菜類、豆腐は食べやすい大きさに切り、しいたけは石づきを取って細切りにし、えのきたけは根元を切ってほぐす。にんにくとしょうがはみじん切りにする。

2　鍋にごま油を熱し、にんにく、しょうがを炒め、香りが立ったら豚肉を加えて炒め、肉の色が変わったらキムチとAを加えてさらに炒める。

3　鶏がらスープを注いで煮立たせ、にらとごま以外の残りの材料を加える。全体に火が通ったらにらを加えてごまを散らす。

＊締めは好みの麺やごはんと卵を加えても。

2. むくみ

原因

むくみを生じやすい多湿な日本の風土

むくみは体の中の水の流れが滞って起こります。体内の水分代謝を担っているのは腎《じん》（腎臓）。腎の機能が衰えると、全身の細胞内に余分な水分がたまる「水滞《すいたい》」が起こり、むくみの原因になります。

四方を海に囲まれ、梅雨のある日本はそもそも湿気の多い国土。そのうえ、主食のごはんも水分をたっぷり含んでいますから、日本人は体に水分がたまりやすく、むくみやすい体質といえます。

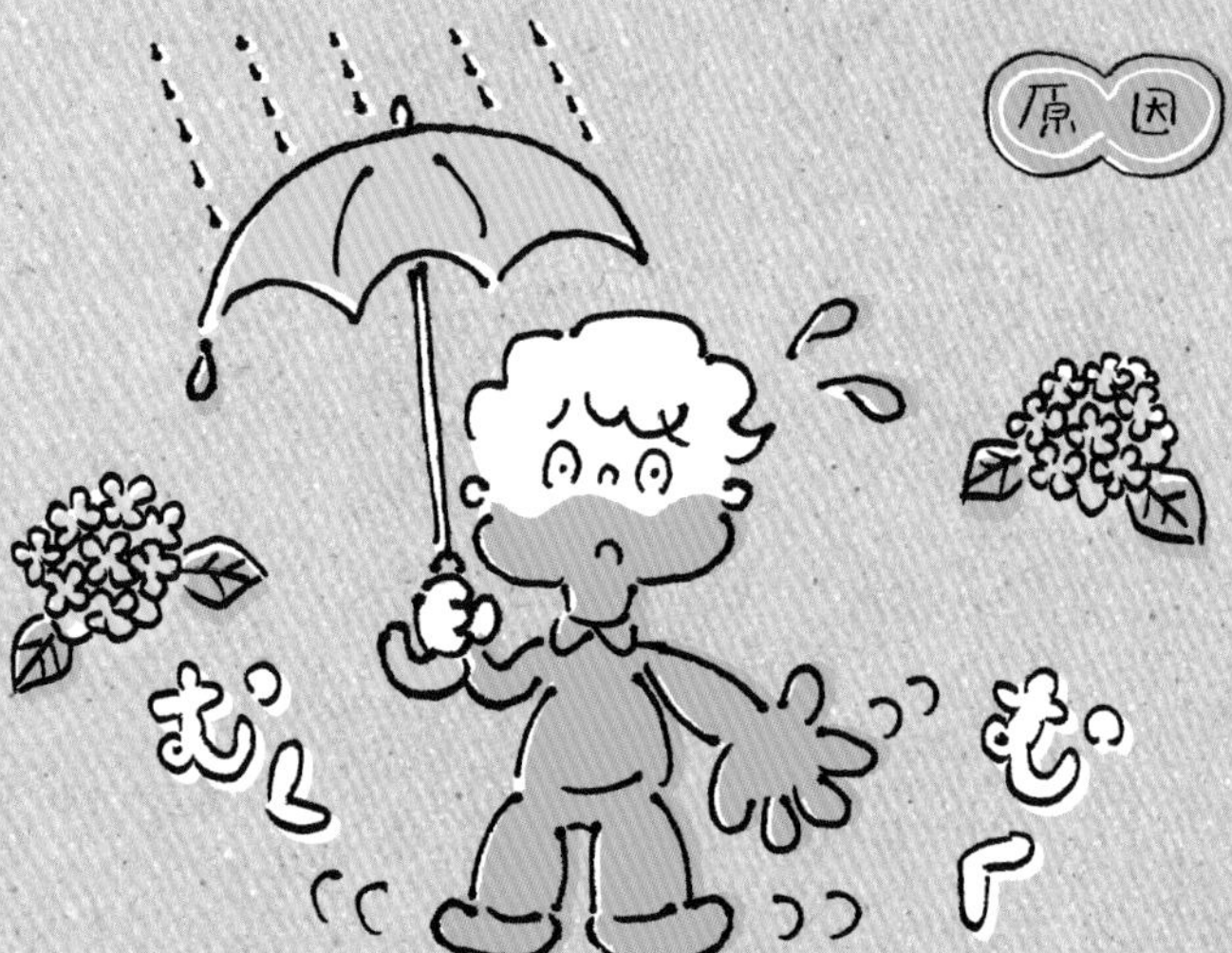

おすすめ食材

腎を助ける豆類と適量の未精製塩を

むくみには余分な水分を排出してくれる、腎に有効な豆類を。小豆はもちろん、水分と一緒に毒素も排出してくれる緑豆《りょくとう》や、腎を強化してくれる黒豆、胃腸の働きを活性化させる枝豆を積極的にとりましょう。

冬瓜《とうがん》やすいかも水分代謝に優れていますが体を冷やすので、陰タイプは食べ方や量に注意を。

また、未精製塩（鹹《かん》〈塩〉味《み》）なら腎を助け、むくみ解消に役立ちます。

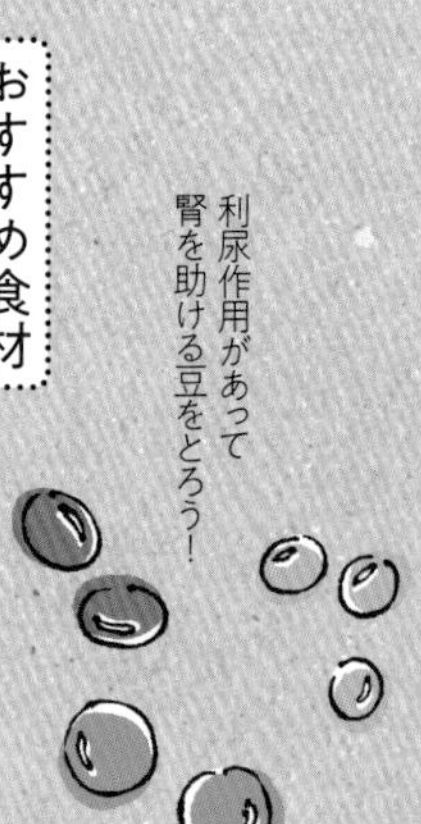

対策
水分代謝を促し、冷えにも注意を

排尿や発汗を促し、体内の水分を排出する食材をとりましょう。日本には毎月1日と15日に小豆がゆを食べる風習がありましたが、これはまさに先人の知恵。小豆は利尿作用が高く、腎機能を補う働きがあるのです。

　冷えもむくみの大敵。体を冷やす食べ物、食べ方は避けましょう。朝に顔がむくむ、夜間のトイレの回数が多い、冷えが強いなどの場合は、夜遅く水分をとらないようにし、足元を温かくして血行を促すと症状の改善につながります。

野菜・きのこ・海藻
きゅうり 甘 寒／冬瓜 甘 寒／サラダ菜 苦 涼／昆布 鹹 寒

穀類・いも類・豆類
はと麦 甘 涼／とうもろこし 甘 平／じゃがいも 甘 平／小豆 甘 平／緑豆 甘 涼／黒豆 甘 平／枝豆 甘 温

果物
すいか 甘 涼／柿 甘 寒／梨 甘 微酸 寒

肉・魚介・卵・乳製品
あさり 鹹 寒／しじみ 甘 鹹 寒

香辛料・その他
しょうが 辛 温／塩 鹹 寒／柿の葉 甘 寒

昔からある薬膳の知恵
すいか糖
すいかの果汁を煮詰めて水あめ状にしたもの。古くから腎炎の民間薬として用いられてきましたが、冬でもすいかの効能が得られるようにと考えた先人の知恵。また、すいかは体を冷やしますが、火を通しているので、冷えがある人でも安心のとり方です。

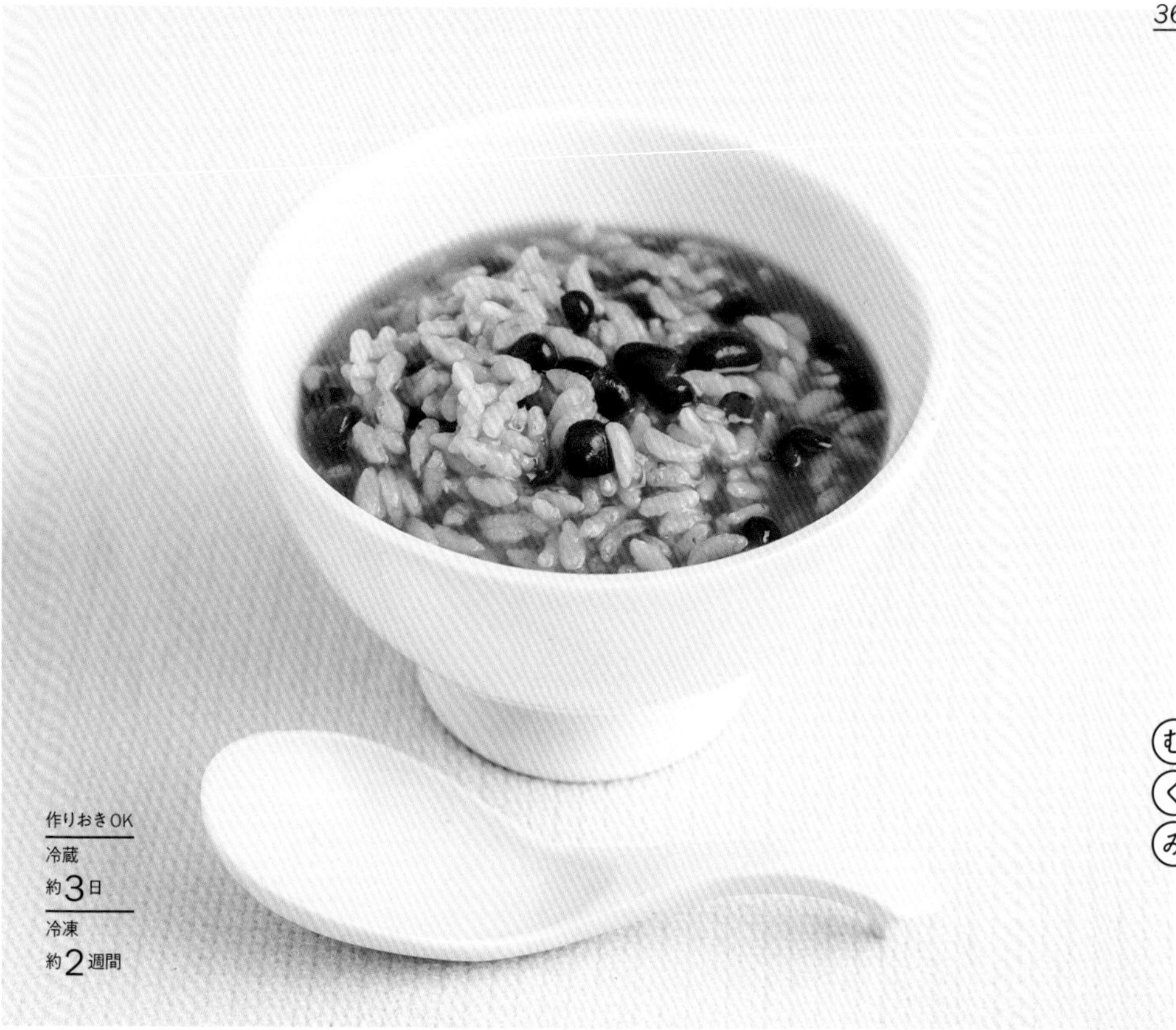

小豆がゆ

陰

材料（2人分）

- ・小豆……50g
- ・米……1合
- ・塩……小さじ1/2

作り方

1 鍋に洗った小豆を入れ、ひたひたの水を加え、少し芯が残る程度に約1時間30分ゆで、ゆで汁と小豆に分ける。

＊あくが気になる場合は一度ゆでこぼし、ひたひたの水で再度ゆでる。

2 鍋に洗った米と小豆のゆで汁4カップ（足りなければ水を足す）を入れ、30分ほど浸水させる。

3 **2**にゆでた小豆と塩を加えてふたをし、強火にかける。煮立ったら弱火にして、ときどきかき混ぜながら、約40分炊く。

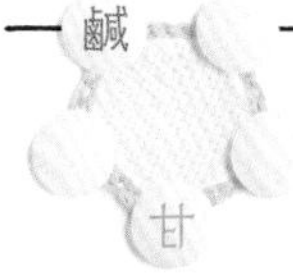

［**こんな組み合わせ**］甘味の豆類は利尿作用がありますが、とくに小豆は古くから枕に入れて常備したり、毎月1日と15日には小豆がゆを炊く風習があったりと、日本人と密接な食材。これは湿気が多い気候風土でむくみを防ぐための先人の知恵です。温かいおかゆは冷えの予防にも。

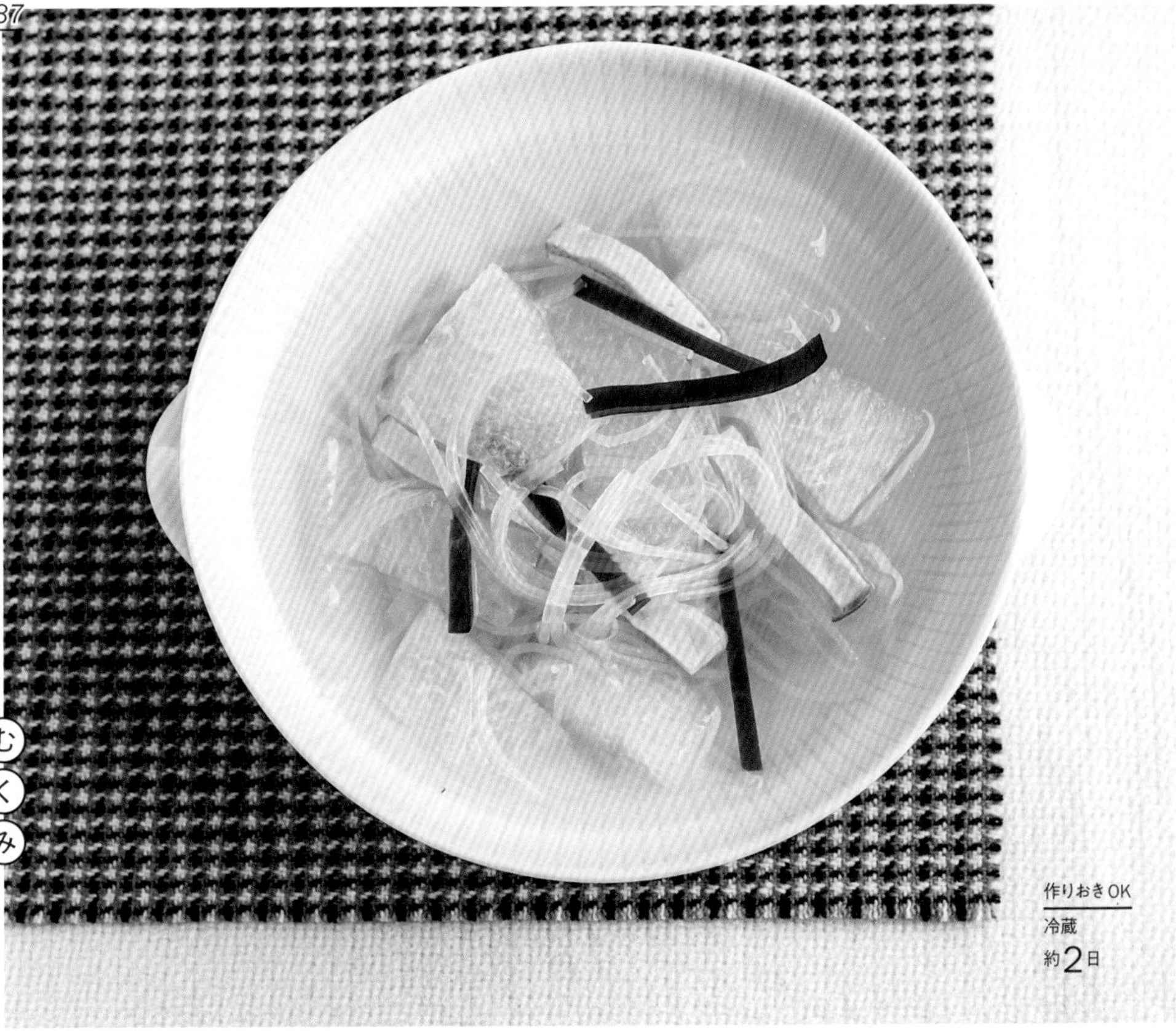

作りおきOK
冷蔵
約2日

緑豆春雨と冬瓜《とうがん》のスープ

陽

材料（2人分）

- ・緑豆春雨……20g
- ・冬瓜……小1/4個
（中〜大なら1/8個）
- ・ハム……25g
- ・昆布……5cm角1枚
- ・水……2と1/2カップ

A

- ・酒……大さじ1
- ・みりん……大さじ1/2
- ・薄口しょうゆ……少々
- ・塩……少々

作り方

1 春雨はぬるま湯につけてもどし、食べやすい長さに切る。

2 冬瓜は種とワタを取り、皮をむいて、食べやすい大きさに切る。ハムと昆布は細切りにする。

3 鍋に分量の水と昆布を入れて火にかけ、冬瓜を入れてやわらかくなるまで煮る。

4 春雨、ハムを入れ、**A**を加えてひと煮立ちさせる。

鹹

甘

［**こんな組み合わせ**］利尿作用に優れた甘味の緑豆が原料の春雨（甘味）と冬瓜（甘味）は、ともに体を冷やす食材で、陽タイプの人におすすめのレシピです。腎《じん》に働く鹹《かん》（塩）味《み》の昆布と塩、しょうゆが利尿効果を後押し。ただし、冬場は冷やしすぎないようスープにするとベター。

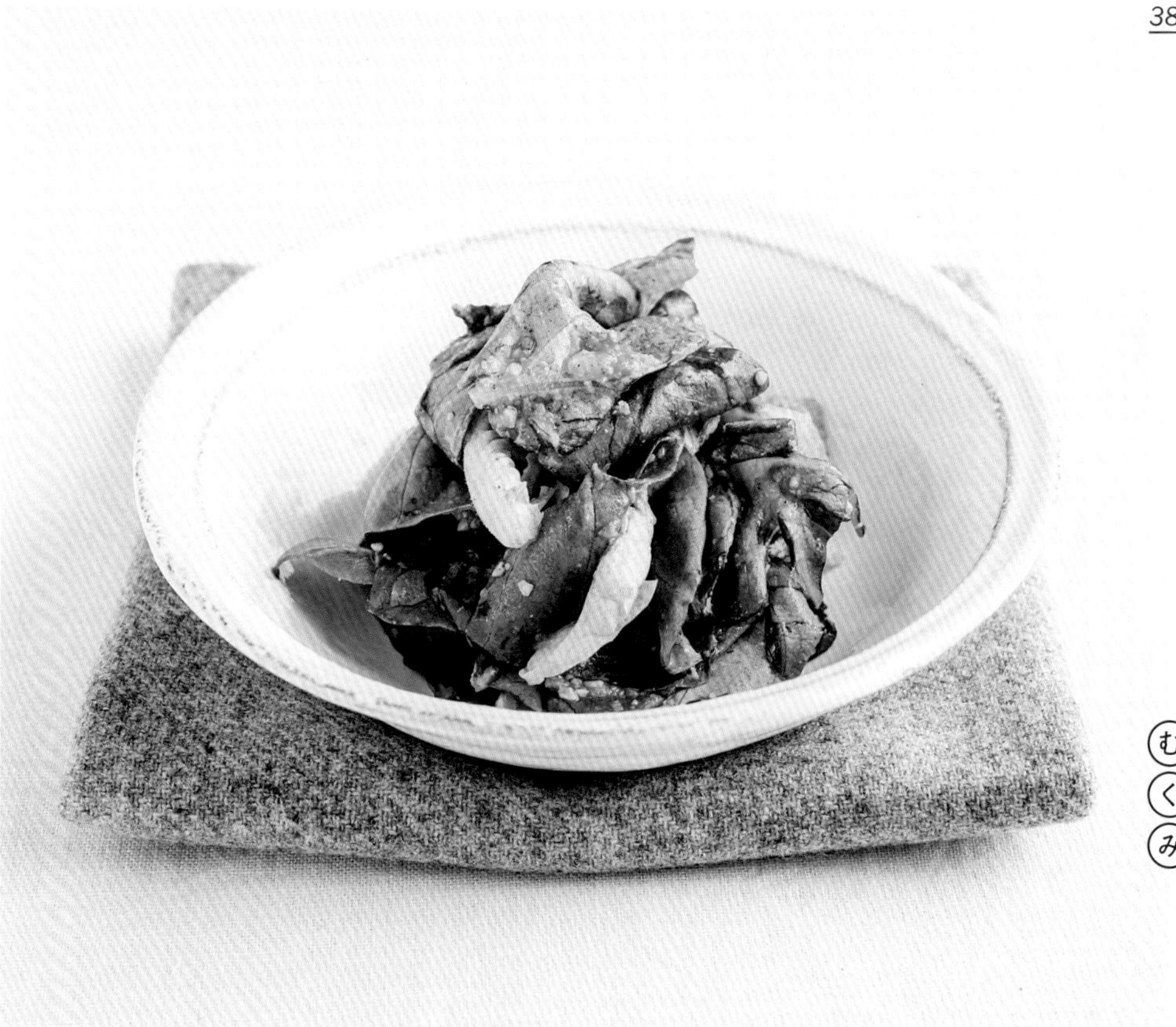

サラダ菜のごま和え

陽

材料（2人分）

・サラダ菜……2株

A
・白煎りごま……大さじ1
・砂糖……大さじ1
・みそ……大さじ1
・酢……大さじ1

作り方

1 サラダ菜は食べやすい大きさに手でちぎる。

2 **A**をすり鉢に入れてすり混ぜ、**1**を加えて和える。

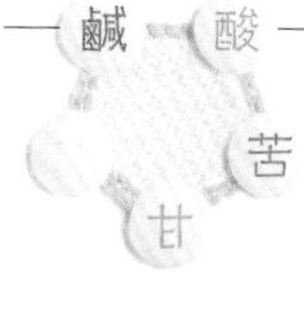

［**こんな組み合わせ**］サラダ菜やレタスなどの「ちしゃ」の仲間は苦味に属し、排尿のトラブルを解消し、むくみを改善する働きがあります。甘味のごまは肝と腎の機能を高めて、鹹《かん》（塩）味《み》のみそも排尿を促します。トリプルの効果で余分な水分を取り除きむくみを解消。

定番にしたい!
水のめぐりをよくするスイーツ

利尿作用を高める食材の代表格、小豆とすいかを使った、作りおきできるあったかスイーツ&ひんやりスイーツ。

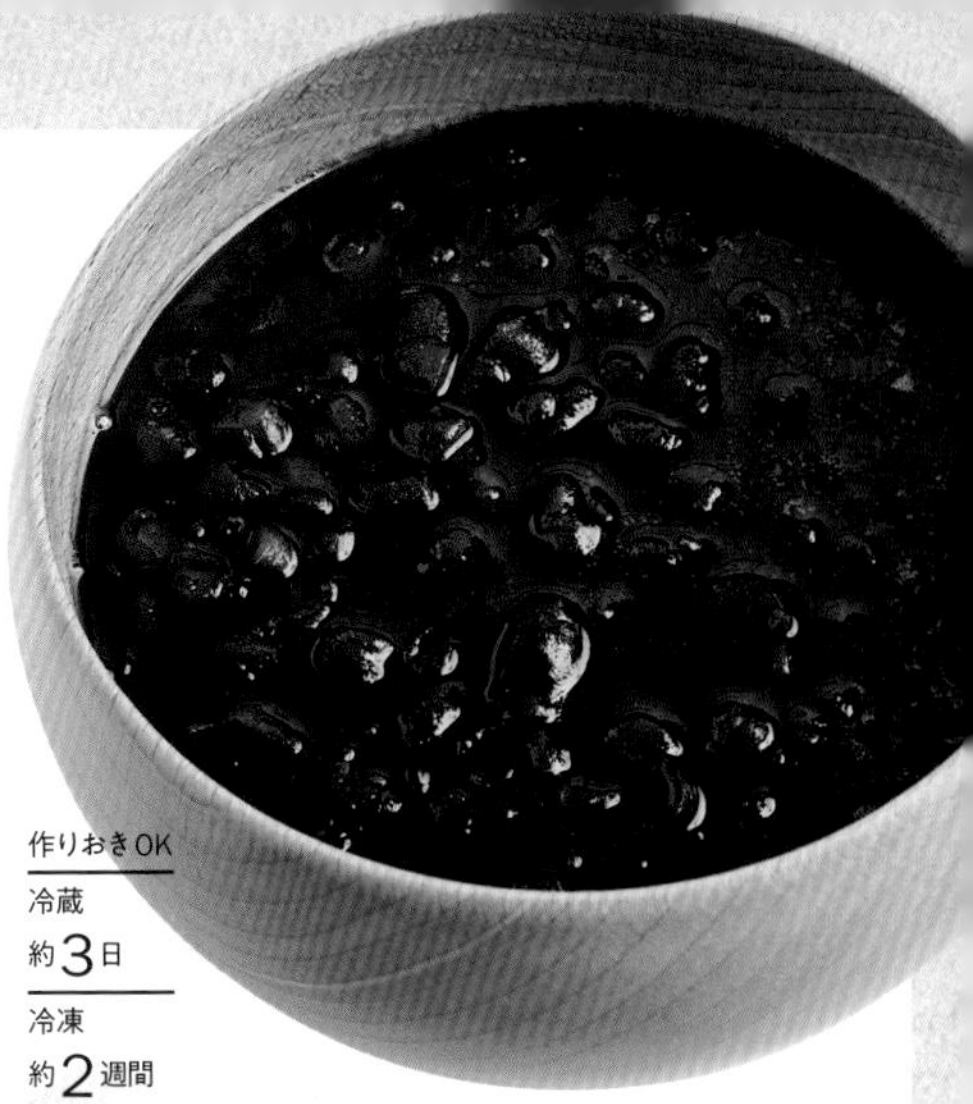

小豆しるこ 陰

作りおきOK
冷蔵 約3日
冷凍 約2週間

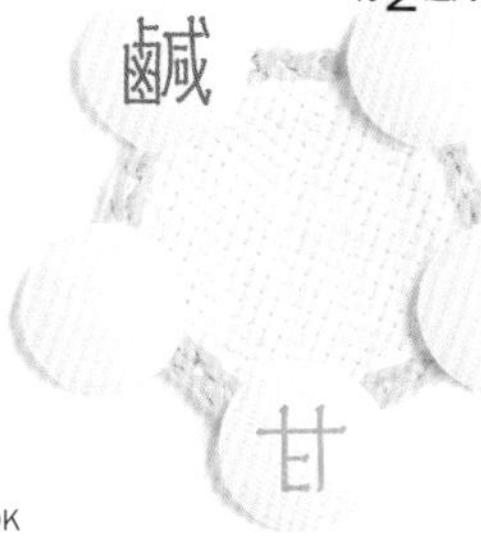

材料（作りやすい分量）

- 小豆……250g
- 砂糖……200g
- 塩……少々

作り方

1 鍋に洗った小豆を入れ、ひたひたの水を加えて火にかけ、一度ゆでこぼす。

2 新たにひたひたの水を加えて強火にかけ、沸騰したら小豆が躍らない程度の弱火にして約1時間煮る。途中で水が少なくなってきたら、足して小豆が水から出ないようにする。

3 豆が指でつぶせるくらいやわらかくなったら、砂糖と塩を加えて約10分煮る。

む
く
み

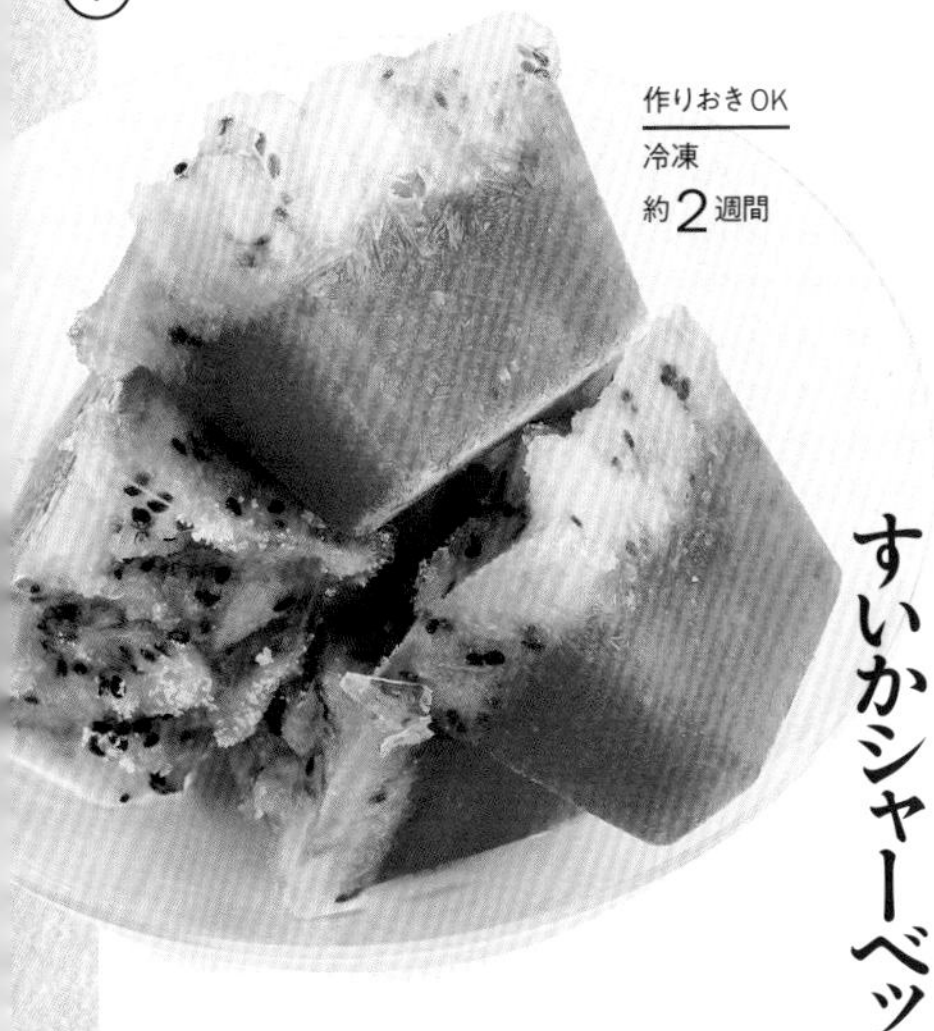

すいかシャーベット 陽

作りおきOK
冷凍 約2週間

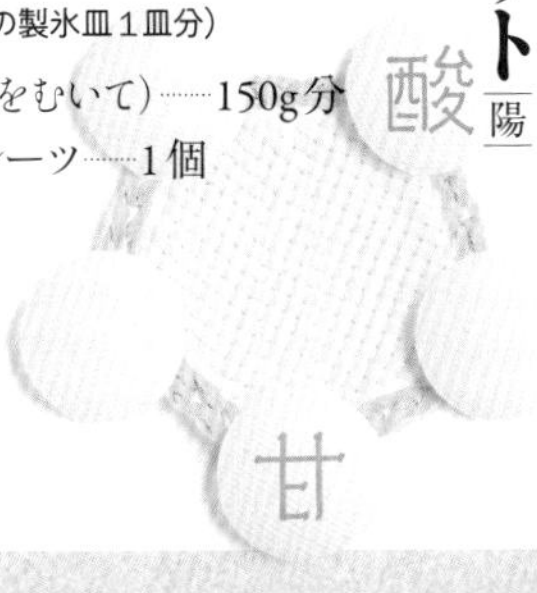

材料（200mℓの製氷皿１皿分）

- すいか（皮をむいて）……150g分
- キウイフルーツ……1個

作り方

1 すいかは種を取り除く。ジッパーつき保存袋に入れて口を閉じ、麺棒で果肉がなめらかになるまで叩き、大きい粒は手でつぶす。

2 製氷皿の七分目まで流し入れ、冷凍庫で約2時間、固まるまで冷やす。

3 キウイは皮をむき、一口大に切る。**1**と同様に果肉をなめらかにする。

4 **2**の上に**3**を流し入れて平らにし、冷凍庫で冷やし固める。

3. 疲れ・だるさ

原因

腎《じん》と脾《ひ》・胃が弱まると疲れやすい

疲れやすいという人は、腎（腎臓）、脾（膵《すい》臓）・胃が弱っていると考えられます。腎は元気や活力のもととなる精力を蓄え、脾・胃は食べたものを消化吸収して全身にエネルギーを届ける働きがある器官。腎の衰えで気が不足すると、やる気も集中力も低下。体内の水分代謝が滞り、だるさを感じることもあります。脾・胃が衰えると、食欲がなくなり、下痢、冷えを招き、疲労感につながります。

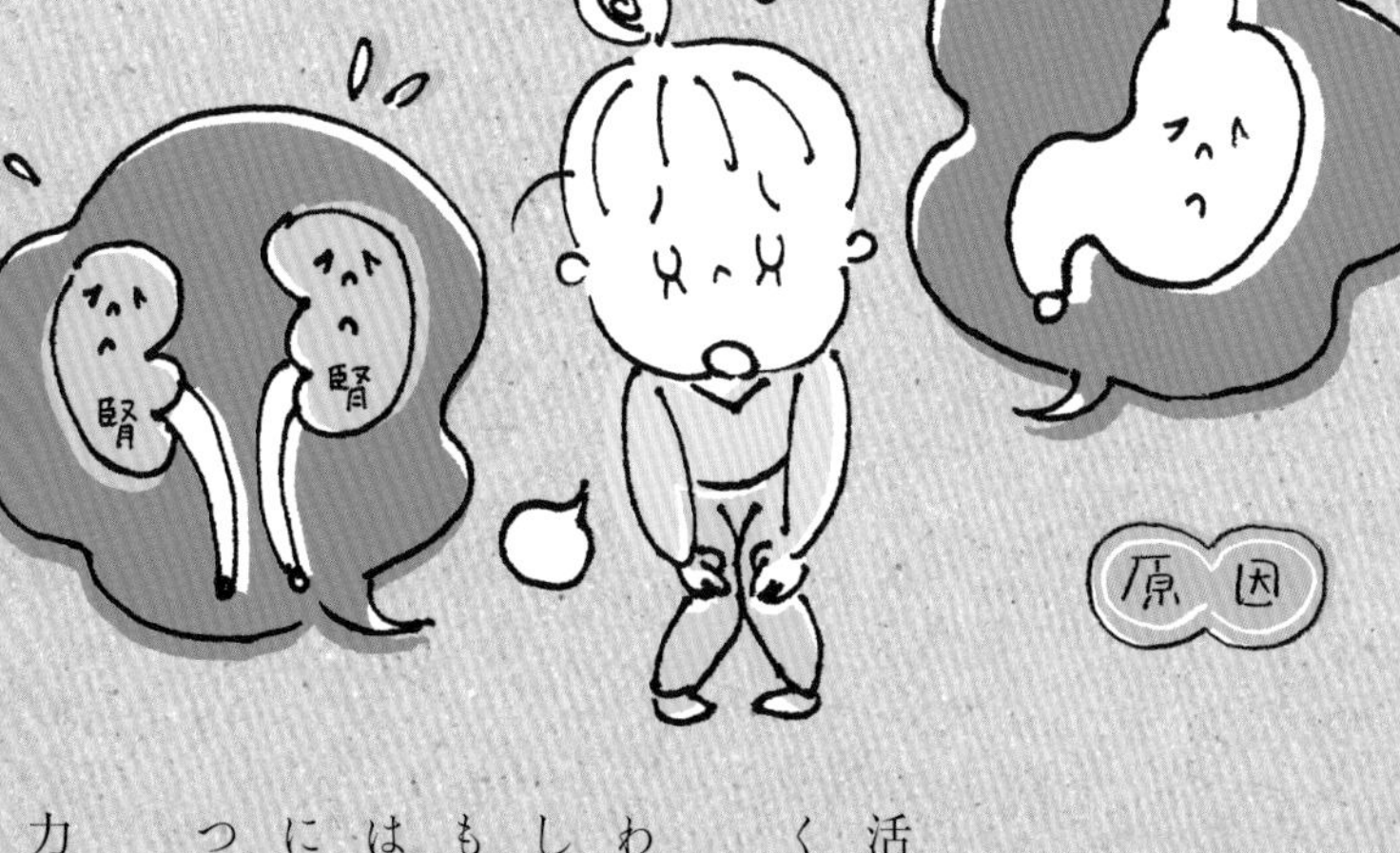

おすすめ食材

鹹《かん》味《み》・甘味・酸味をバランスよく

腎を補う鹹（塩）味、脾・胃を活性化させる甘味、疲労回復に働く酸味をバランスよく取り入れて。長いもは精力増強の生薬《しょうやく》にも使われ、腎を正常に整え、気力を増して、脾・胃の衰えによる疲労にも有効。腎を補う鹹（塩）味の栗は、体力のない人や下痢ぎみの人にもってこいです。気を増し精をつける薬効があるえびもおすすめ。

酸味は梅干しや酢のほか、免疫力を高める柑橘《かんきつ》類もよいでしょう。

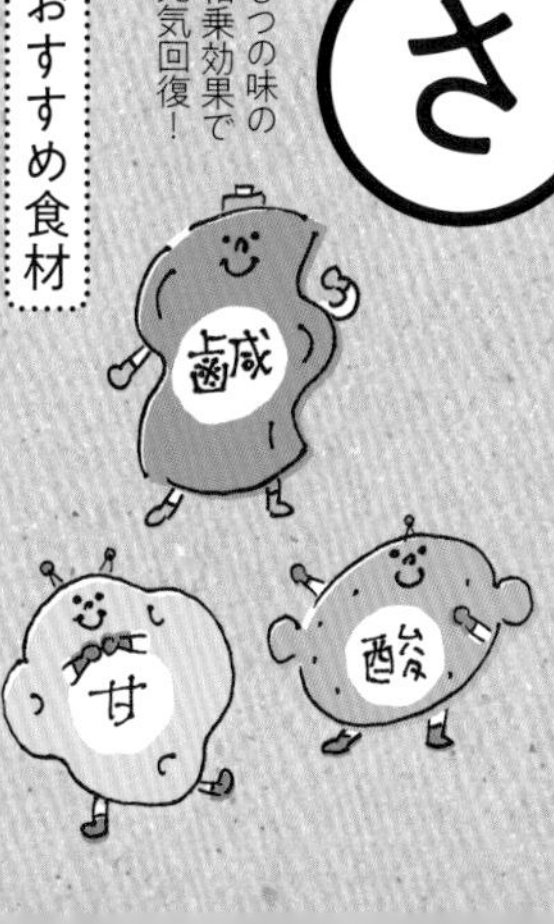

対策 滋養強壮食材で〝気〟を補う

疲れを感じたら、気力・体力を高める穀類、いも類、豆類やうなぎなどの滋養強壮食材をとり、腎、脾・胃の働きを回復することが大切。さらに、疲労回復効果の高い酸味の食材を組み合わせれば効果アップ。血液中の疲労物質を分解して体の外に排出してくれます。

心身の疲れは病気の誘因になることも。陰タイプの人は温かい、陽タイプの人は涼やかな、香りのよいドリンクで、ほっとひと息ついたり、十分な睡眠、マッサージや音楽などで心身を癒《い》やすことも大事です。

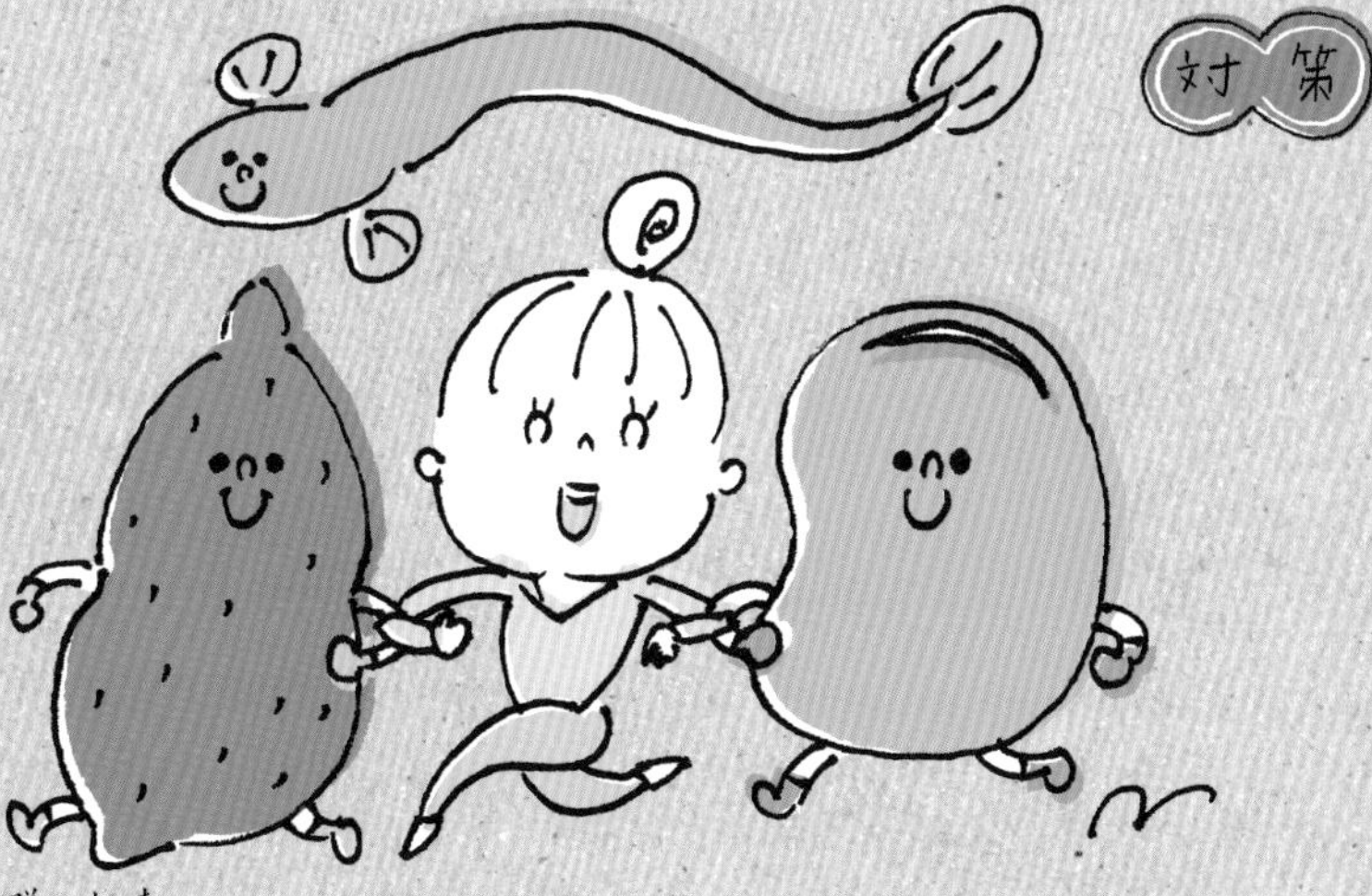

野菜・きのこ・海藻
にんじん 甘 平／ブロッコリー 甘 寒／かぼちゃ 甘 温

穀類・いも類・豆類
大麦 鹹 涼／長いも 甘 平／大豆 甘 温

果物
みかん（果肉）酸 温（果皮）苦 温／レモン（果肉）酸 平（果皮）苦 平

肉・魚介・卵・乳製品
牛肉 甘 温／鶏肉 甘 温／うなぎ 甘 温／えび 甘 温

香辛料・その他
酢 酸 温／はちみつ 甘 平／栗 鹹 温／豆腐 甘 寒

昔からある薬膳の知恵

麦とろ

麦ごはんととろろは味わいも相性のよい組み合わせですが、麦飯なのには意味があります。麦は穀類のなかで唯一鹹（塩）味に属し、腎に働き、「五穀の長」といわれる効能の高い食材。滋養強壮効果の強い長いもと合わせることで、ともに消化をよくし、疲労回復力に優れた最強の組み合わせに。

牛肉の陳皮炒め

陰

材料（2人分）

- ・陳皮……5g
- ・牛もも薄切り肉……210g

A

- ・なたね油……大さじ2と1/2
- ・ねぎ（小口切り）……2～3cm長さ分
- ・しょうが（薄切り）……1/2かけ分
- ・酒……小さじ2

B

- ・鶏がらスープ……60mℓ
- ・砂糖……小さじ1弱
- ・しょうゆ……小さじ1と1/2

- ・ごま油……大さじ1
- ・唐辛子（小口切り）……1～2本分
- ・酢……小さじ1/2強
- ・ラー油……1滴

作り方

1 陳皮はぬるま湯に約10分つけて細切りにする。牛肉は細切りにする。

2 ボウルに**A**を入れて混ぜ合わせ、**1**を約30分漬け込む。

3 ボウルに**B**を入れて混ぜ合わせる。

4 フライパンにごま油を熱し、唐辛子を炒め、香りが立ったら**2**を加えて炒める。肉の色が変わったら酢と**3**を注いでからめ、最後にラー油をたらしてさっと混ぜ合わせる。

陳皮《ちんぴ》

みかんの皮を乾燥させたもので、風邪の生薬《しょうやく》として用いられてきました。せきやたん、冷えを改善するほか、胃腸の機能回復にも働き、疲れがとれないときにおすすめの食材です。天日に1週間ほど干すだけで簡単に手作りできるので、ぜひ作ってみましょう。

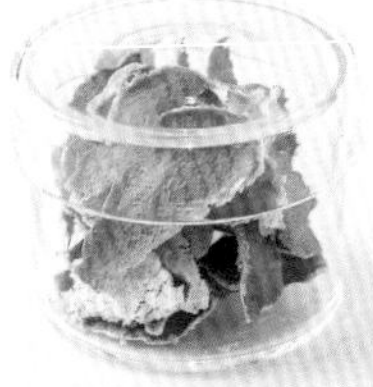

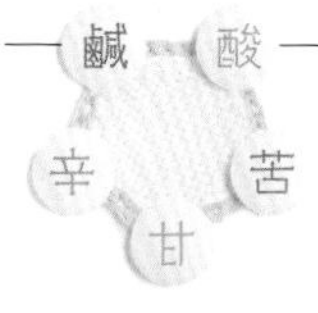

［**こんな組み合わせ**］脾《ひ》・胃を補い、消化力を高めて体の中から元気にする効果が抜群の牛肉（甘味）ですが、血液をにごらせてしまう危険性も。それを防ぐために、陳皮など辛味に属する香辛料を必ず加えましょう。体を温め、消化を助け、陳皮のもつ疲労回復効果も期待できます。

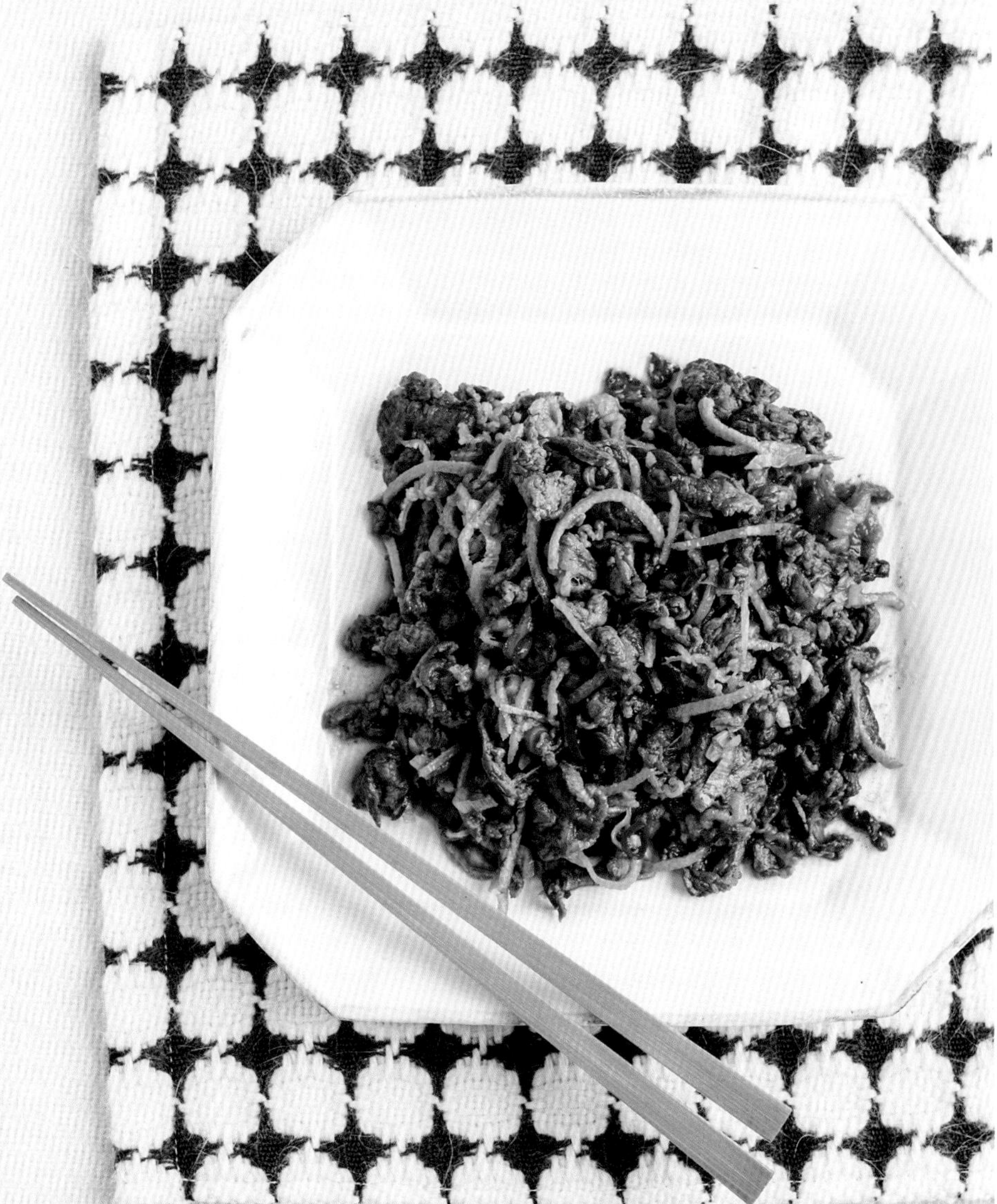

作りおきOK

冷蔵
約4日

冷凍
約1週間

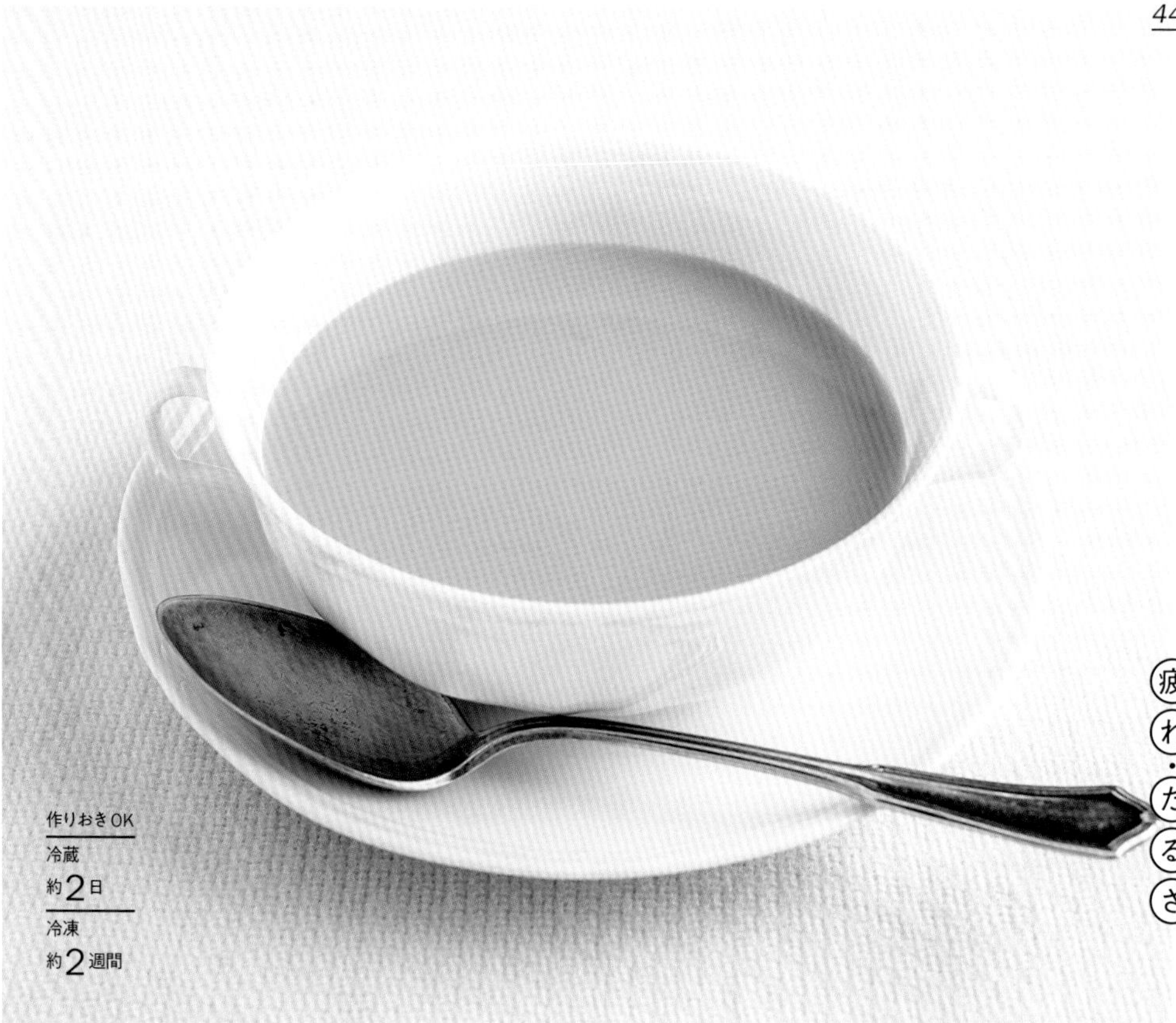

作りおきOK
冷蔵
約2日
冷凍
約2週間

パンプキンスープ

陰

材料（2人分）

・かぼちゃ……300g（正味）
・玉ねぎ……1/2個
・水……180mℓ
・コンソメスープの素……1個
・牛乳……250mℓ
・塩・こしょう……各適量

作り方

1 皮をむいたかぼちゃと玉ねぎはともに約1cm幅に切る。

2 鍋に**1**と分量の水を入れ、やわらかくなるまで煮る。

3 コンソメスープの素を加えて溶かし、牛乳を加え、塩、こしょうで味をととのえる。

4 粗熱がとれたらミキサーにかけてなめらかにする。鍋に戻し、軽く温める。

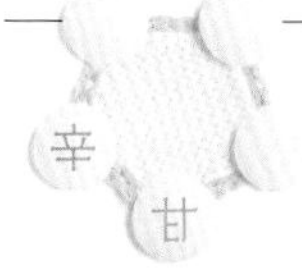

［**こんな組み合わせ**］脾《ひ》・胃を元気にすることで五臓を助ける甘味のかぼちゃは温性。同じく温性で辛味の玉ねぎと合わせて内臓をぽかぽかに。温かいスープにするので、涼性の牛乳を加えて温寒のバランスもとっています。陽タイプの人や夏場は冷製スープにしてもOK。

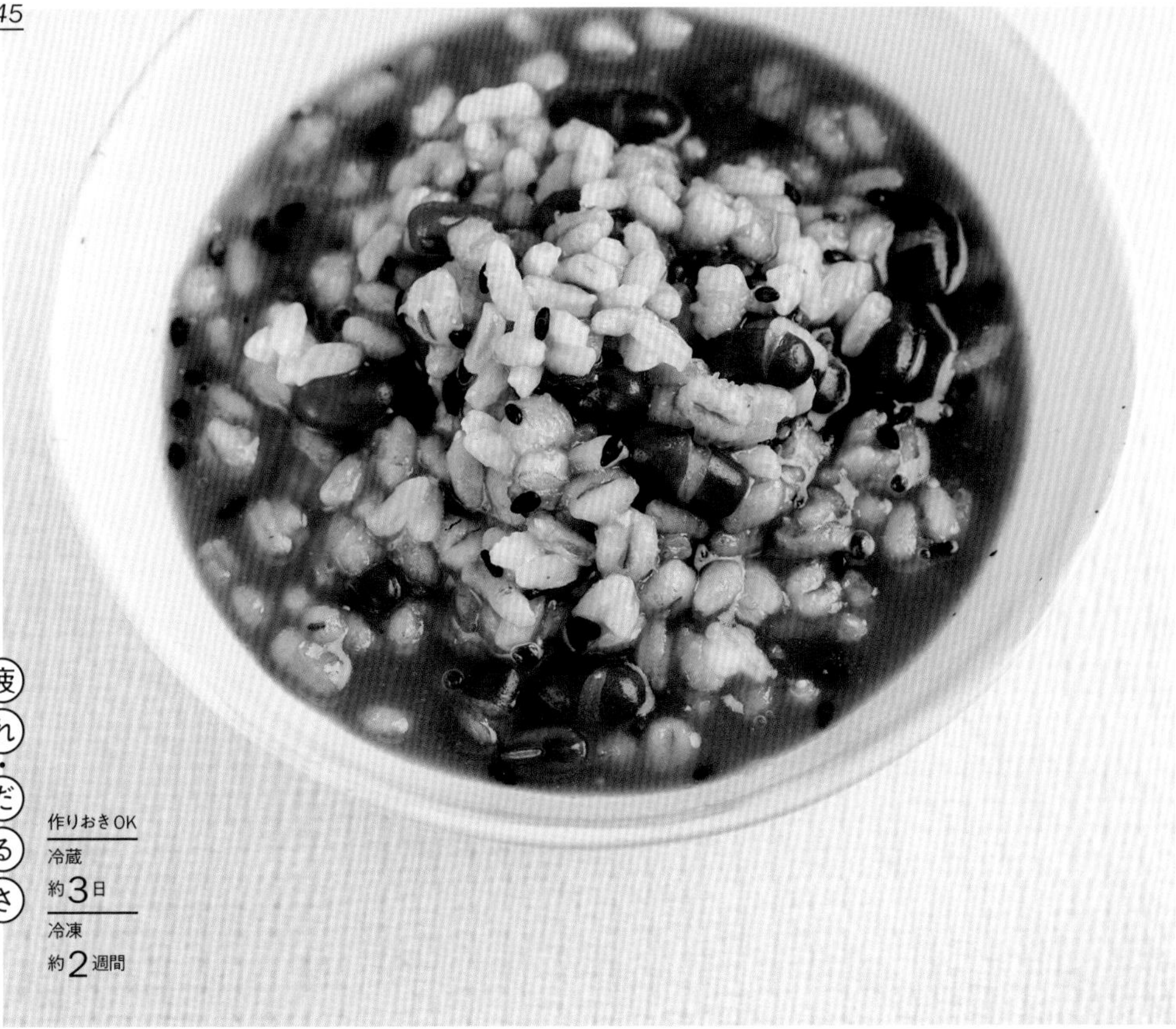

疲れ・だるさ

作りおきOK
冷蔵
約3日
冷凍
約2週間

三色がゆ

陽

材料（1人分）

- ・大麦……10g
- ・水……1ℓ
- ・小豆……10g
- ・米……20g
- ・黒ごま……小さじ1
- ・砂糖（好みで）……小さじ3

作り方

1 鍋に洗った大麦、分量の水を入れて火にかけ、煮立ったら弱火で煮込む。

2 少し芯が残るくらいに煮えたら、洗った小豆を加えてさらに煮込む。

3 小豆がある程度やわらかくなったら洗った米を加えてやわらかくなるまで煮込み、最後に黒ごまを加え、好みで砂糖を加える。

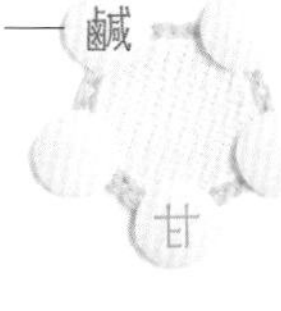

[**こんな組み合わせ**]大麦、小豆、黒ごまの雑穀がゆ。いずれも腎《じん》を補う食材で、腎機能の低下で疲れが出ている人におすすめです。大麦は穀類で唯一、腎に働く鹹《かん》(塩)味《み》に属し、小豆(甘味)は高い利尿作用で腎を助け、黒ごま(甘味)は腎を補うとされる黒い食材の代表格です。

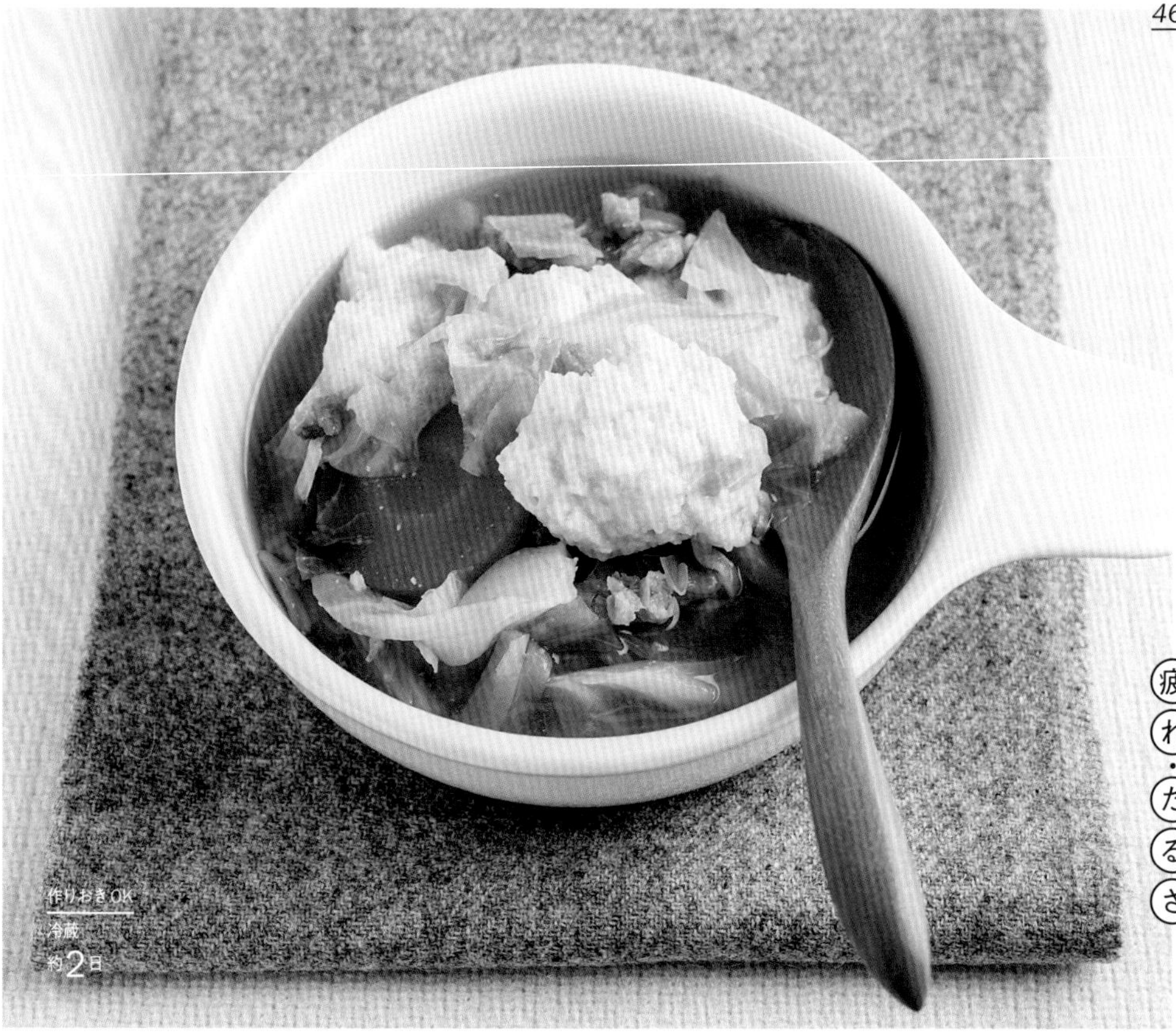

作りおきOK
冷蔵
約2日

長いもすいとん入り野菜スープ

陽

材料（2人分）

- にんじん……1/3本
- キャベツ……2〜3枚
- 干しえび……25g

A

- 鶏がらスープ……2カップ
- 酒……大さじ1
- みそ……大さじ1〜2

［長いもすいとん］

- 長いも……200g
- 卵……1個
- 小麦粉……大さじ4

作り方

1 にんじんとキャベツは食べやすい大きさに切り、干しえびは湯でもどしてみじん切りに。

2 ボウルに皮をむいてすりおろした長いも、卵、小麦粉を入れてよくこねる。

3 鍋に湯を沸かし、**2**をスプーンですくって湯に落とし、浮かんできたらざるに上げる。

4 別の鍋に**A**と**1**を入れて火にかけ、野菜が煮えたら**3**を加えて軽く温める。

＊時間がなければ**4**のスープに直接**2**のすいとんの種を落として火を通してもＯＫ。

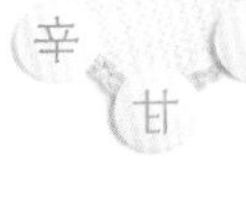

［**こんな組み合わせ**］滋養強壮に優れた長いも（甘味）と、えび（甘味）の組み合わせ。えびは腎《じん》を助ける精力剤。脾《ひ》・胃を補う甘味に属するキャベツとにんじんもたっぷりで、体の内側から元気にする力が詰まったスープ。酒（辛味）とみそ（鹹《かん》〈塩〉味《み》）を使って三味配合になっています。

定番にしたい！

疲れを癒《い》やすドリンク

元気のない朝や、寝る前に手軽にとれるドリンクは、疲れた体も心も癒やしてくれます。

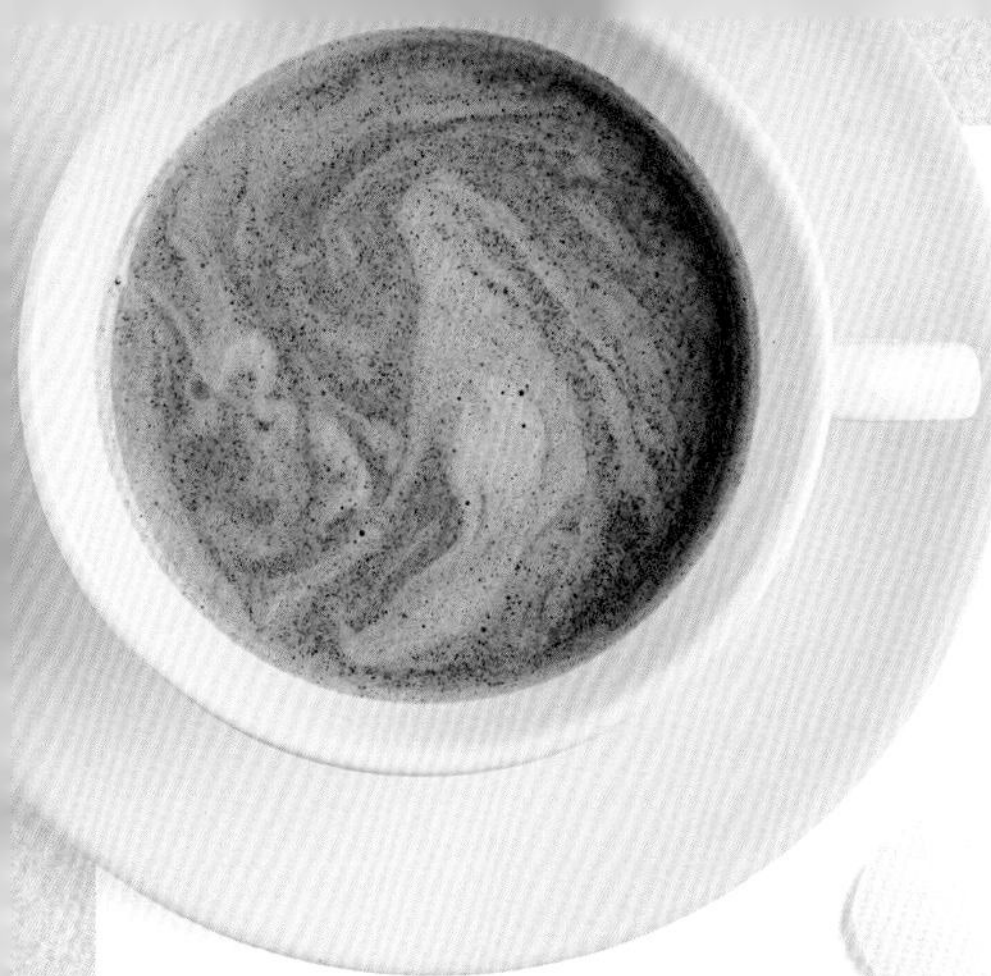

ロイヤルココア

陰

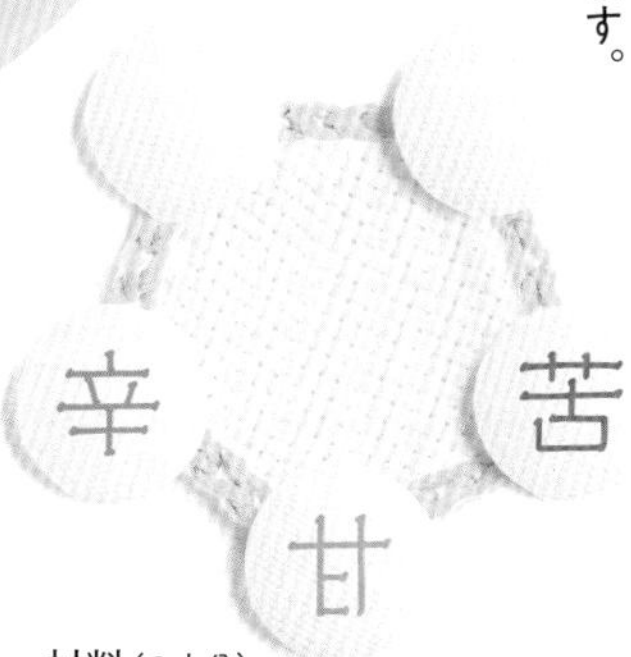

材料（2人分）

・ココア……15g
・カルダモン（ホール）……3g
・牛乳……1と1/2カップ
・砂糖（好みで）……適量

作り方

1 鍋にココア、カルダモンを入れて弱火で軽く煎る。

2 牛乳を少しずつ加え、ダマにならないようにペースト状にする。

3 中火にし、さらに牛乳を少しずつ加えながら温め、沸騰直前で火からおろしてこす。好みで砂糖を加える。

疲れ・だるさ

ミント入りはちみつレモン

陽

材料（1人分）

・はちみつ……大さじ1
・レモン汁……大さじ1と1/2
・ミントの葉……少々
・湯……1/2カップ
・氷……適量

作り方

1 カップに氷以外の材料すべてを入れてよく混ぜ、氷を入れたグラスに注ぐ。

＊陰タイプの人は温かいままで飲むとよい。

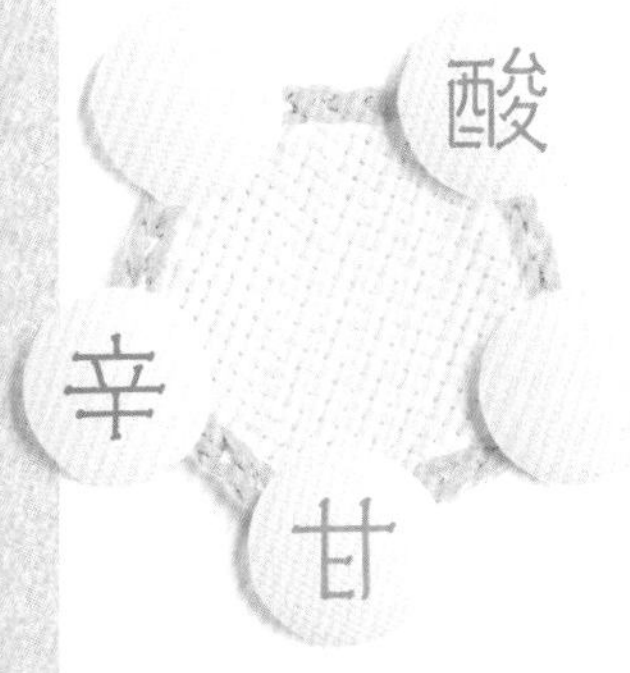

4. 便秘

原因

腸にこもった熱や冷えなどが原因

便秘は、水分や食物繊維の不足、運動不足、過度の緊張やストレスによって、胃腸の働きが低下し、腸に熱がこもったり、気の流れや血流の滞りなどによる冷えが原因で起こります。

とくに、便が硬くて出にくい人やコロコロ便の人は、大腸が熱を帯びて乾燥ぎみ。水分不足で体にうるおいが足りていません。

また、慢性的に便意をがまんするのも便秘の要因になります。

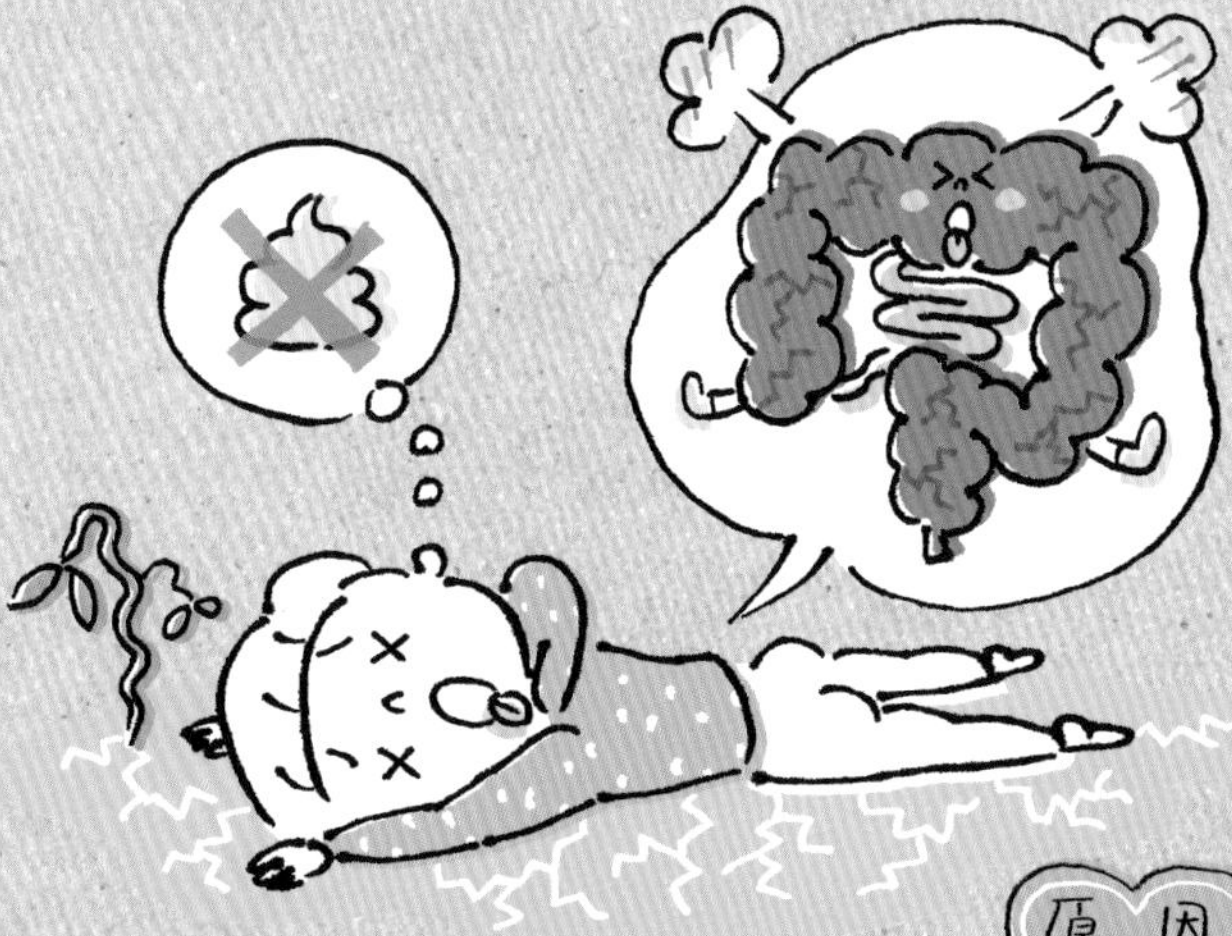

原因

陽タイプも陰タイプも食物繊維が大事です！

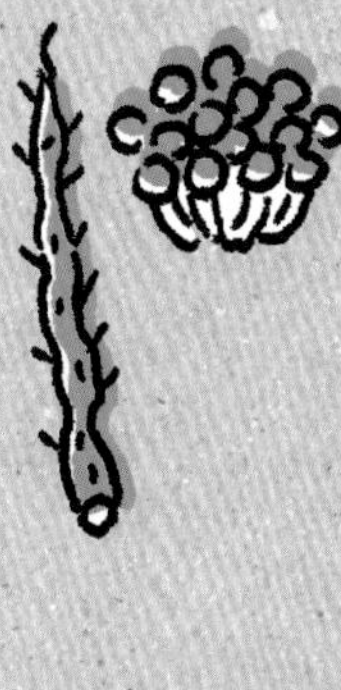

おすすめ食材

食物繊維プラスタイプ別食材を

食物繊維が豊富なごぼうやにら、きのこ類、こんにゃく、切り干し大根などを中心に、自分の便秘タイプに合わせて食材選びを。

陽タイプには、グリーンアスパラガスやきくらげ、オクラなどの水分をたっぷり含んで冷やしてくれるものを。陰タイプには、にら、ごま、くるみといった胃腸を温めるものがおすすめです。さらに、気を流してくれる玉ねぎやゆずなご香りのあるものもとりましょう。

対策 体をうるおして適度な運動習慣を

第一に食べ物や飲み物から水分をしっかりとって、乾いた体をうるおすことが先決です。

体に熱がこもって腸が乾燥する陽タイプは、胃腸の熱を取ってうるおす食べ物を。冷えからくる陰タイプは、体を温める温性の食材を選び、お腹を冷やさないように。さらに香りのよい食材で気を流すようにすると便も流れるようになります。

食事だけでなく、適度な運動も併せて行うとベター。とくにウオーキングは、歩く動作が腸を刺激して便通を促してくれます。

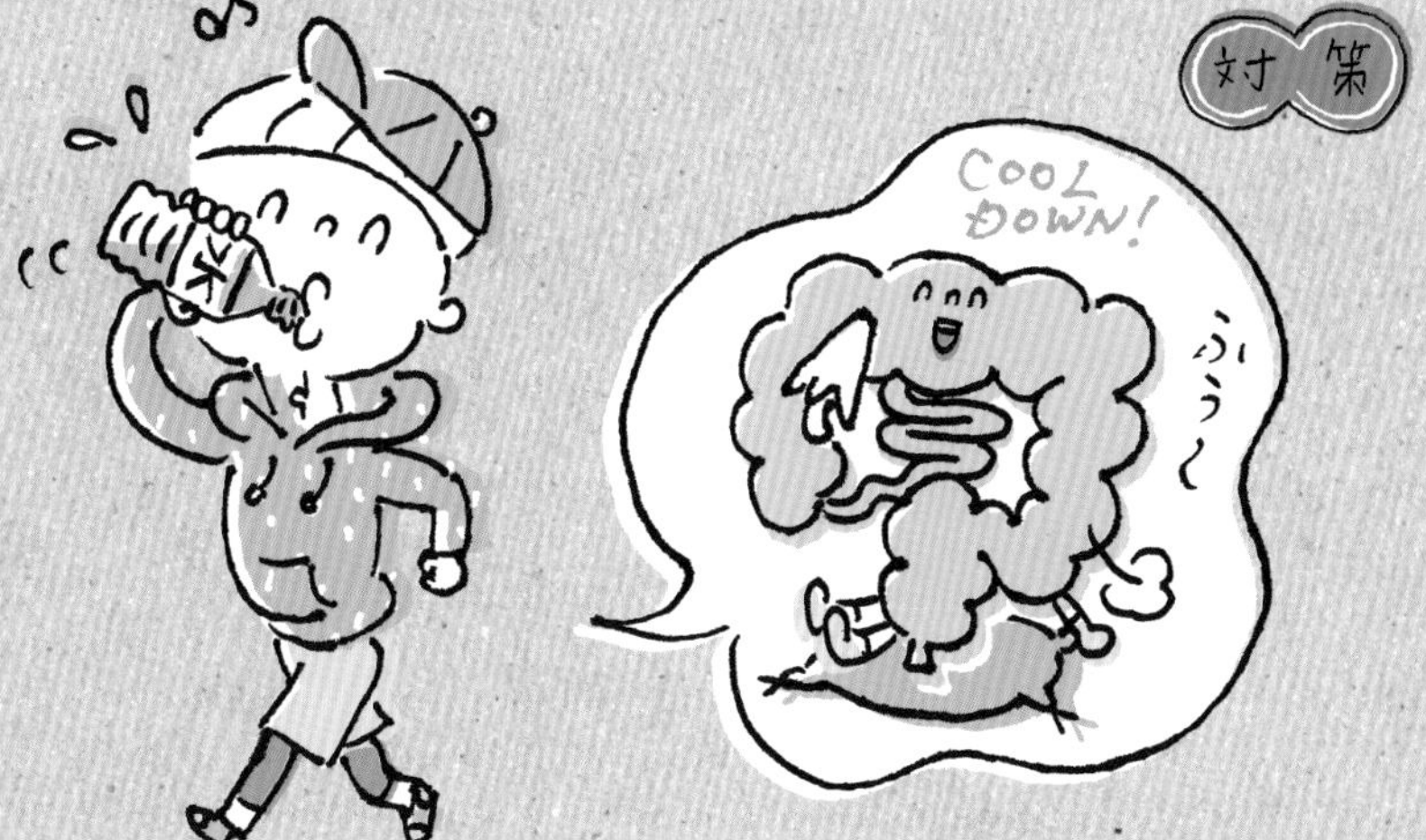

野菜・きのこ・海藻
ごぼう 苦寒／にら 辛甘平／グリーンアスパラガス 甘寒／オクラ 甘寒／きくらげ 甘平／ひじき 鹹寒

穀類・いも類・豆類
玄米 甘涼／さつまいも 甘平／小豆 甘平

果物
プルーン 酸平／りんご 酸温

肉・魚介・卵・乳製品
豚肉 酸涼／ヨーグルト 酸平

香辛料・その他
くるみ 甘平／ごま 甘平／はちみつ 甘平／切り干し大根 辛温／こんにゃく 甘寒／豆腐 甘寒／納豆 甘鹹温

昔からある薬膳の知恵

木の実あめ

便秘に有効なくるみ、松の実、はちみつを使った薬膳のおやつ。鍋にはちみつと砂糖、水を入れて火にかけ、キャラメル色になったら、フライパンで煎っておいたくるみと松の実を加えてからめ、オーブンシートなどに広げて冷まします。冷めたら食べやすい大きさに割ってどうぞ。

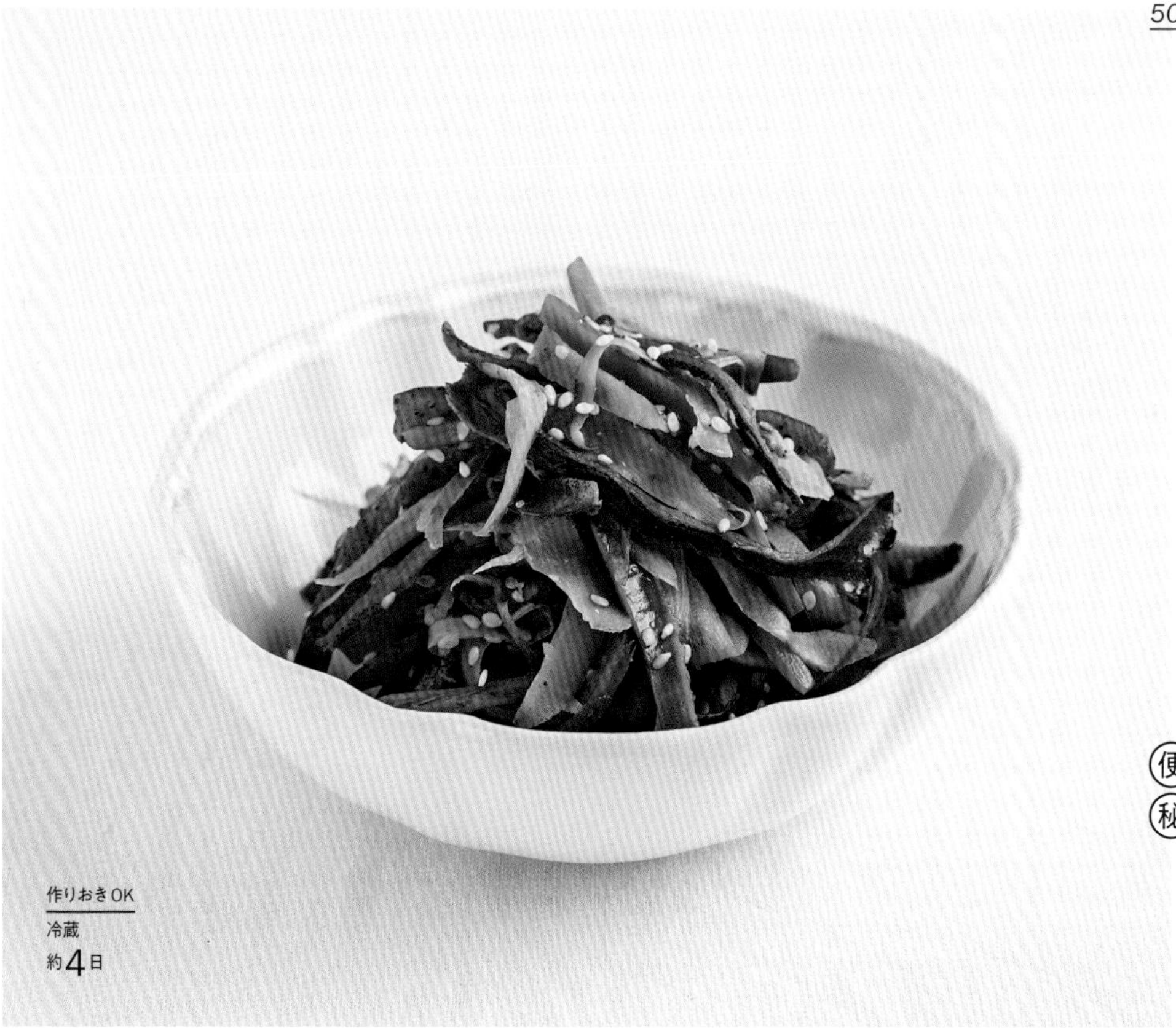

便秘

変わりきんぴら

陽

材料(つくりやすい分量)

- ・ごぼう……1本
- ・こんにゃく……1/2枚
- ・するめ……50g
- ・にんじん……1/2本
- ・なたね油……少々
- ・唐辛子……1〜2本
- ・しょうゆ……大さじ2
- ・みりん……大さじ2
- ・白煎りごま……少々

作り方

1 ごぼうはタワシで洗ってささがきにし、酢水(分量外)につけてあくを抜く。

2 こんにゃくは湯通しする。するめ、にんじん、こんにゃくは長さをそろえてせん切りにし、にんじんはさっとゆでる。

3 フライパンになたね油を熱し、種を取り除いた唐辛子を炒め、香りが立ったら取り出し、こんにゃくを炒める。さらにするめ、ごぼう、にんじんを加えて炒め合わせ、全体に油がなじんだらしょうゆ、みりんを加え、汁けがなくなるまで混ぜながら炒め煮にする。

4 仕上げにごまをふってさっと混ぜる。

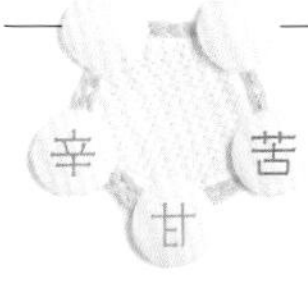

[こんな組み合わせ] 豊富な食物繊維のごぼう(苦味)に、老廃物を体外に排出してくれるこんにゃく(甘味)と胃・肝の働きを補うするめ(甘味)をプラスして、お腹の環境を整える力をパワーアップ。ごぼうもこんにゃくも寒性なので、辛味で熱性の唐辛子で温寒を調節しています。

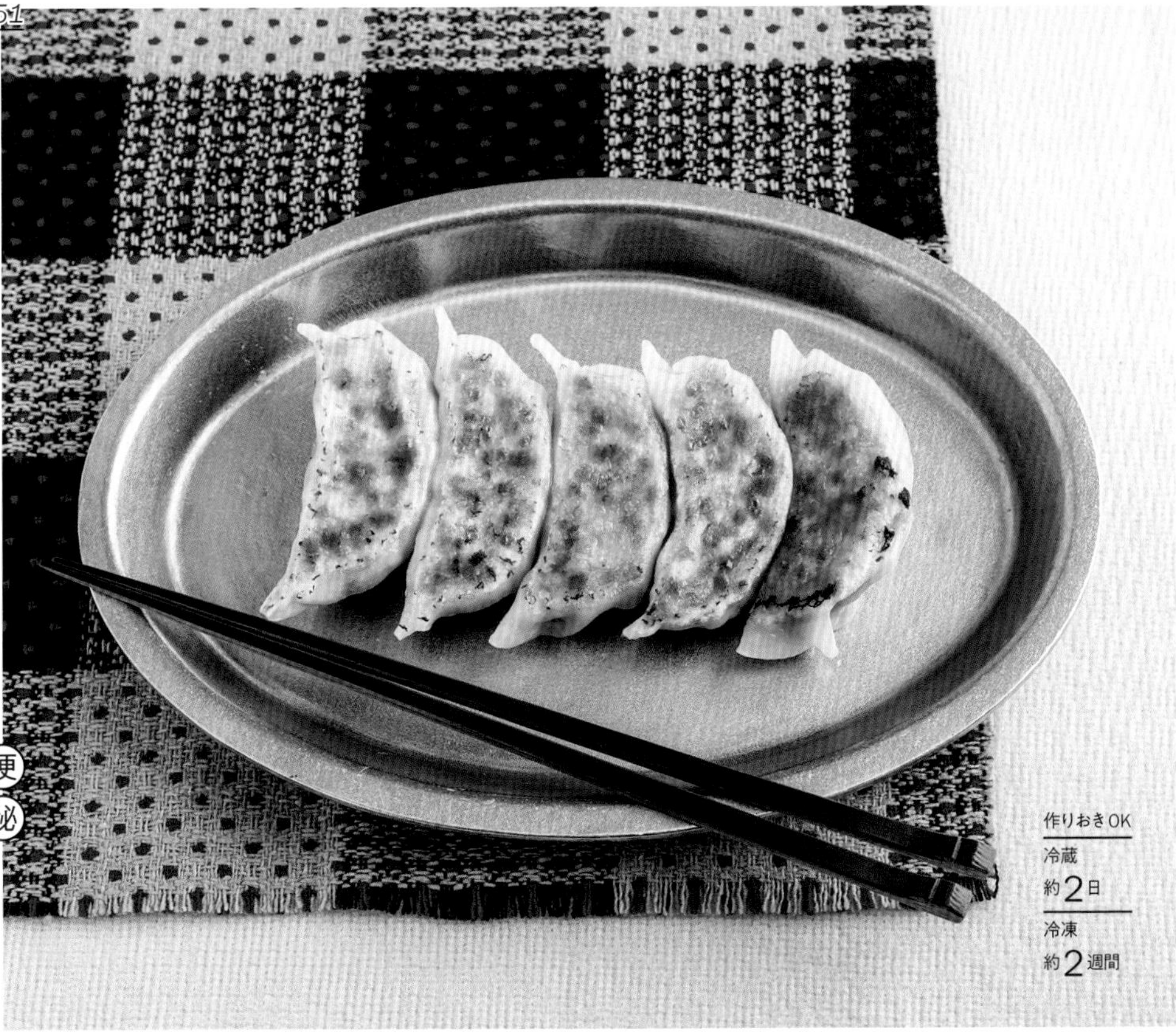

便
秘

作りおきOK
冷蔵
約2日
冷凍
約2週間

にら餃子

陰

材料（30個分）

- 白菜……350g
- にら……1束
- にんにく……1かけ
- しょうが……1/3かけ
- ねぎ……2〜3cm長さ分
- 豚ひき肉……200g
- 薄口しょうゆ……大さじ2
- 塩……小さじ1
- 餃子の皮……30枚
- ごま油……大さじ1

作り方

1 白菜はみじん切りにし、塩少々（分量外）でもんで水けを絞る。にら、にんにく、しょうが、ねぎはみじん切りにする。

2 ボウルにひき肉を入れてしょうゆをもみ込み、にんにく、しょうが、ねぎ、塩を加えてよく混ぜ、白菜とにらを加えてさらに混ぜ合わせる。

3 **2**を餃子の皮で包み、ごま油をひいたフライパンで焼く。

酸
辛
甘

［**こんな組み合わせ**］涼性の豚肉（酸味）に、体を温め胃腸の調子を整える辛味の食材がたっぷり。にら（辛甘味）は内臓の調子を整えて血液循環を改善。白菜（甘味）、にんにく（辛味）、しょうが（辛味）、ねぎ（辛味）は、胃腸の働きを促して消化をよくし、便秘解消にひと役買ってくれます。

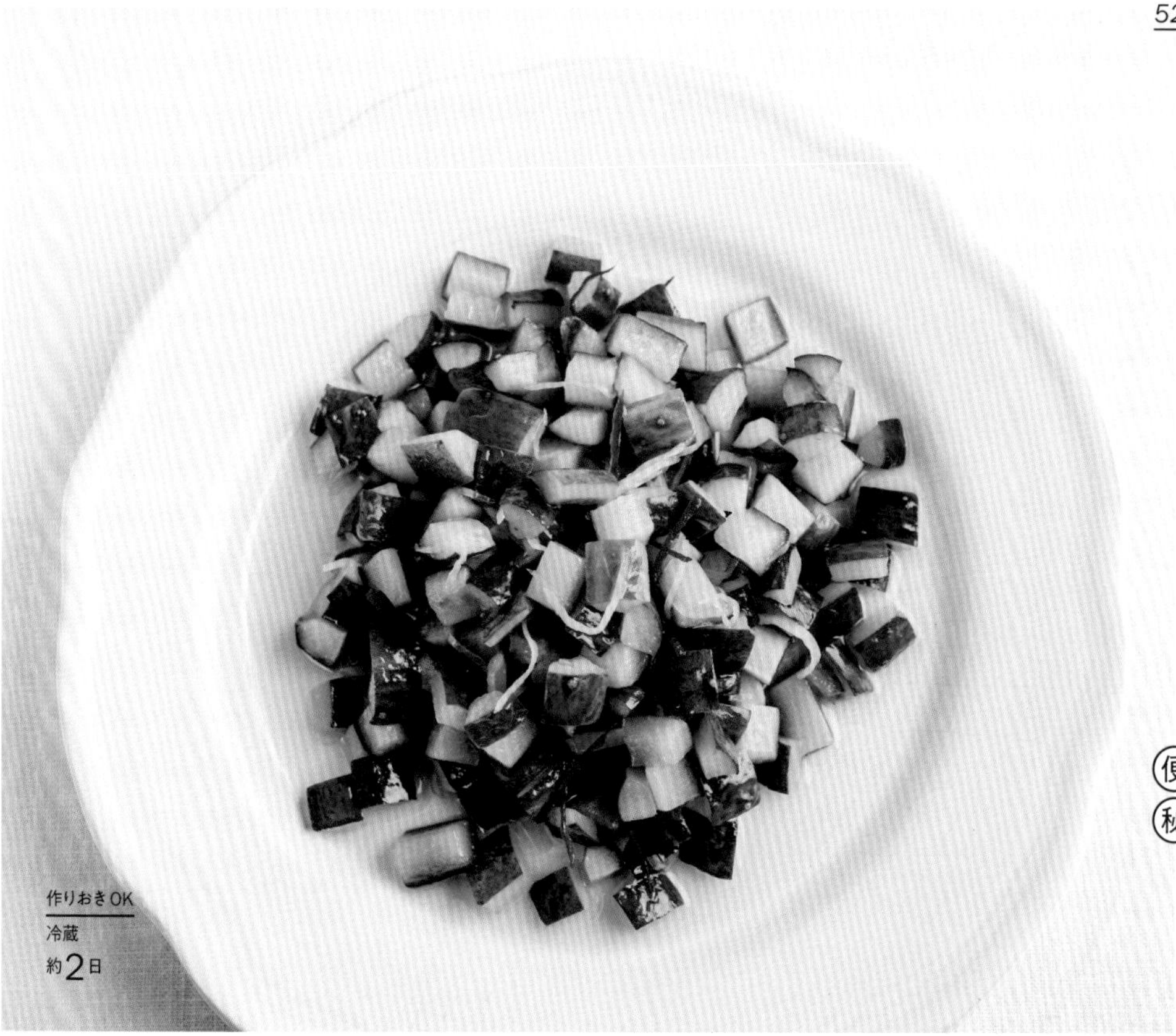

作りおきOK
冷蔵
約2日

便秘

きゅうりの唐辛子炒め［陽］

材料（2人分）

- ・きゅうり……2と1/2本
- ・塩……小さじ1/3
- ・唐辛子……1本
- ・しょうが……1/3かけ
- ・ごま油……大さじ1
- ・酢……大さじ1と1/2
- ・砂糖……大さじ3

作り方

1 きゅうりは縦4つ割りにし、スプーンなどで種を取って1㎝角に切って塩でもみ、水けを絞る。

2 唐辛子はぬるま湯でもどして種を除き、しょうがとともにせん切りにする。

3 鍋にごま油をひいて唐辛子を炒め、香りが立ったらしょうが、きゅうりを加えてさっと炒め、酢、砂糖を加えて混ぜる。

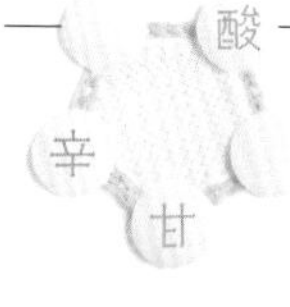

［**こんな組み合わせ**］腸に熱がこもり、乾燥して起こる陽タイプの便秘におすすめ。きゅうり（甘味）は体にこもった余分な熱を鎮め、腸をうるおして便秘を改善してくれます。胃腸を助ける辛味の唐辛子やしょうがを加えることで胃腸の働きを整えます。

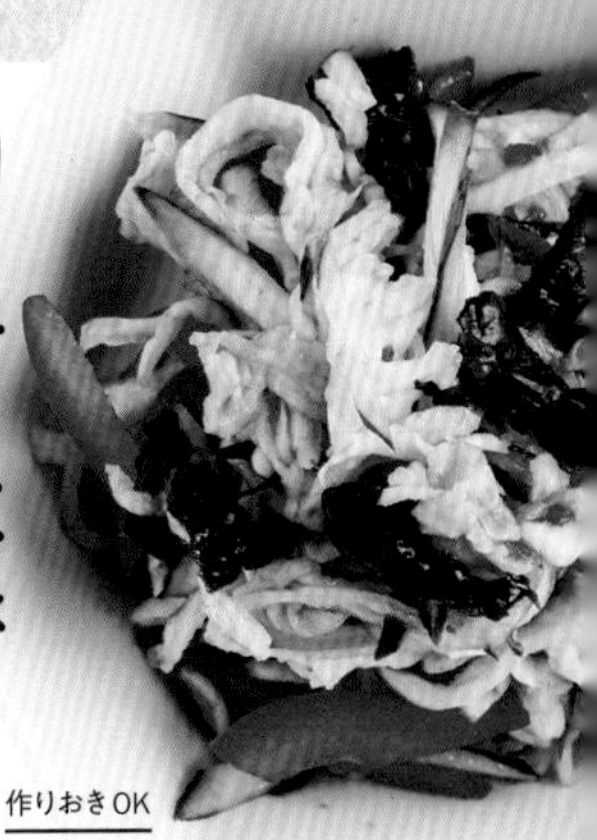

切り干し大根とプルーンのサラダ

陰

作りおきOK
冷蔵
約2日

材料（2人分）
- 切り干し大根……15g
- きゅうり……1/2本
- パプリカ（赤）……1/4個
- ドライプルーン……4個
- 梅干し……1個

A
- しょうゆ……小さじ1/3
- 砂糖……小さじ1/3
- だし汁……小さじ1

作り方

1 切り干し大根は水でしっかりもごして水けを絞り、食べやすい長さに切る。きゅうり、パプリカはせん切り、水につけてやわらかくしたプルーンは種を取り除き薄切りにする。

2 梅干しは種を取り除いて果肉をたたき、ボウルに入れて**A**を加えて混ぜ合わせる。

3 **2**に**1**加えて和える。

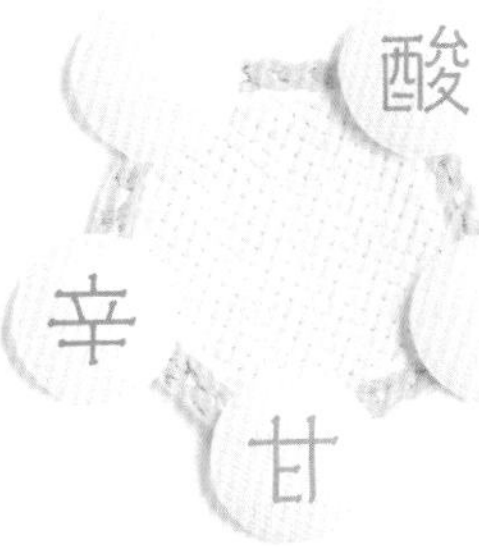

定番にしたい！腸の調子を整えるサラダ

いつもの食事にプラスしたい食物繊維がたっぷりのサラダ。体をうるおし、腸内環境を改善してくれます。

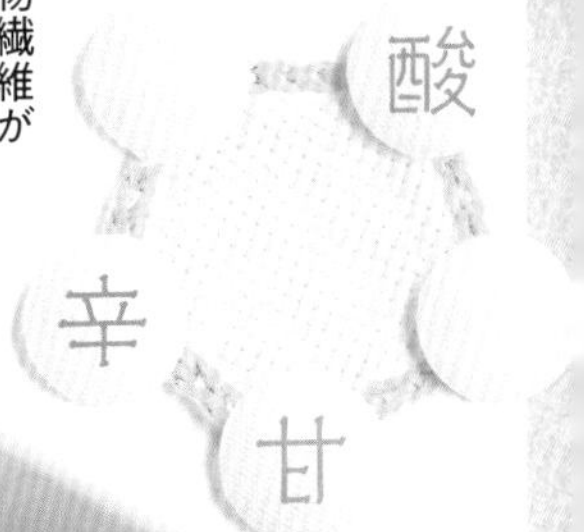

さつまいもとりんごのサラダ

陽

材料（4人分）
- さつまいも……200g
- りんご……1/2個
- レーズン……大さじ1
- マヨネーズ……大さじ2
- プレーンヨーグルト……大さじ1
- 塩……小さじ1
- パセリ（みじん切り）……少々

作り方

1 さつまいもは皮つきのまま厚さ8㎜のいちょう切りにして水に約5分さらし、ゆでて水けをきり、冷ます。

2 りんごは縦に4等分し、芯を取って厚さ8㎜のいちょう切りにする。レーズンは水洗いし、水けをふき取る。

3 ボウルにマヨネーズ、ヨーグルト、塩を混ぜ合わせ、**1**と**2**を加えて和え、パセリを散らす。

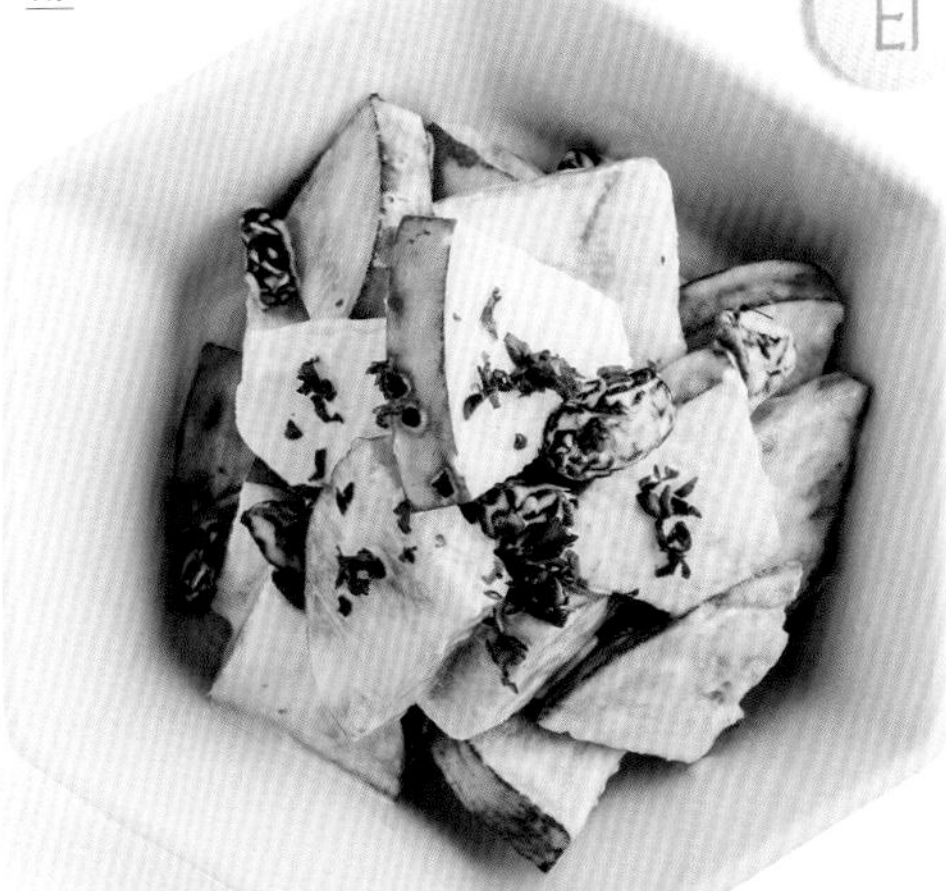

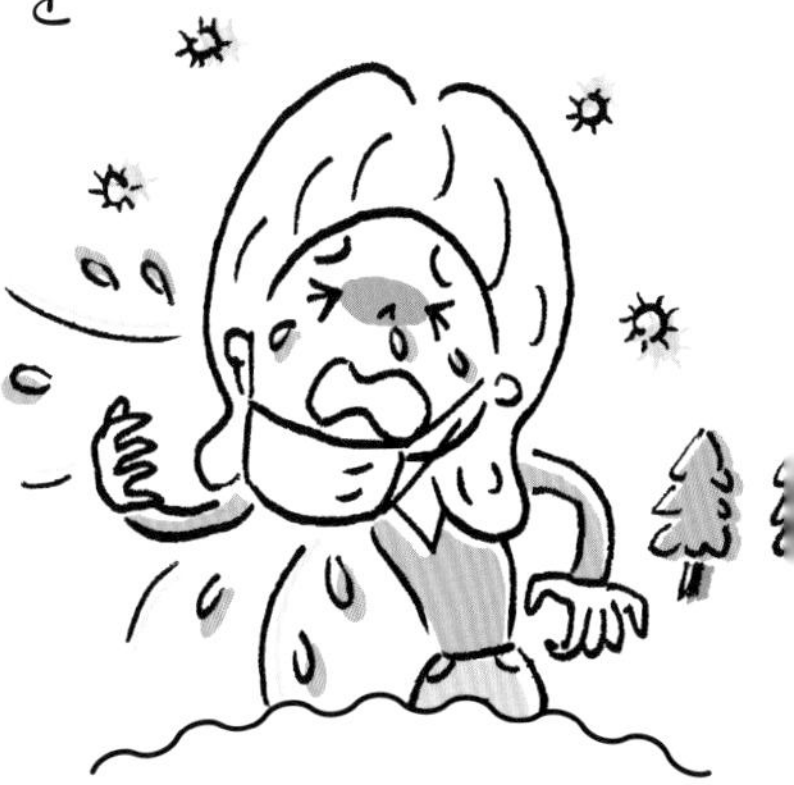

季節のお悩み―春

花粉症

春の訪れはうれしいけど花粉症で憂鬱《ゆううつ》……。
つらい鼻水や眼のかゆみを改善するには
肺と肝臓をいたわって

辛味と酸味をしっかりとって

花粉症をはじめとする、アレルギー症状を引き起こす大もとの臓器は肺と考えられています。肺は皮膚粘膜や鼻の機能を正常に保つ働きを担っているため、肺の働きが低下すると、皮膚粘膜の抵抗力が衰え、鼻の状態も悪くなります。

また、春は陽の気の高ぶりとともに本来なら肝臓にとどまっているはずの血液が上昇し、上半身にさまざまなトラブルをもたらす季節。鼻や眼の粘膜が充血して炎症を起こし、花粉症の症状となって現れるのです。

こういった花粉症の症状を鎮めるには鼻や眼のケアではなく、肺と肝臓の養生が大切です。五行説で肺と肝臓を補うとされている辛味と酸味をしっかりとりましょう。

辛味の代表的な食材は玉ねぎ、ねぎ、しょうが、しそ、大根など。これらの食材は肺を補い、気と血をめぐらす作用があります。

酸味は、酢やヨーグルトを使ったドレッシングで野菜を和えたり、しょうゆの代わりにポン酢を使うと手軽にとれます。ピクルスなどの酢漬けの常備菜も日々の食事に取り入れやすくおすすめ。

また、ほうれんそうなどの緑の野菜やクコやプルーンなどの造血に働く食材を合わせてとるとより効果的です。

クレソンの
ヨーグルトサラダ

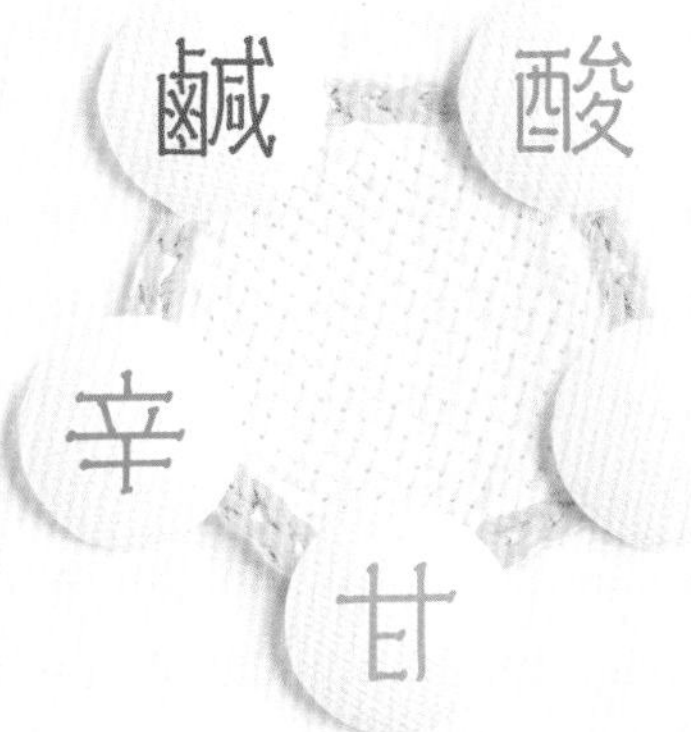

材料（2人分）

・クレソン……2束（約80g）
・酢玉ねぎ（赤）……約1/4個分
＊作り方はp.96を参照

A
・プレーンヨーグルト……大さじ1
・白みそ……小さじ1/2
・はちみつ……小さじ1/2

作り方

1 クレソンは4cm長さに切る。
2 ボウルに**A**を入れて混ぜ、クレソンと酢玉ねぎを加えて和える。

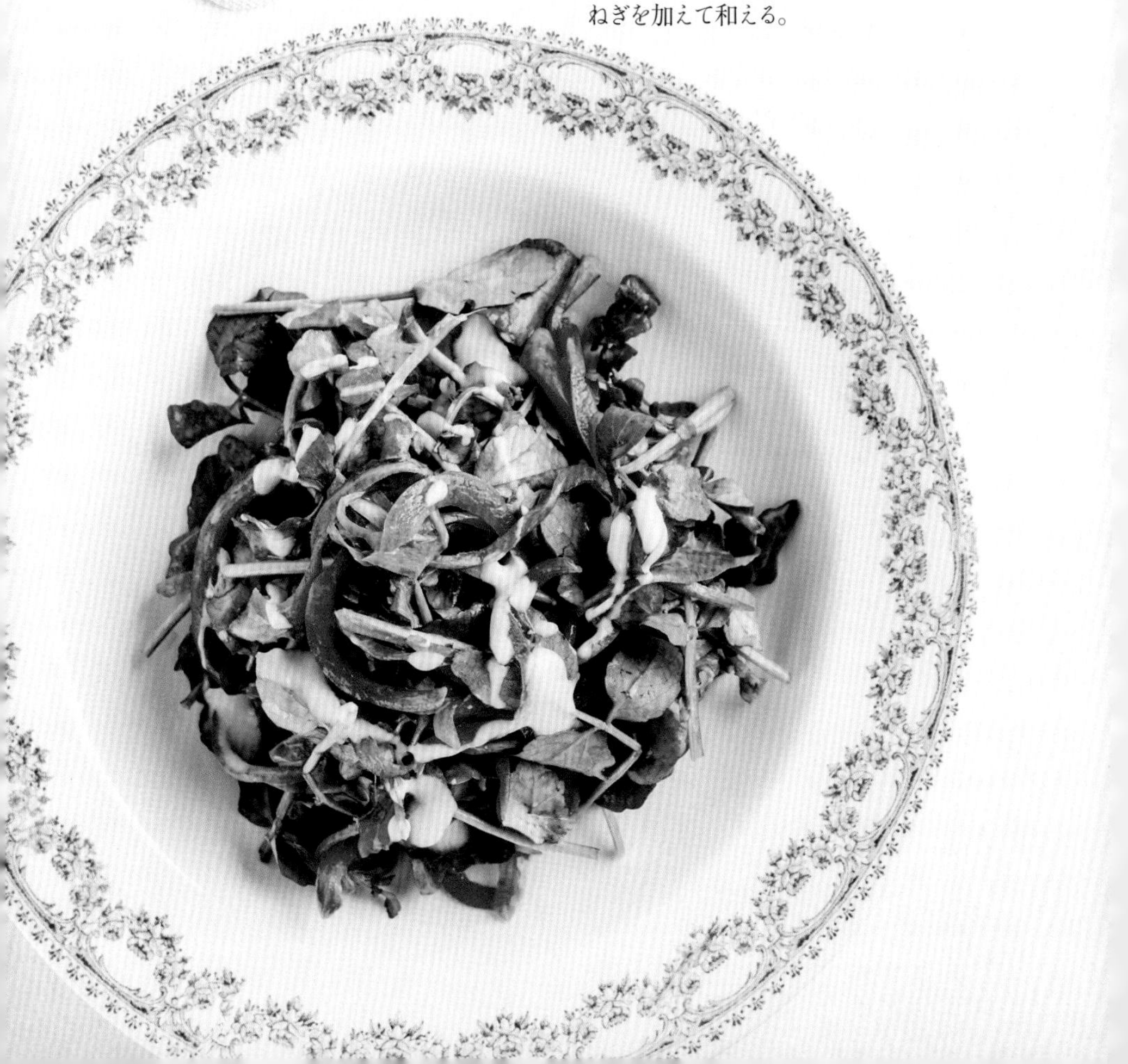

花粉症

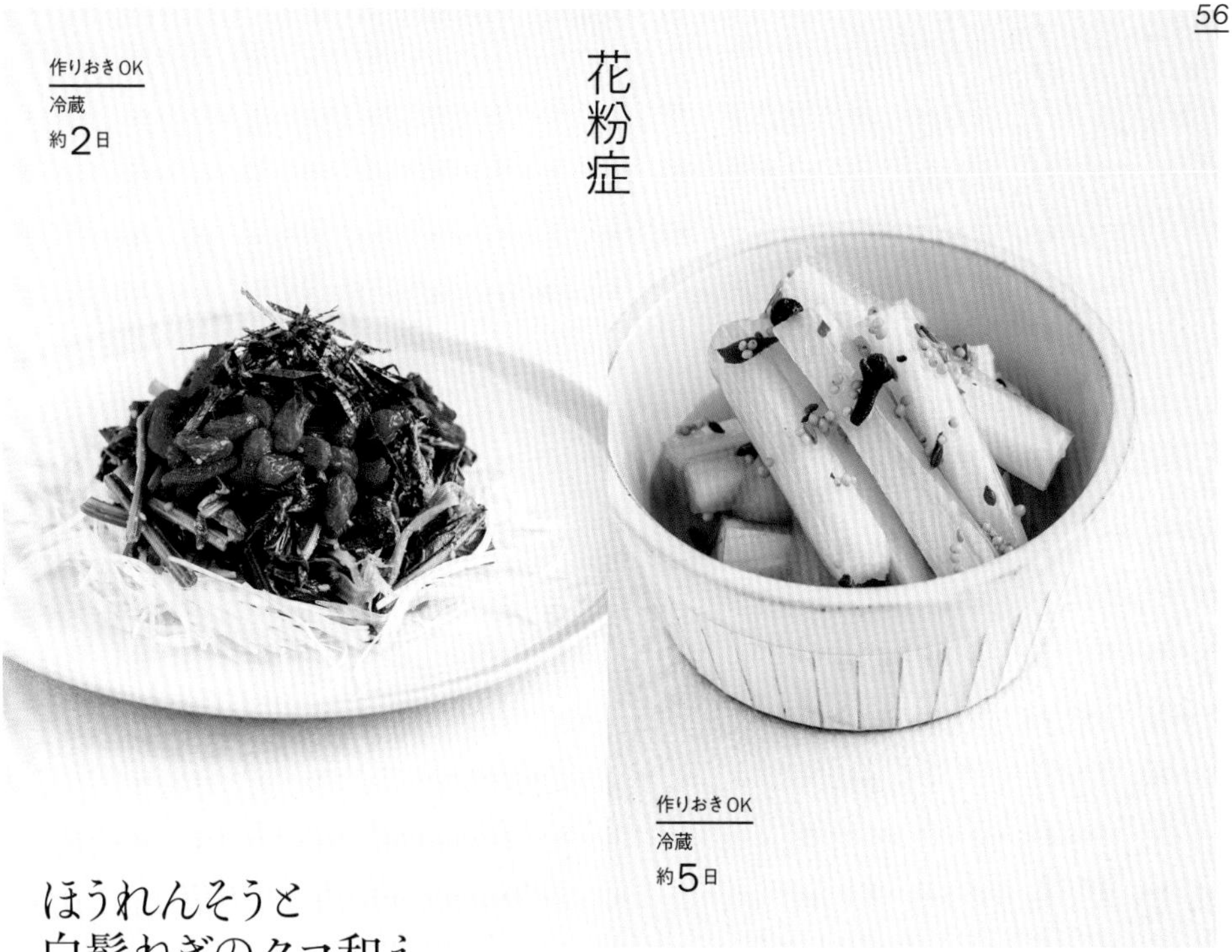

作りおきOK
冷蔵
約2日

作りおきOK
冷蔵
約5日

ほうれんそうと白髪ねぎのクコ和え

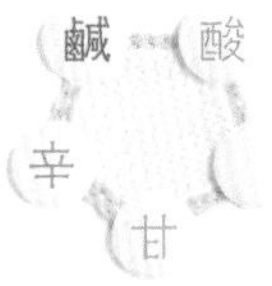

材料（2人分）

・クコの実……40g
・ほうれんそう……1束
・ねぎ……1/2本
・刻みのり……適量

中華ドレッシング

・しょうゆ……大さじ1と1/2
・酢……小さじ2
・砂糖……小さじ1/2
・ラー油……2〜3滴
・ごま油……大さじ1/2
・白すりごま……大さじ1

作り方

1 クコの実は水に浸しやわらかくする。ほうれんそうはゆでて水にさらし、水けを絞って3㎝長さに切る。ねぎは白髪ねぎにする。
2 ボウルに中華ドレッシングの材料を入れて混ぜ、ほうれんそうを和える。
3 器に白髪ねぎを薄く広げ、まん中に**2**を盛り、その上にクコの実とのりをのせる。

セロリのピクルス

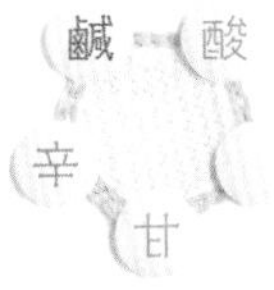

材料（作りやすい分量）

・セロリ……1〜2本

ピクルス液

・ピクルススパイス……合わせて10〜20g
（マスタードシード、シナモン、コリアンダー、クローブ、カルダモン、フェンネルシード、ブラックペッパー、ローレルなどを好みで。市販のものでもOK）
・酢……1カップ
・水……1カップ
・砂糖……大さじ5
・塩……小さじ1

作り方

1 セロリは筋を取って長さ5㎝、厚さ5㎜の棒状に切る。
2 鍋にピクルス液の材料を入れて火にかけ、ひと煮立ちしたら火を止めて冷ます。
3 保存容器に**2**とセロリを入れ、半日〜1日冷蔵庫におく。

花粉症

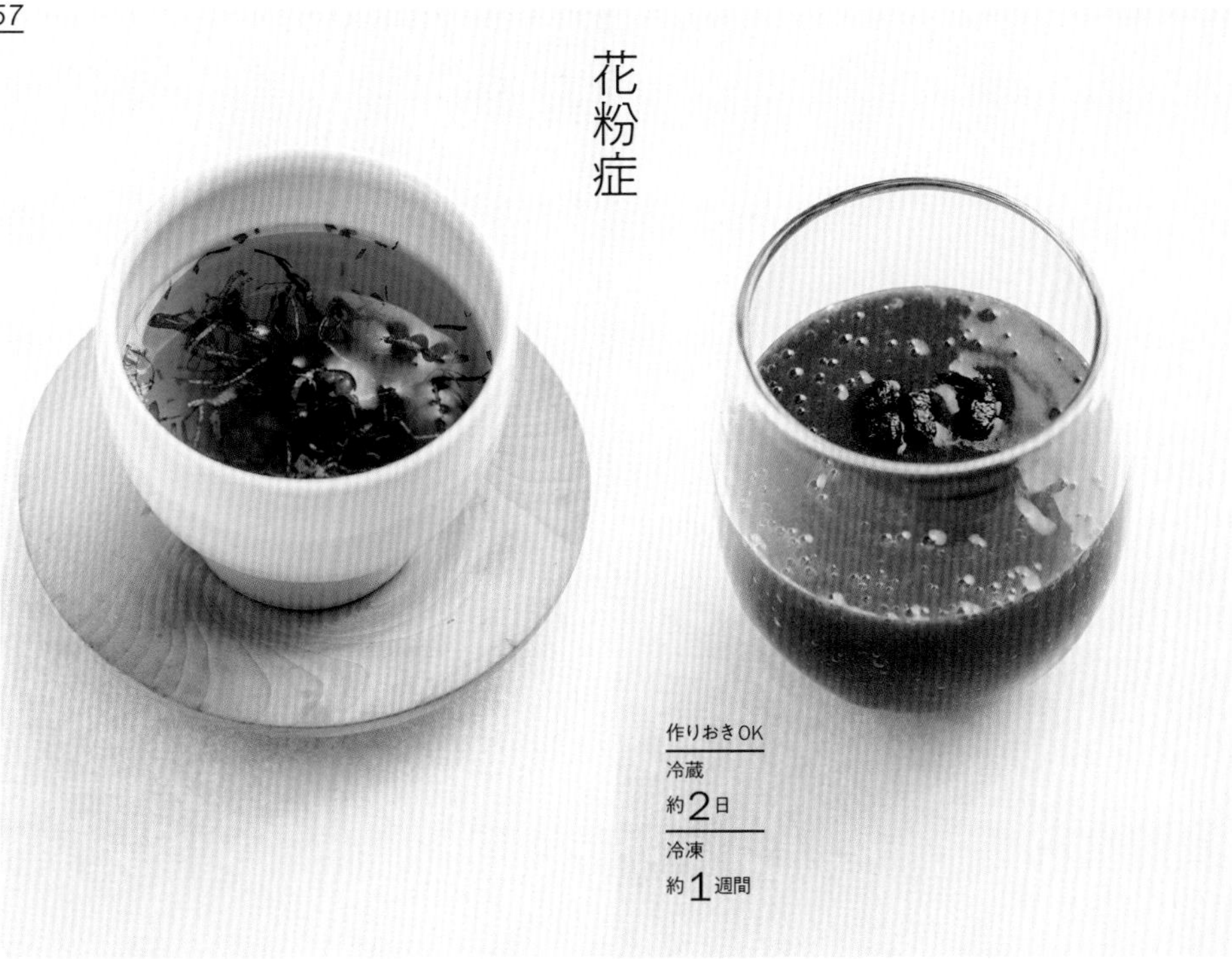

作りおきOK
冷蔵
約2日
冷凍
約1週間

梅じそ茶

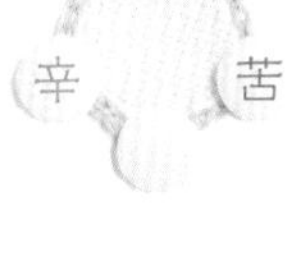

材料（1人分）

・青じそ……2枚
・梅干し……1個
・緑茶……1カップ

作り方

1 青じそはよく洗ってせん切りにする。梅干しは種を取り除く。
2 湯呑み茶碗に**1**を入れ、熱い緑茶を注ぐ。2〜3分おいて飲む。

プルーンジュース

材料（1人分）

・ドライプルーン（種なし）……50〜60g
・レモン汁……大さじ1（好みで加減を）
・はちみつ……大さじ1
・水……150〜180mℓ

作り方

1 プルーンはざく切りにし、飾り用に少々残して、残りの材料とともにミキサーにかけ、ジュースを作る。
2 グラスに注ぎ、飾り用のプルーンをのせる。

5. 貧血・低血圧

原因

血液不足から疲れや老化も進む

貧血は血液が不足した「血虚《けっきょ》」の状態。鉄分不足が大きな要因です。とくに女性は毎月の月経や、妊娠、授乳により鉄分が排出され、貧血になりやすく、ダイエットによる食事の偏りも貧血を招きます。

全身に栄養を届ける血液が不足すると、栄養がすみずみまで行き渡らず、慢性的な疲れや冷えに加え、皮膚や髪のつやもなくなり老化が進行。さらに心臓に負担がかかるので早期改善が重要です。

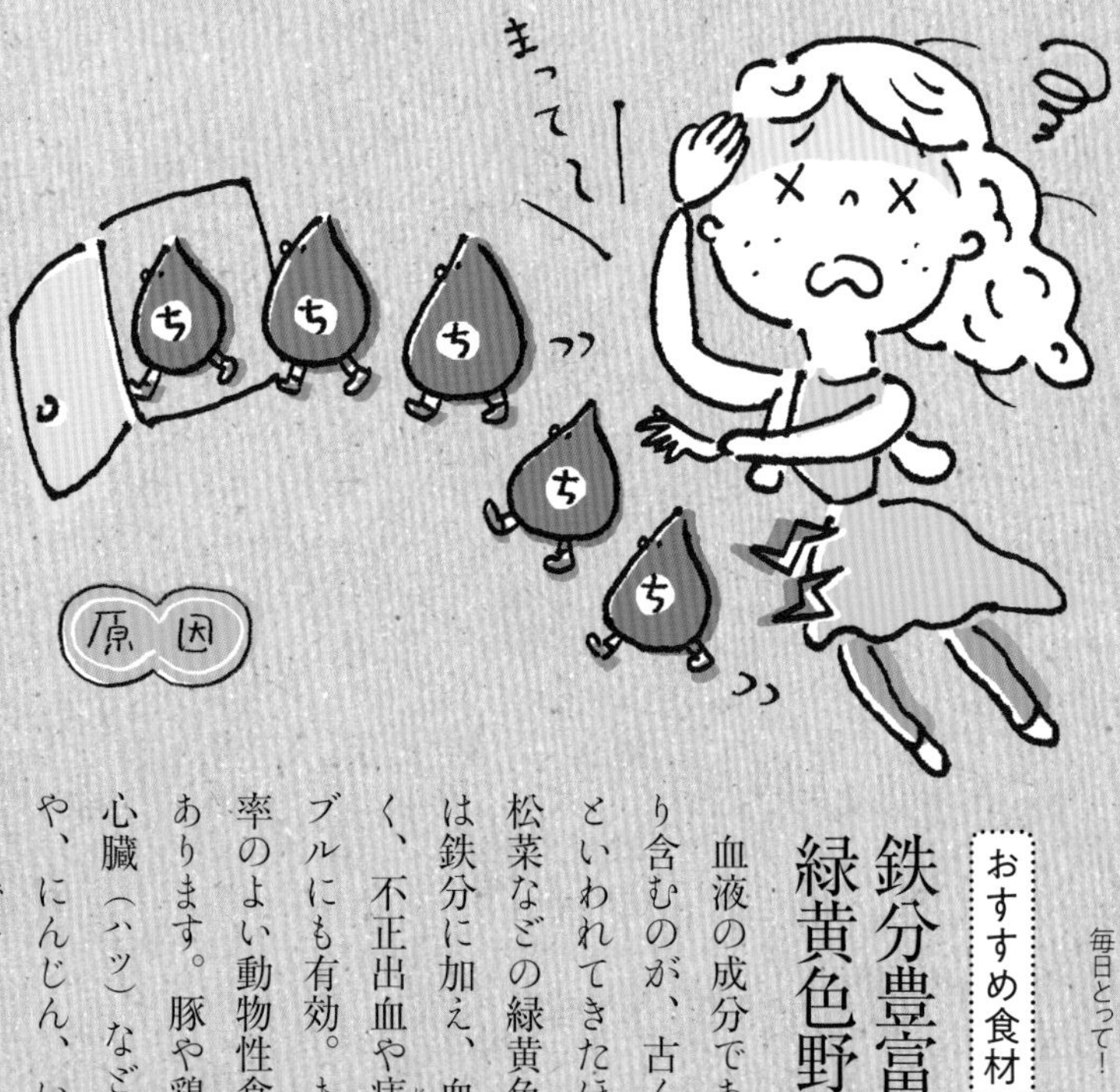

おすすめ食材

鉄分豊富な緑黄色野菜を

血液の成分である鉄分をたっぷり含むのが、古くから血をつくるといわれてきたほうれんそうや小松菜などの緑黄色野菜。きくらげは鉄分に加え、血液浄化作用が高く、不正出血や痔《じ》などの血のトラブルにも有効。また、鉄分の吸収率のよい動物性食品にはあさりがあります。豚や鶏のレバー、豚の心臓（ハツ）などの動物の内臓類や、にんじん、いか、たこ、ぶどうもぜひとりたい食品です。

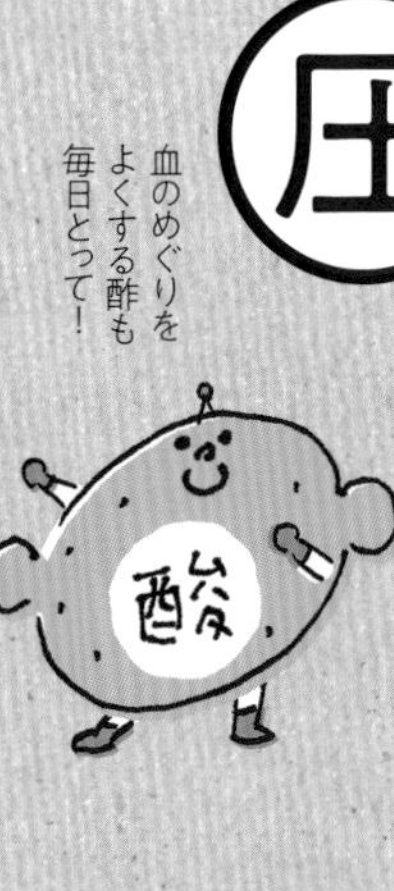

対策

血をつくる食材で血液不足を改善

造血に働き、血のめぐりをよくするものを積極的にとりましょう。とくに血流改善に有効な酢の物は陰陽両タイプにおすすめ。鉄分豊富な緑黄色野菜は、ポン酢で酸味と一緒に食べるとよいでしょう。

また、バランスが偏らないよう注意し、サラダよりも温野菜など温かい食事を心がけることも大切。

薬膳ならではの「以類補類《いるいほるい》」という考えでは、形状や成分が似ているものは働きを補うとされています。血液を貯蔵する肝臓を補う動物のレバーはその代表格。

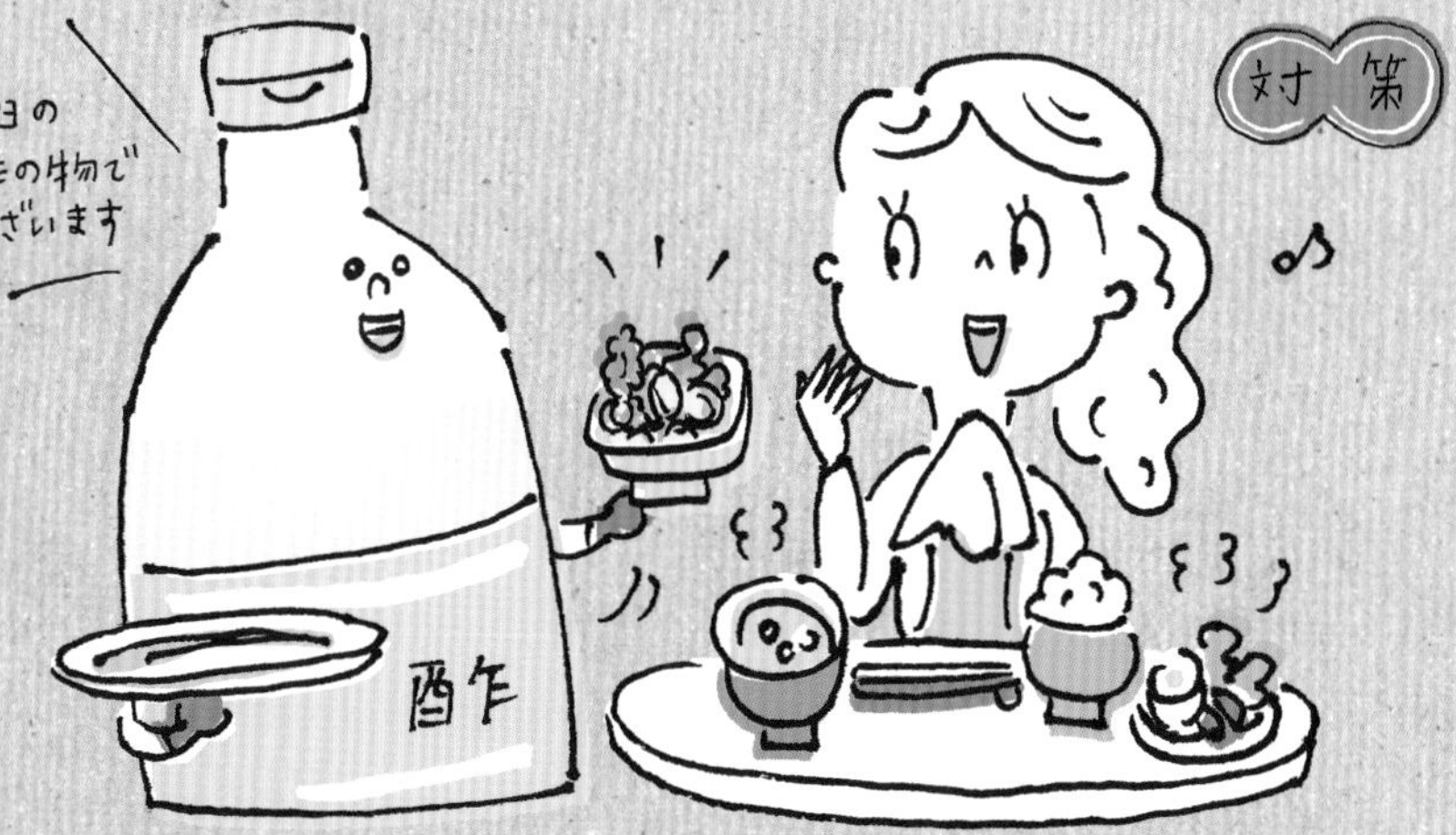

野菜・きのこ・海藻

ほうれんそう 甘 涼／小松菜 甘 平／春菊 甘 辛 平／にんじん 甘 平／きくらげ 甘 平／ひじき 鹹 寒／のり 鹹 寒

穀類・いも類・豆類

大豆 甘 温／枝豆 甘 温／黒豆 甘 平

果物

ぶどう 甘 平／プルーン 酸 平

肉・魚介・卵・乳製品

牛もも肉 甘 温／豚・鶏レバー 苦 温／まぐろ赤身 甘 温／いわし 鹹 温／たこ 甘 寒／牡蠣 甘 鹹 平／あさり 鹹 寒

香辛料・その他

しそ 辛 温／よもぎ 苦 微温／落花生 甘 平／黒ごま 甘 平／クコの実 甘 平

昔からある薬膳の知恵

黒きくらげと卵のスープ

黒きくらげは古くから「不老長寿」の薬とされ、重宝されてきました。とくに血にまつわる薬効に優れていて、貧血や低血圧にも効果が期待できます。よく食されてきたのが卵とスープにしたもの。黒きくらげの鉄分と卵のたんぱく質で貧血を予防します。

鶏レバーの赤ワイン煮

陰

材料（2人分）

- 鶏レバー……200g
- 牛乳……適量
- しょうが……1かけ
- 赤ワイン……1/2カップ

A

- しょうゆ……大さじ2
- みりん……大さじ1
- はちみつ……大さじ1
- 砂糖……小さじ1

- パセリ（みじん切り）……少々

作り方

1 レバーは牛乳に約10分浸し、流水で洗って水けをしっかりふき取り、一口大に切る。しょうがはせん切りにする。

2 鍋になたね油少々（分量外）を熱し、レバーを入れて表面の色が変わるまで焼く。

3 **2**に赤ワインを入れてアルコールをとばし、**A**としょうがを加えてさらに炒め、汁けが少なくなるまで煮からめる。器に盛り、パセリを散らす。

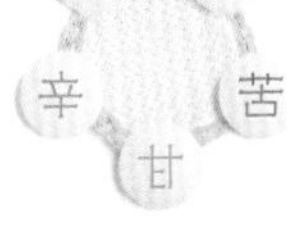

[**こんな組み合わせ**] 血液の量や質をコントロールする肝を助ける苦味の鶏レバーは貧血改善の効果絶大。ポリフェノールがたっぷりの赤ワイン（辛味）で煮込めば、血をつくる力もめぐらす力も高まります。調味料の鹹《かん》（塩）味《み》のしょうゆと甘味のはちみつで四味になりバランスアップ。

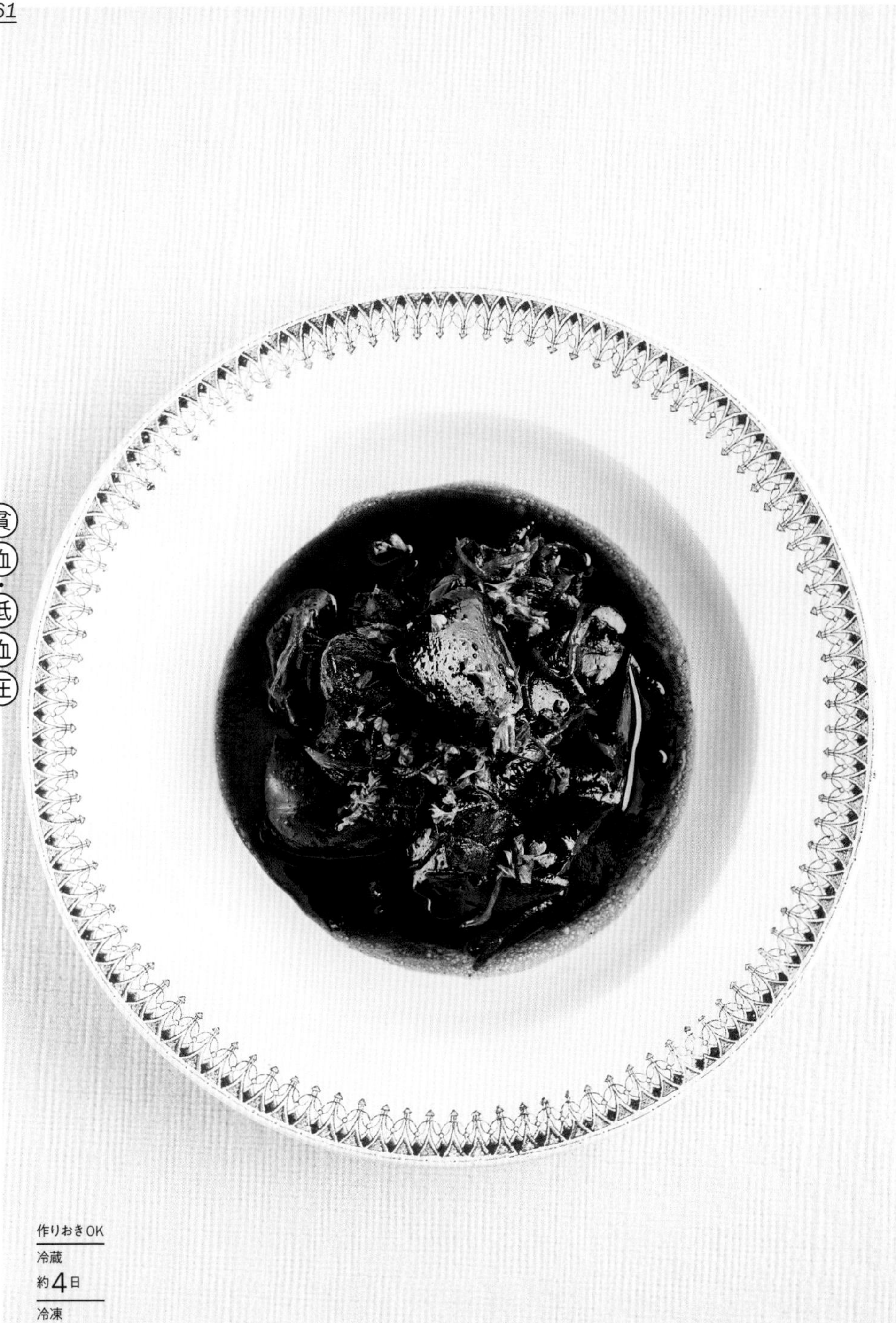

作りおきOK

冷蔵
約4日

冷凍
約1週間

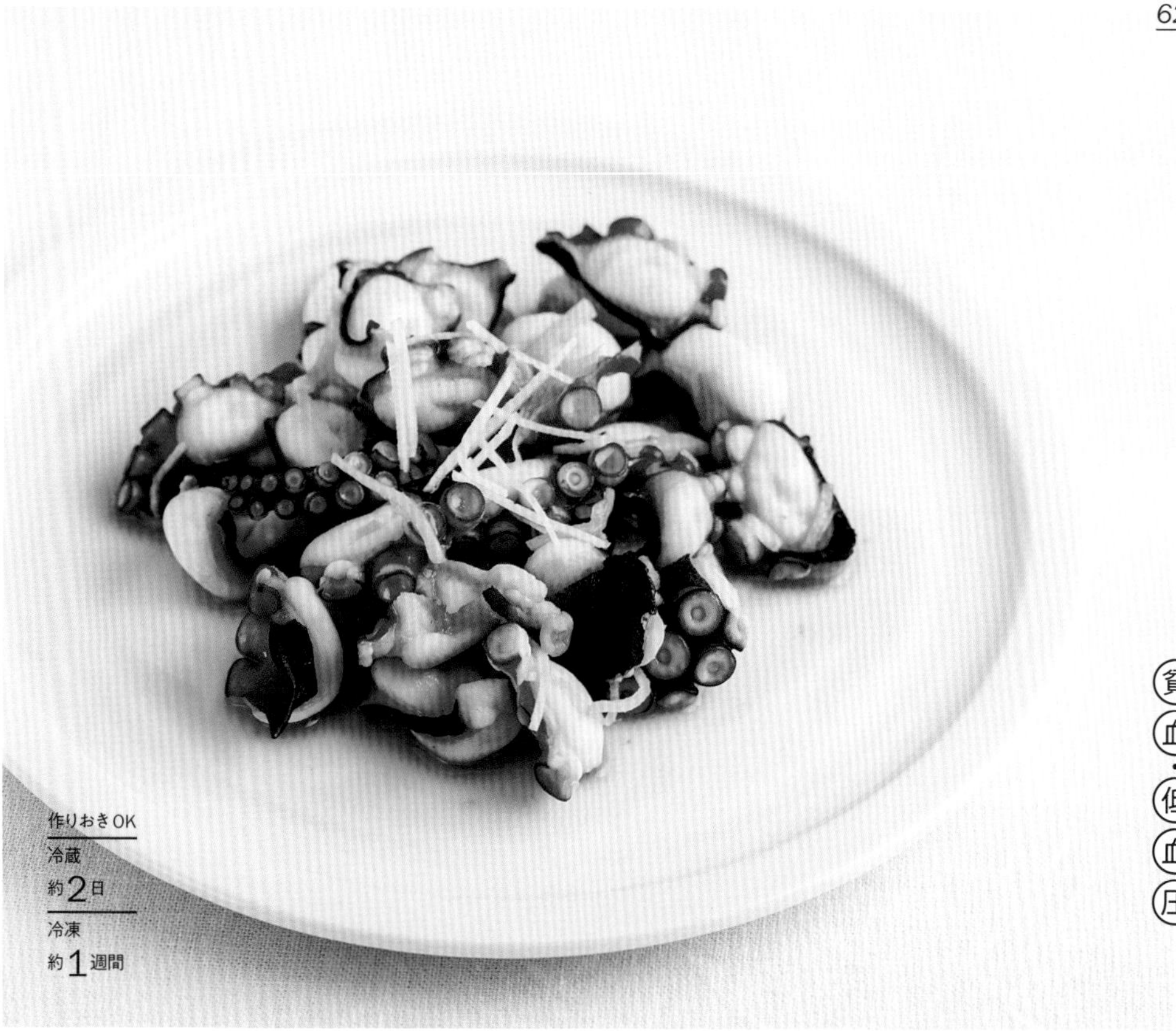

貧血・低血圧

たこのしょうが炒め

陽

材料（2人分）

- ・ゆでだこ……250g
- ・なたね油……大さじ2
- ・塩……小さじ1/2
- ・しょうがの搾り汁……小さじ1
- ・しょうが（せん切り）……少々

作り方

1 たこは薄切りにする。

2 フライパンになたね油を熱してたこを炒め、塩を加えて約5分炒める。

3 しょうがの搾り汁を加えたら、さっと炒めて火を止め、最後にしょうがを散らす。

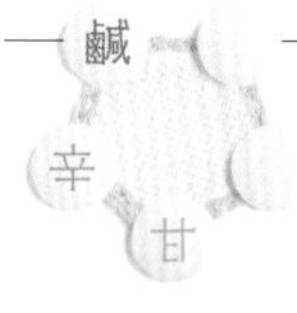

［こんな組み合わせ］造血を補うたこ（甘味）と、体の温め効果が高い辛味のしょうがを鹹《かん》（塩）味《み》の塩でいただくシンプルな味つけながら三味配合と好バランス。たこでしっかり血液をつくり、しょうがの温め効果で血流を促進し、体のすみずみまで血液をめぐらせます。

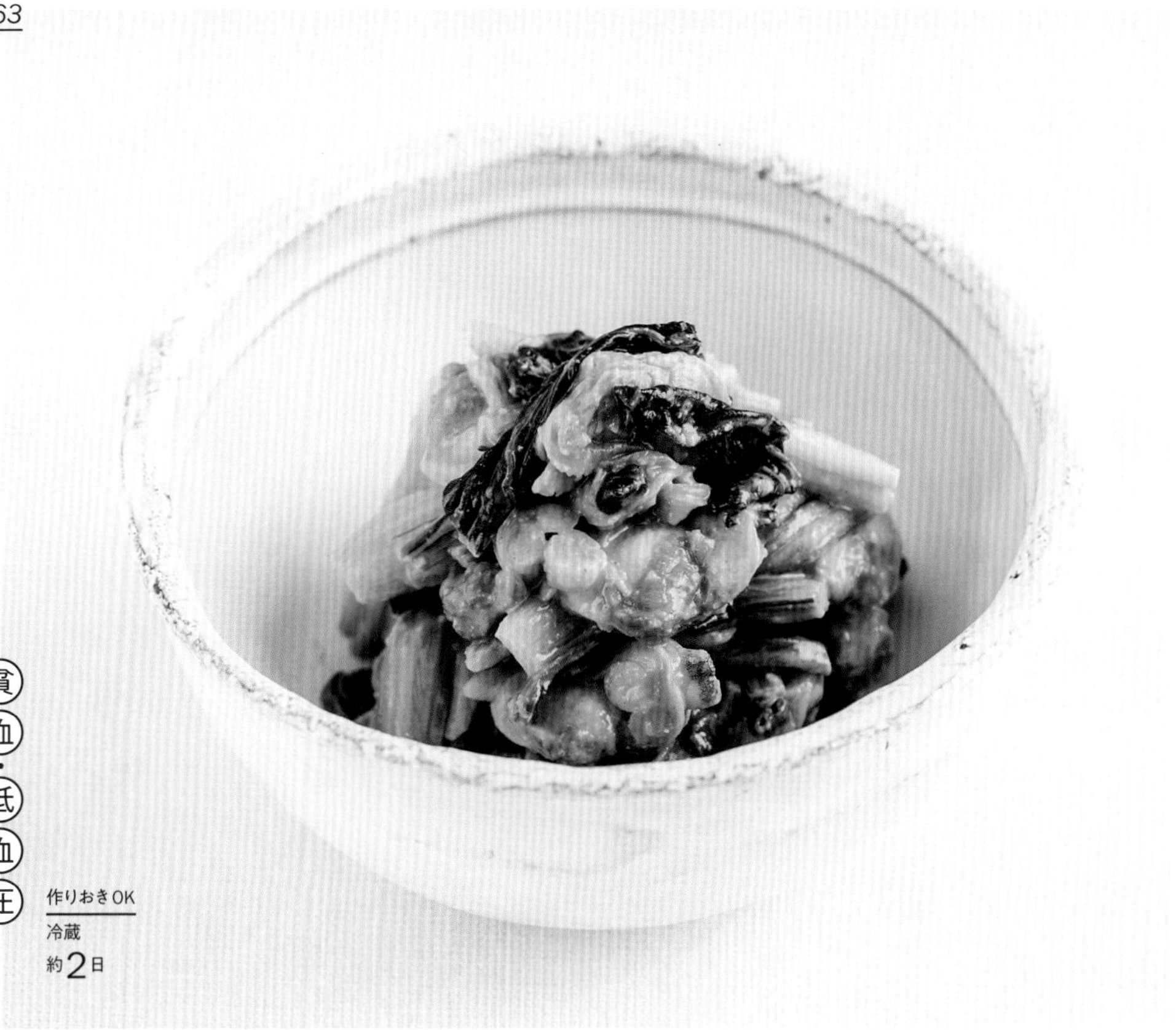

貧血・低血圧

作りおきOK
冷蔵
約2日

あさりと小松菜のからしみそ和え

陰

材料（2人分）

・小松菜……80g
・あさり（大粒むき身）……80g

A
・だし汁……1/2カップ
・酒……大さじ1
・しょうゆ……小さじ1

B
・みそ……小さじ2
・練りがらし……小さじ1

作り方

1 小松菜はたっぷりの湯でゆでて水にさらし、水けを絞って3㎝長さに切る。

2 鍋に**A**を煮立て、あさりを加えてひと煮立ちさせ、冷ます。

3 ボウルに**B**を入れて混ぜ、小松菜と汁けをきったあさりを加えて和える。

鹹　辛　甘

［こんな組み合わせ］血液の材料となる鉄分が豊富なあさり（鹹〈塩〉味）と小松菜（甘味）の、貧血予防にもってこいのコンビ。また、あさりは肝臓の解毒作用を助け、肝機能を正常化してサラサラ血液をつくります。魚介の毒消しに働く辛味の練りがらしも忘れずに。

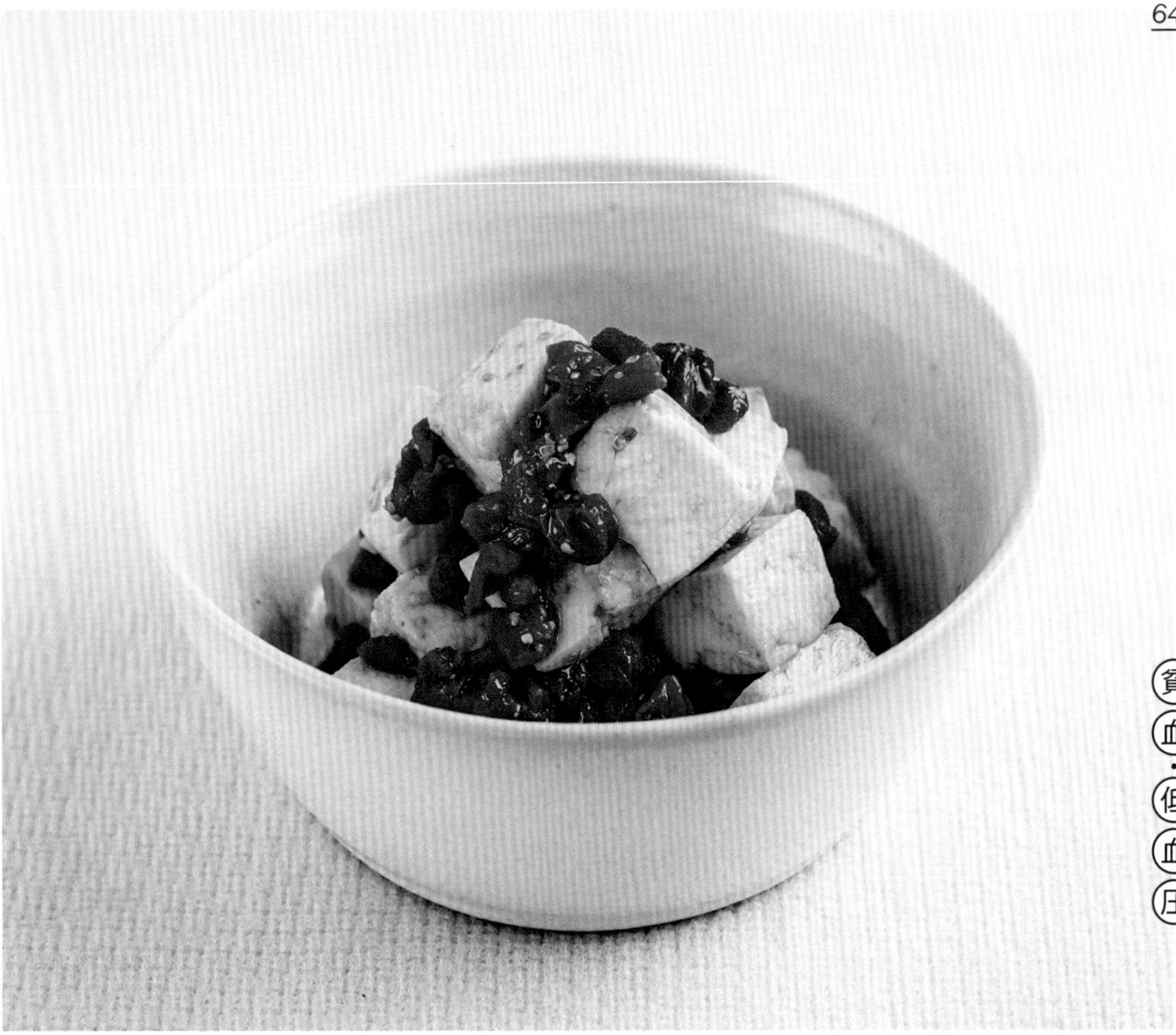

貧血・低血圧

クコと豆腐の和風サラダ

陽

材料（2人分）

- クコの実……30g
- 木綿豆腐……100g
- 塩……適量
- 砂糖……小さじ1/2
- しょうゆ……小さじ1/2
- ごま油……小さじ1と1/2

作り方

1 クコの実は水に浸してやわらかくし、水けを絞って細かく刻む。塩少々をふってよく混ぜ合わせる。

2 豆腐はさっとゆでて水けをきり、1・5cm角に切る。

3 ボウルに**1**と**2**、塩少々、砂糖、しょうゆ、ごま油を入れてさっと混ぜ合わせる。

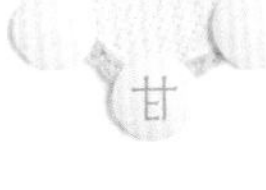

[**こんな組み合わせ**]クコ（甘味）は肝と腎《じん》の機能を補い、造血や血流を促します。一方、豆腐（甘味）には胃腸を養う効能があり、胃腸が元気だと、食べたものをすみやかにエネルギーに変えることができ、造血を強力バックアップ。塩としょうゆの鹹《かん》（塩）味《み》の調味料で二味配合に。

定番にしたい！
血のめぐりをよくする和え物

きくらげや緑の野菜は血行促進や造血に優れた食材。和え物にするなら、血行を促進する酸味を効かせたポン酢で！

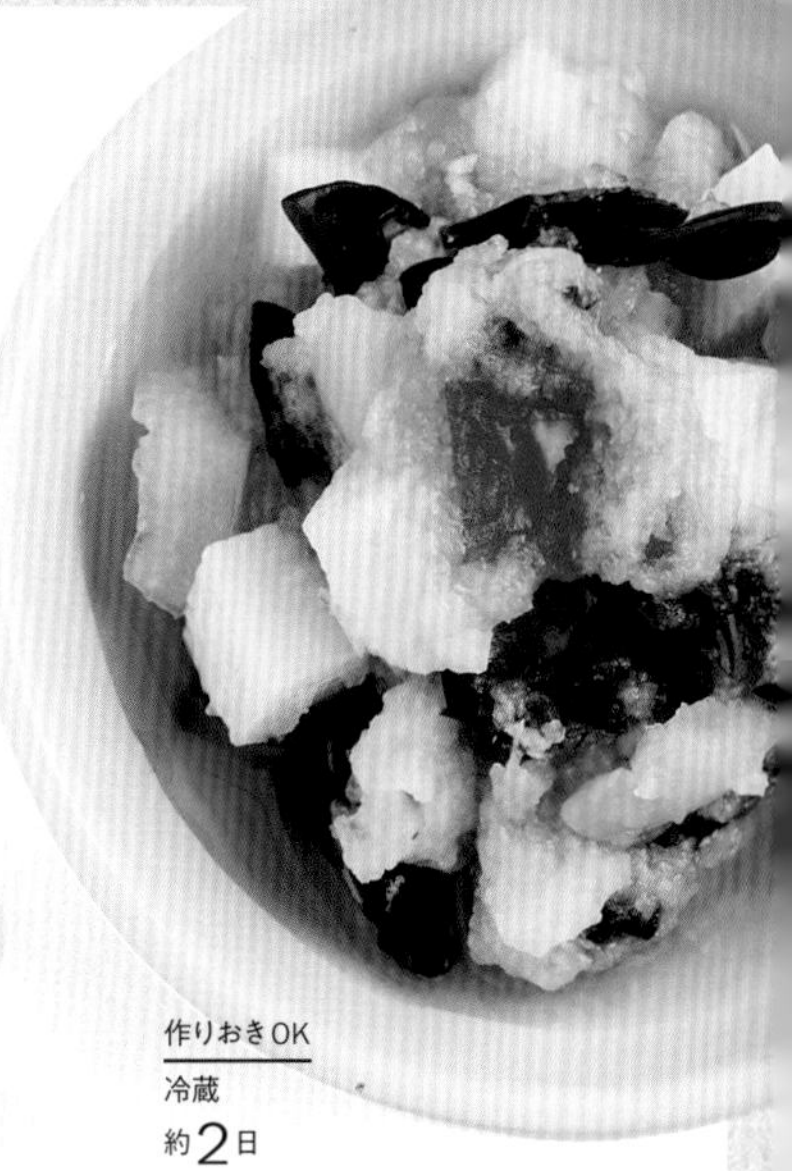

作りおきOK
冷蔵
約2日

四色和え
陰

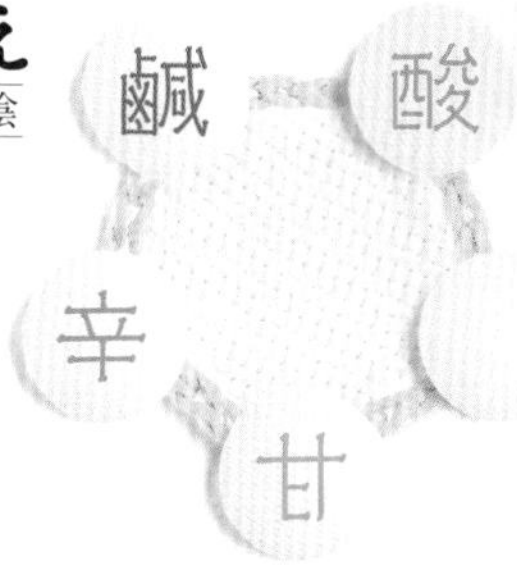

材料（2人分）

- 黒きくらげ（乾燥）……2個
- パプリカ（赤・黄）……各1/4個
- 長いも……50g
- 梨……1/4個（約90g）
- 大根……90g
- ポン酢……適量

作り方

1 水でもどしたきくらげはゆでて石づきを取り、1cm角に切る。パプリカと皮をむいた長いもも1cm角に切る。

2 梨と大根はそれぞれ皮をむいてすりおろし、軽く水けをきって合わせる。

3 2に1を加え、ポン酢で和える。

緑野菜三種和え
陽

材料（2人分）

- ほうれんそう……1/2束
- にら……1束
- 小松菜……1/2束
- ポン酢……大さじ1〜2
- 白煎りごま……適量

作り方

1 ほうれんそう、にら、小松菜はそれぞれゆでて、3cm長さに切り、水けを絞って混ぜ合わせる。

2 1をポン酢で和えて、ごまをふる。

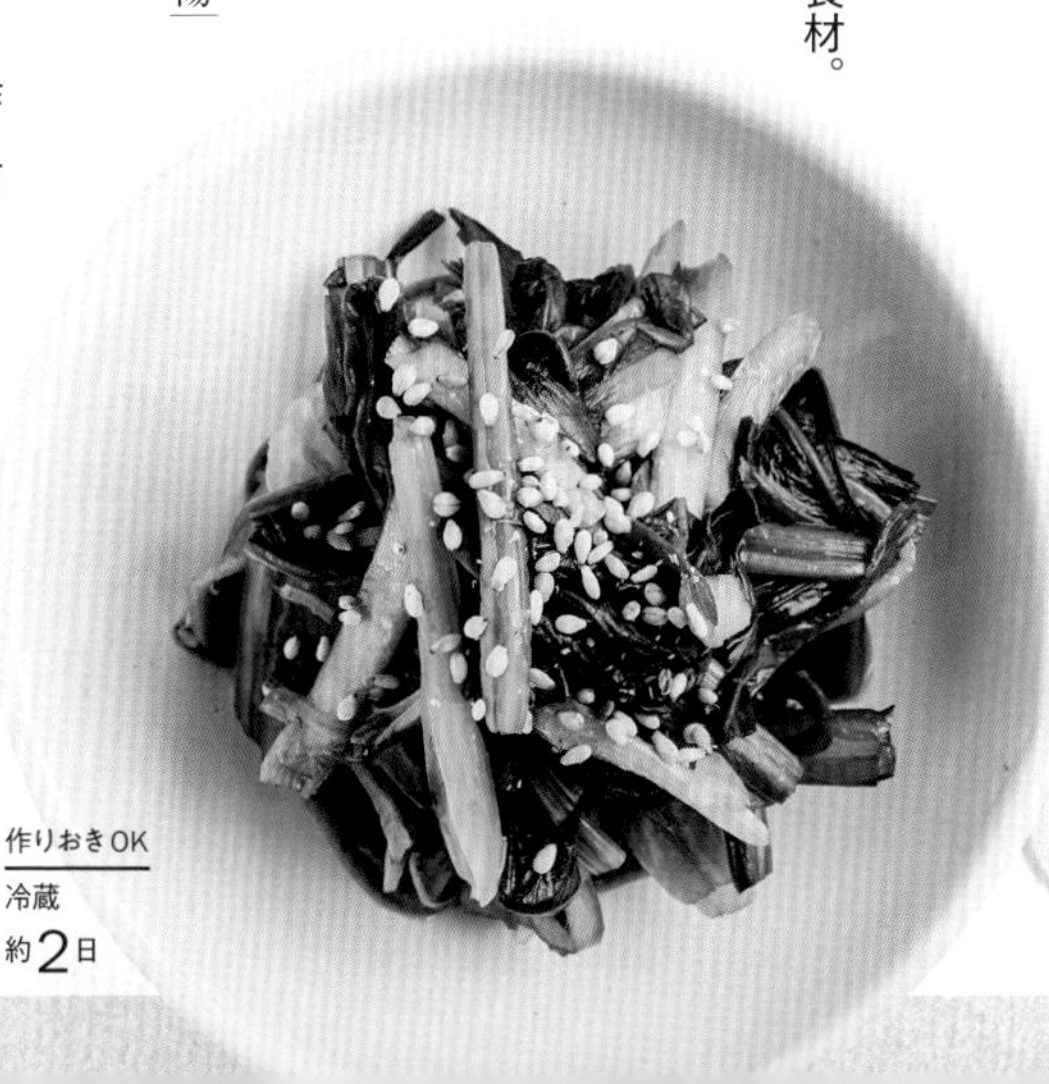

作りおきOK
冷蔵
約2日

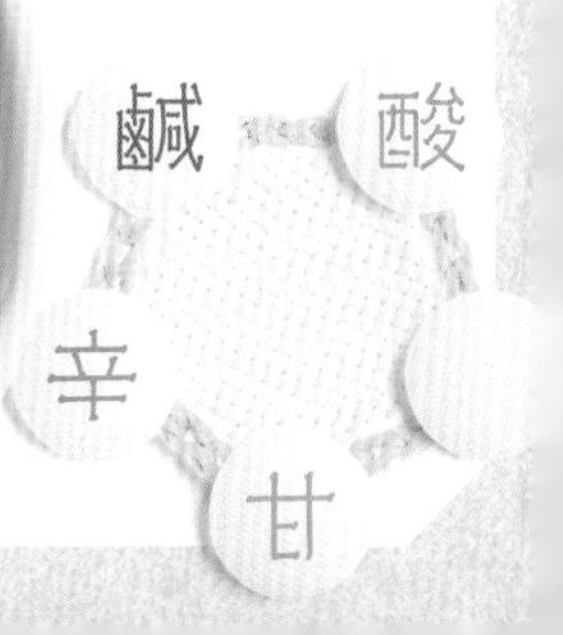

6. 月経痛・月経不順

原因

子宮周辺に滞った古い血がトラブルに

不摂生な食事やストレスなどで血液がドロドロになって血行不良を起こし、流れが滞った血を「瘀《お》血《けつ》」といい、月経トラブルの原因となります。女性は月経時に子宮内の血液を出しきれず、瘀血になりやすく、とくに体が冷えている陰タイプは要注意。瘀血を放置すると、子宮疾患に発展するおそれもあります。

また、血の不足も月経トラブルを招きます。

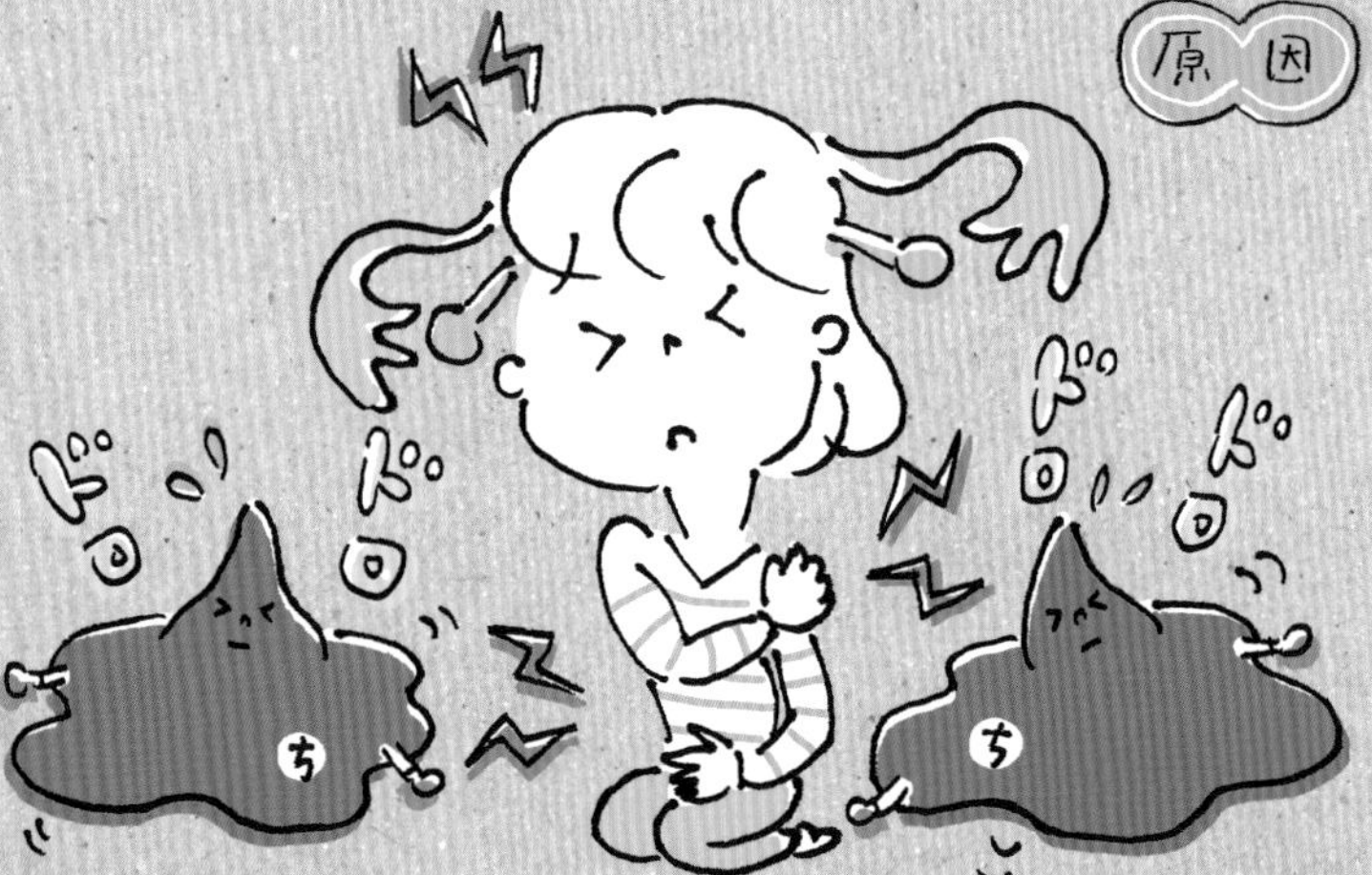

おすすめ食材

血をつくり、流れをよくするものを

貧血と同様、血をつくるとされる緑の野菜をとりましょう。とくによもぎは昔から月経不順や月経過多に用いられています。菜の花は冷えによる月経痛をやわらげ、腫れものに働く薬効から子宮筋腫や内膜症の改善も期待できます。

血行をよくするきくらげ、古くから婦人科系のトラブルに有効とされるいかもおすすめ。また、にんにくやねぎ、シナモンなどの香辛料も瘀血の改善に効果的です。

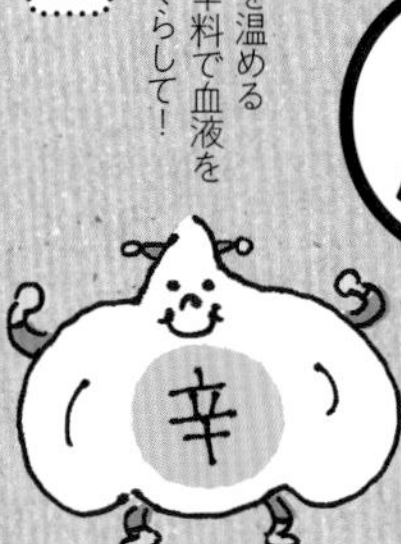

対策

冷えを改善して瘀血を予防

瘀血を解消するには血のめぐりをよくする食材を積極的にとり、血をドロドロにしてしまう動物性脂肪を多く含むものを避けること。

さらに要注意なのが下半身の冷え。月経時の下腹部の痛みやイライラなどにもつながるため、生野菜や果物、刺し身といった体を冷やす食べ物は控え、入浴や服装の工夫など生活習慣にも気をつけて体を温めるようにしましょう。

さらに月経時は気分も沈みがち。リラックスを心がけ、睡眠や休息を十分にとってくださいね。

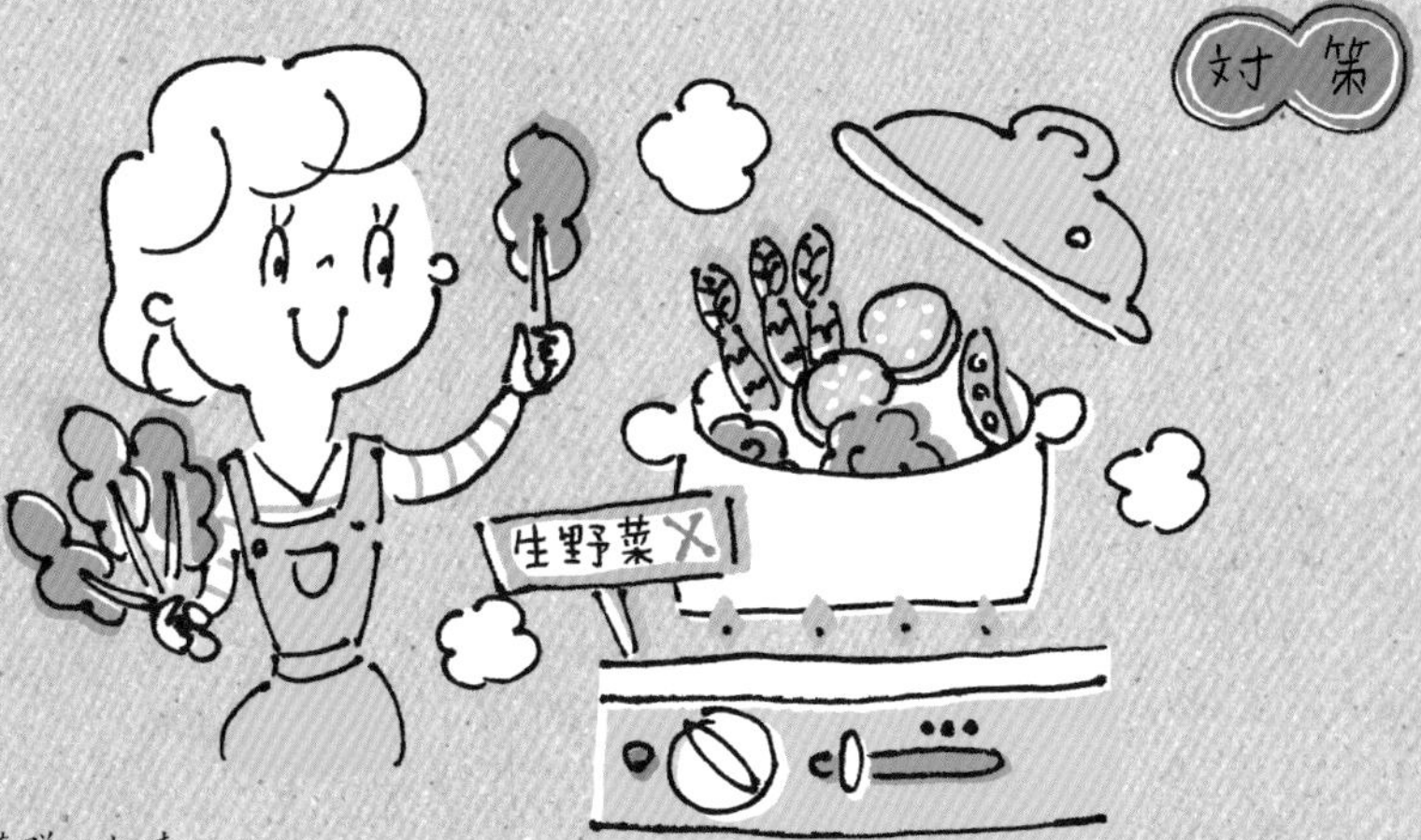

昔からある薬膳の知恵

紅花酒

婦人科系のトラブルを改善する生薬《しょうやく》としても使われる紅花は、体を温めて血行を促進し、瘀血や血液不足を改善してくれます。おすすめは、紅花をホワイトリカーに漬けて作る紅花酒。1か月ほど漬けて、好みではちみつを加えても。寝る前に飲むとぐっすりと眠れます。ただし、妊婦は控えましょう。

野菜・きのこ・海藻
ほうれんそう 甘 涼／ちんげん菜 甘 涼／菜の花 辛 苦 温／れんこん 甘 平／ねぎ 辛 温／玉ねぎ 辛 温／きくらげ 甘 平

穀類・いも類・豆類
そば 甘 涼／大豆 甘 温

果物
みかん(果肉) 酸 温／さくらんぼ 甘 平

肉・魚介・卵・乳製品
いか 甘 鹹 平

香辛料・その他
よもぎ 苦 微温／らっきょう 辛 温／にんにく 辛 温／シナモン 辛 温／酢 酸 温／酒 辛 温

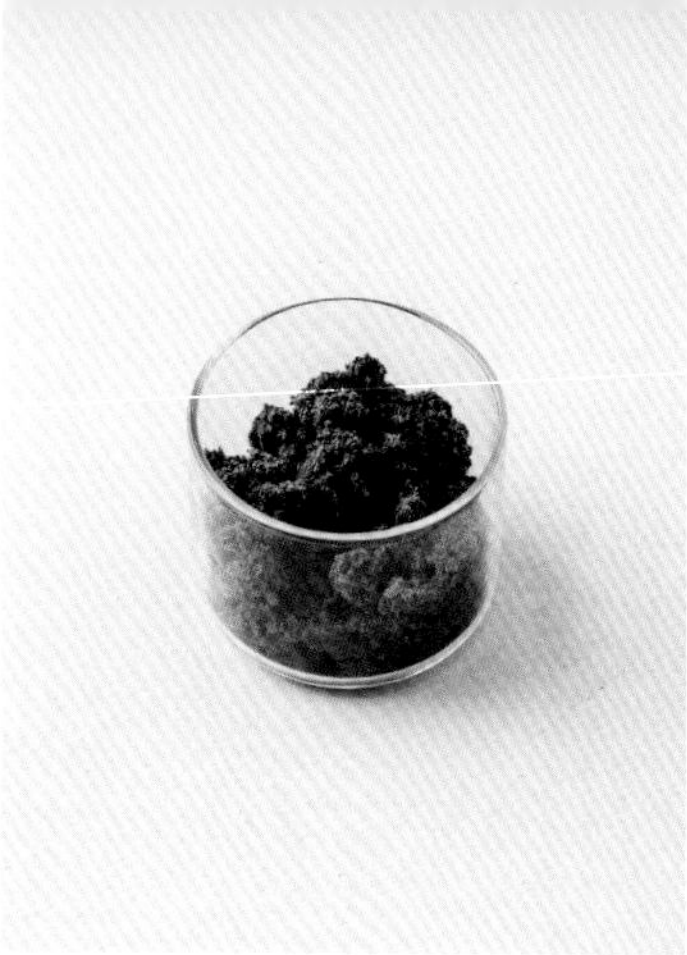

乾燥よもぎ

高い薬効から万能薬として古くから知られ、血行促進や造血、デトックスに働きます。よもぎの葉の裏に生えた毛を乾燥させた〝もぐさ〟はお灸に使われ、温熱効果は抜群。葉を乾燥させたものはスイーツやパン、天ぷらの衣にしても。ネットで手軽に購入できます。

よもぎパン

陰

材料（20×15cmの容器１個分）

- おからパウダー……50g
- 粉末よもぎ……3g
- ベーキングパウダー……5g
- 砂糖……40g
- 卵……１個
- 牛乳……220mℓ

作り方

1 耐熱容器におからパウダー、粉末よもぎ、ベーキングパウダー、砂糖を合わせ、卵、牛乳を加えてよく混ぜ合わせる。

2 **1**にラップをして電子レンジで5分加熱する。

3 竹串を刺し、生地がついてこなければ、容器から取り出し、食べやすい大きさに切る。

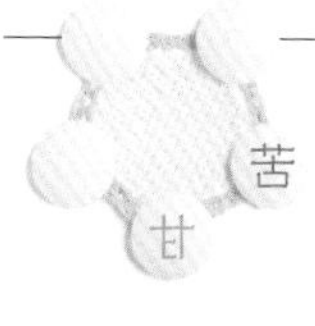

［**こんな組み合わせ**］不正出血を止め、おりものの異常などに効果的なよもぎ（苦味）は婦人科系トラブルの強い味方。お腹を温めて水分の滞りを除き、冷えを改善して月経痛を緩和してくれます。大豆イソフラボンや食物繊維など女性にうれしい成分が豊富なおから（甘味）と好相性。

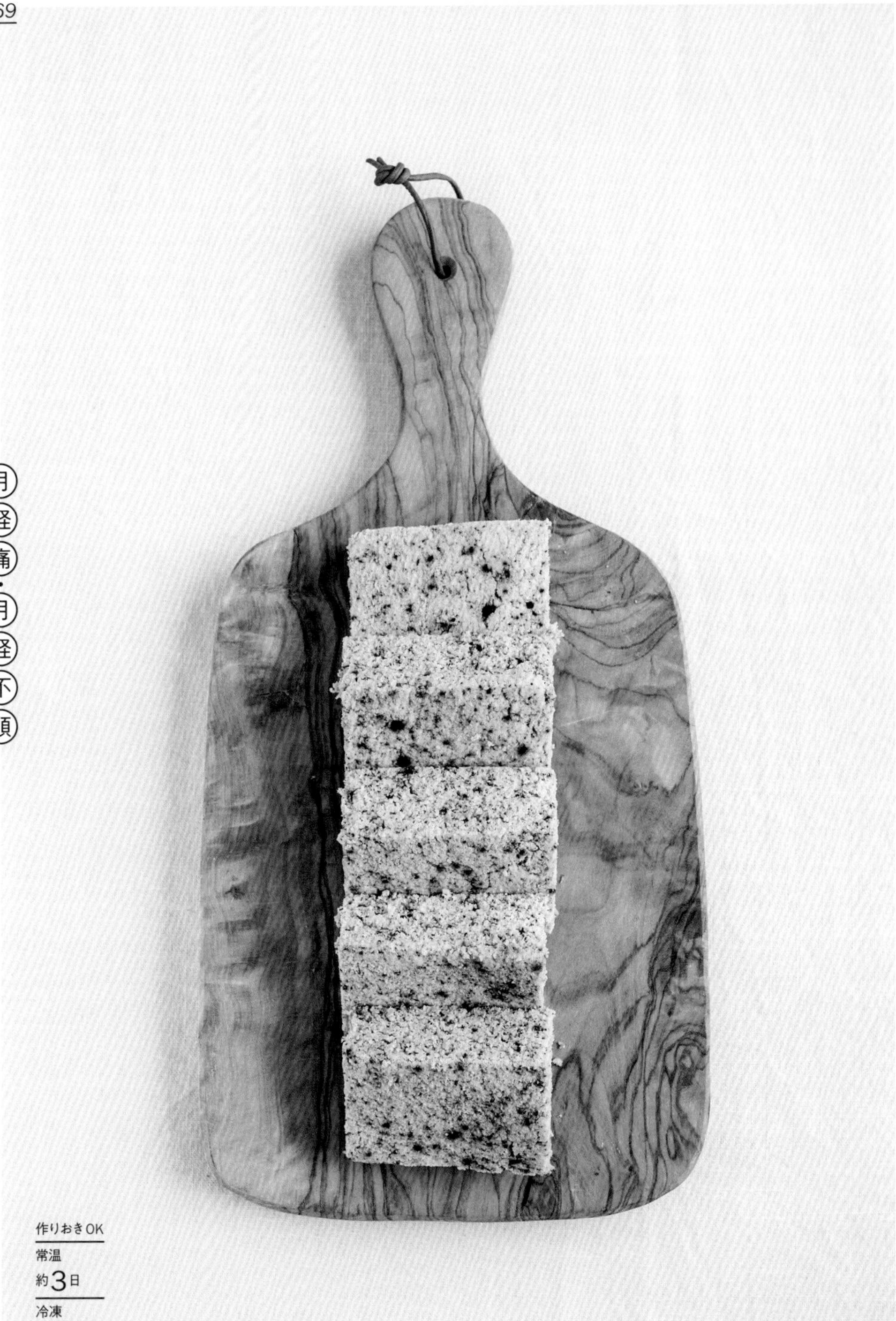

作りおきOK

常温

約3日

冷凍

約2週間

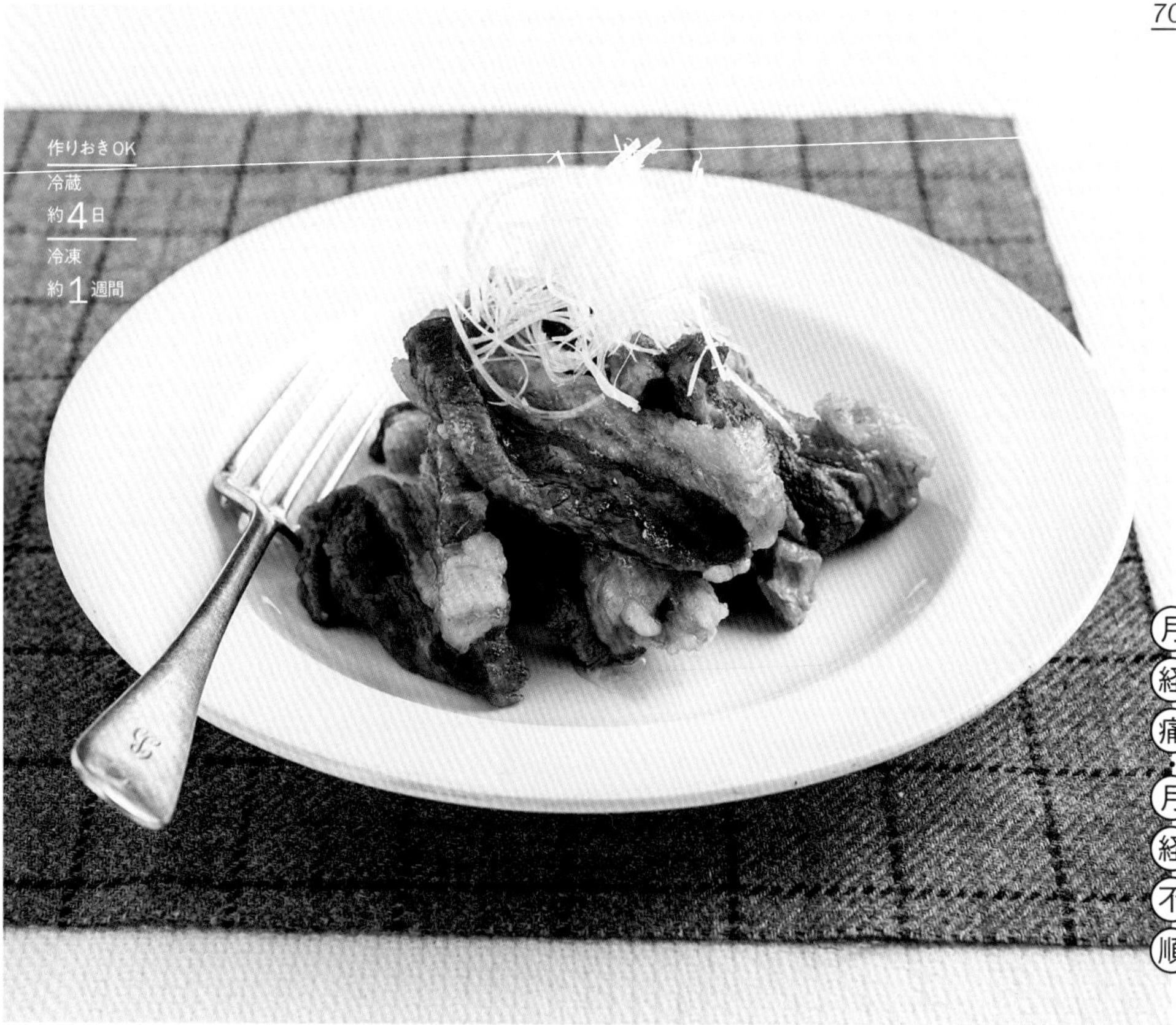

月経痛・月経不順

牛肉のシナモン煮

陰

材料（4～5人分）

・牛バラかたまり肉……500g
・しょうが……1/3かけ
・コンソメスープ……適量

A

・塩……ひとつまみ
・砂糖……小さじ3弱
・シナモンスティック……1本
・八角……2個
・なたね油……120g
・酒……大さじ1

・白髪ねぎ……適量

作り方

1 牛肉は厚さ1cmに切り、しょうがは薄切りにする。

2 中華鍋（なければ普通の鍋）にコンソメスープ大さじ3を入れて火にかけ、牛肉を入れる。

3 牛肉の色が変わったら、肉がかくれるくらいにスープを足し、**A**としょうがを加え、ときどきかき混ぜながら約1時間煮込む。

4 汁けがなくなってきたら、油をペーパータオルで取り、シナモン、八角、しょうがは取り除いて、器に盛り、白髪ねぎを飾る。

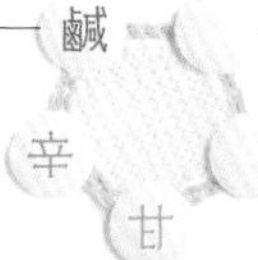

［**こんな組み合わせ**］月経痛の原因・瘀血《おけつ》は古い血の滞り。甘味の牛肉は造血を助け、辛味のシナモンや八角、しょうがは血行促進に働き、血の循環をよくして瘀血の改善を促す組み合わせです。また、ひとつまみ入れた鹹《かん》（塩）味《み》の塩も血液の流れをよくして三味配合が整います。

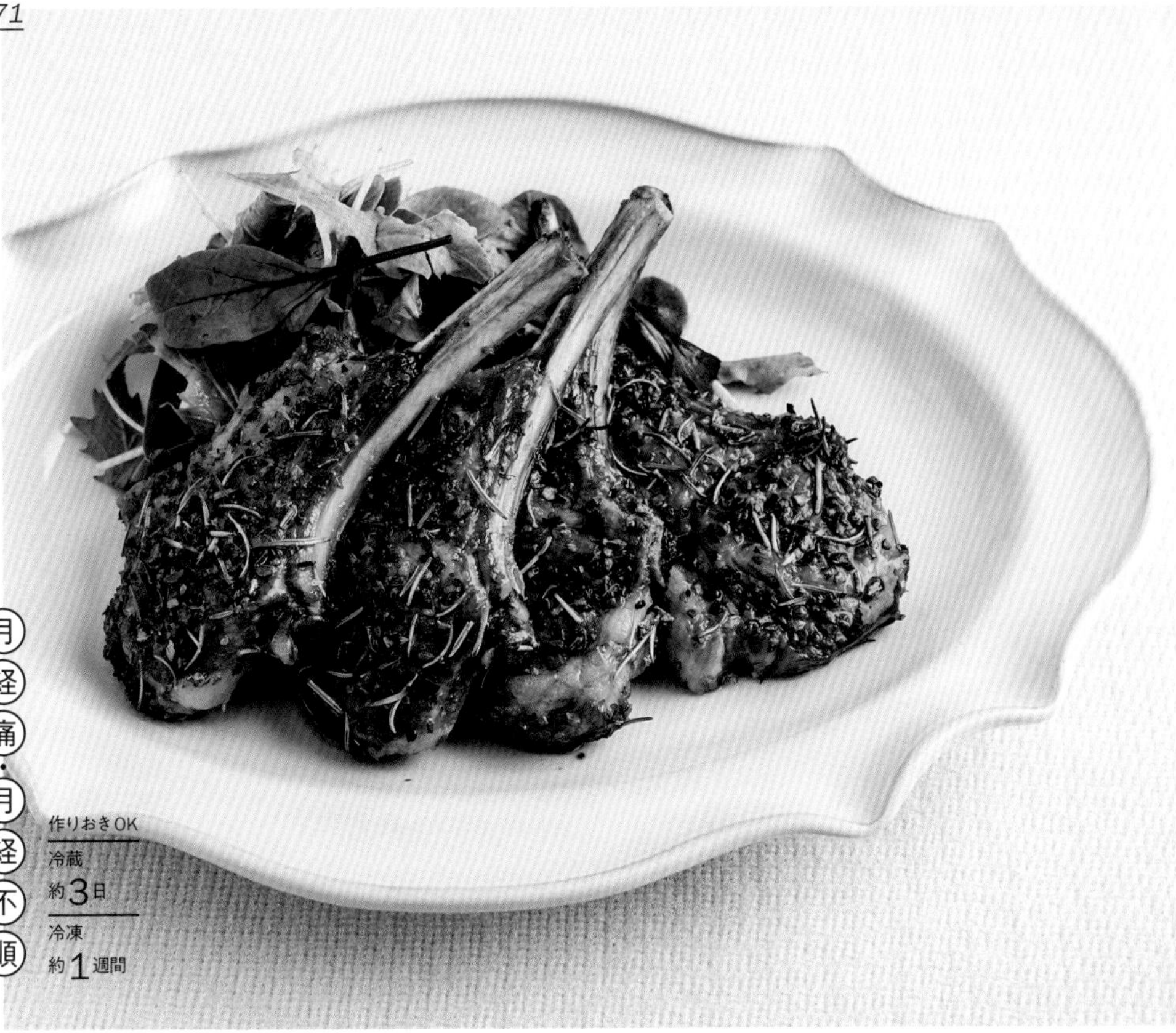

月経痛・月経不順

作りおきOK
冷蔵
約3日
冷凍
約1週間

ラムのハーブソルト焼き

陰

材料（2人分）

・羊肉（ラムチョップ）……4本
・ミックスハーブソルト……適量
・ベビーリーフ……適量

作り方

1 ラムチョップの両面にミックスハーブソルトをたっぷりまぶす。
2 グリルまたはフライパンで両面こんがりと焼く。
3 皿に盛ってベビーリーフを添える。

鹹
辛
甘

［**こんな組み合わせ**］熱性の羊肉（甘味）は体を温める力が強く、産後の手足の冷えを改善するといわれ、気力を補い、胃腸の働きも活発にしてくれるので、月経中に気分が沈んだり元気がないときにぜひ。ハーブ（辛味）ソルト（鹹〈塩〉味）は消化管への血流を促進し、血の滞りを改善。

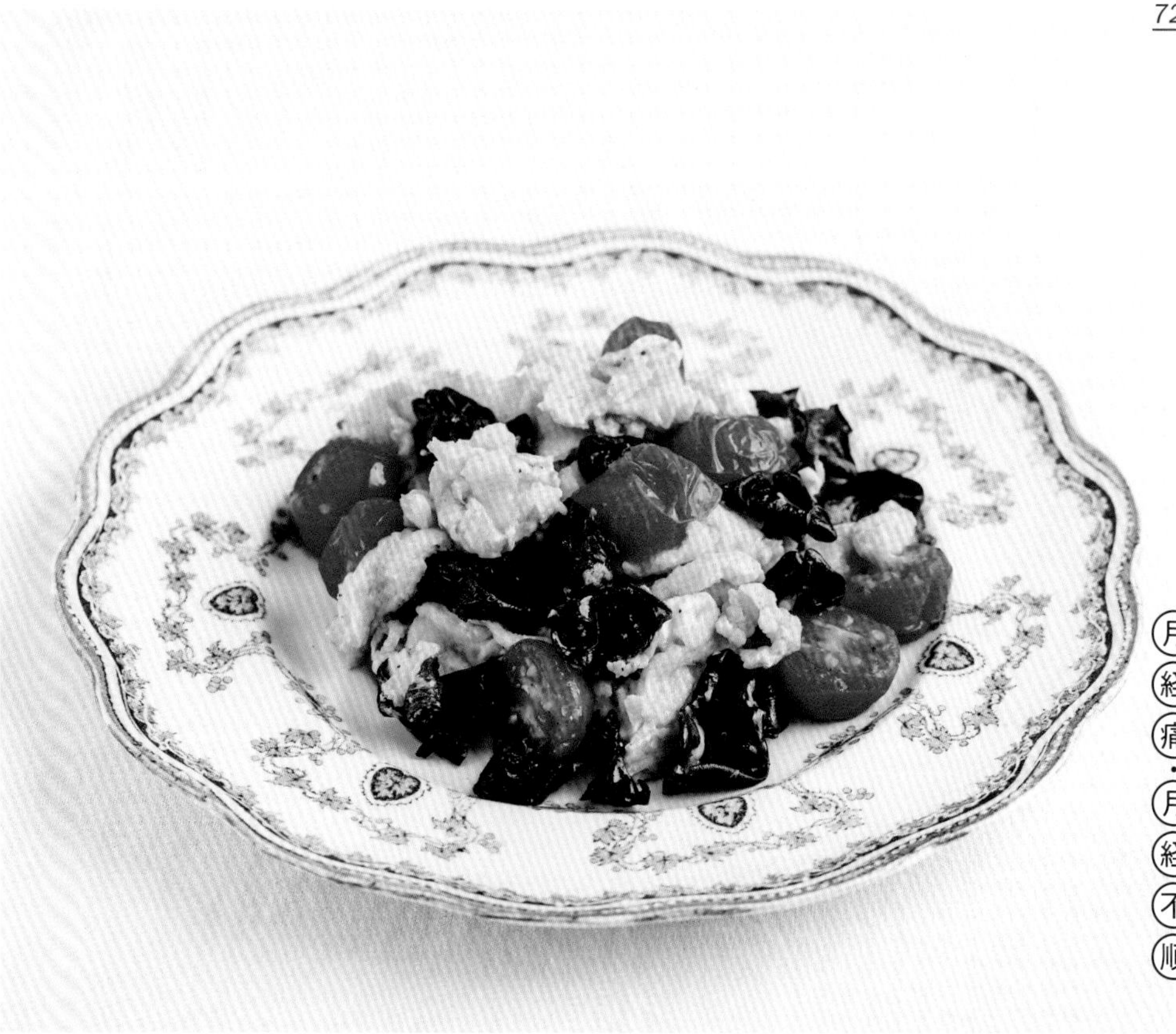

トマトときくらげの卵炒め

陽

材料（2人分）

- ・ミニトマト……8個
- ・黒きくらげ（乾燥）……4個
- ・溶き卵……2個分
- ・ごま油……適量
- ・酒……大さじ1
- ・塩・こしょう……各少々

作り方

1 トマトは縦半分に切る。きくらげは20～30分水につけてもどし、石づきを取って食べやすい大きさに切る。

2 フライパンにごま油少々を熱し、卵液を流し入れて炒り卵を作り、取り出す。

3 同じフライパンにごま油少々を熱し、トマト、きくらげを炒め、**2**を戻し入れ、酒、塩、こしょうで味をととのえる。

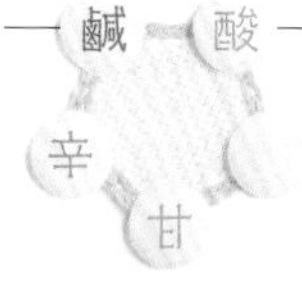

［**こんな組み合わせ**］血行を促すきくらげ（甘味）は、血液中の熱を鎮めて出血を防ぐ効果が。血流を改善する酸味のトマトとは相性抜群。卵は眼の充血改善の働きもあり、のぼせがある陽タイプにおすすめ。辛味のこしょうと酒、鹹《かん》（塩）味《み》の塩の調味料でバランスもばっちり。

定番にしたい！
瘀《お》血《けつ》をとるスパイスピクルス

スパイスで温めて、酢で血行促進！
ピクルススパイスは市販のものを使えば手軽。

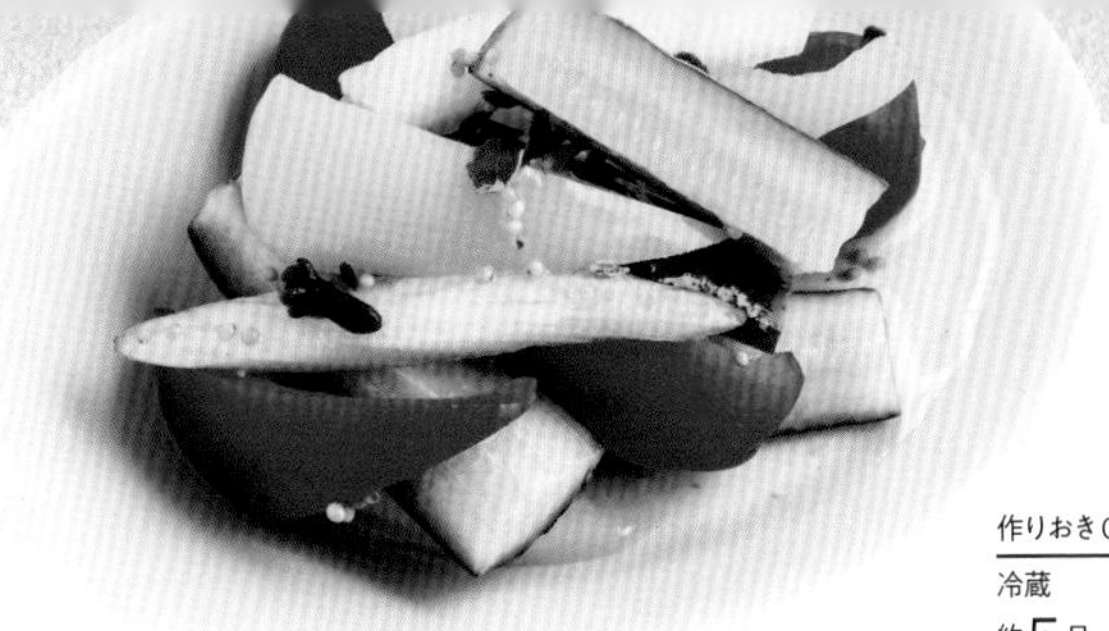

作りおきOK
冷蔵
約5日

五色ピクルス

陰 陽

作り方

1 トマトは2〜3か所楊枝で穴をあける。きゅうりは縦4つ割りにして5cm長さに切り、セロリは筋を取って5cm長さの斜め切り、パプリカは縦6つ割りにする。

2 鍋にピクルス液を入れて火にかけ、ひと煮立ちしたら火を止めて冷ます。

3 保存容器にピクルス液と**1**の野菜を入れ、半日〜1日冷蔵庫におく。

材料（作りやすい分量）

・ミニトマト・きゅうり・セロリ・パプリカ（赤・黄）……合わせて200g
・ピクルス液（下記参照）……全量

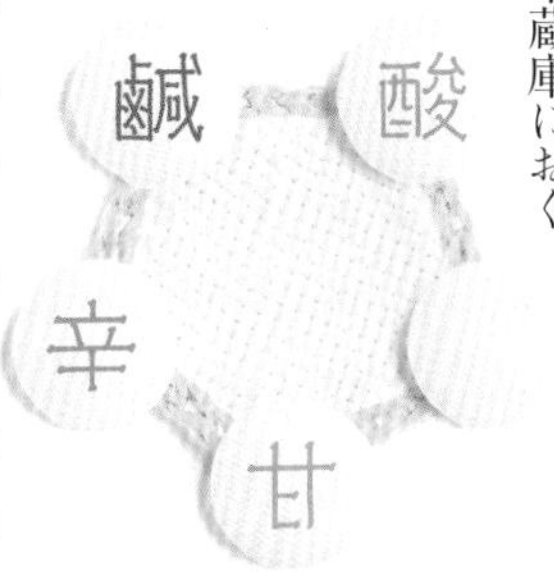

月経痛・月経不順

根菜ピクルス

陰 陽

材料（作りやすい分量）

・ごぼう・れんこん・にんじん・カリフラワー……合わせて200g

ピクルス液

・ピクルススパイス……10〜20g（マスタードシード、シナモン、コリアンダー、クローブ、カルダモン、フェンネルシード、ブラックペッパー、ローレルなどを好みで）
・酢・水……各1カップ
・砂糖……大さじ5
・塩……小さじ1

作り方

1 ごぼうは皮をこそげ、5mm幅の斜め切り、れんこんは5mm幅の半月切り、にんじんは4cm長さの短冊切りにし、それぞれゆでて水けをきり、冷ます。カリフラワーは小房に分ける。

2 鍋にピクルス液を入れて火にかけ、ひと煮立ちしたら火を止めて冷ます。

3 保存容器にピクルス液と**1**の野菜を入れ、半日〜1日冷蔵庫におく。

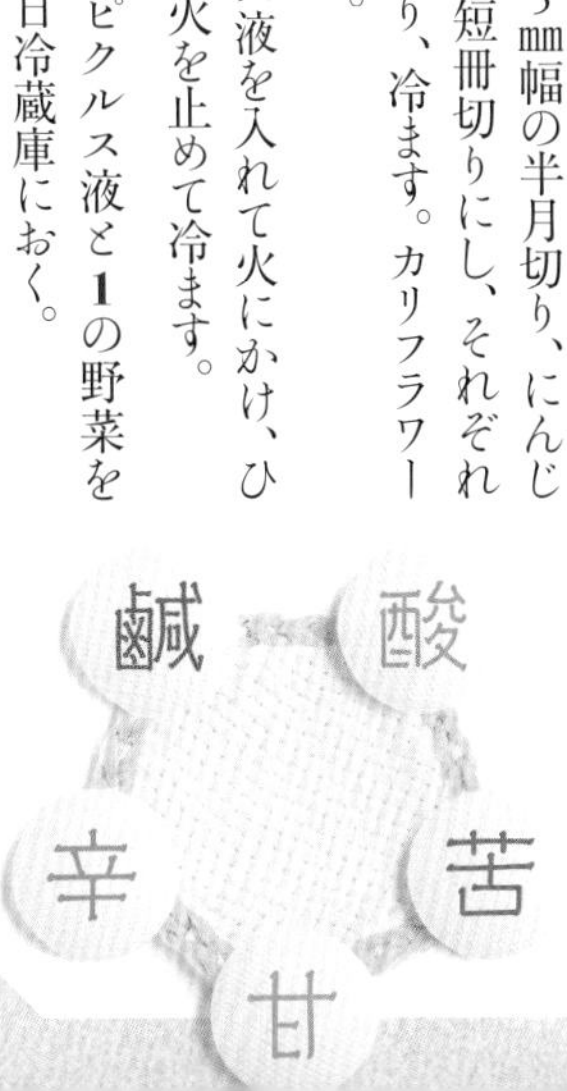

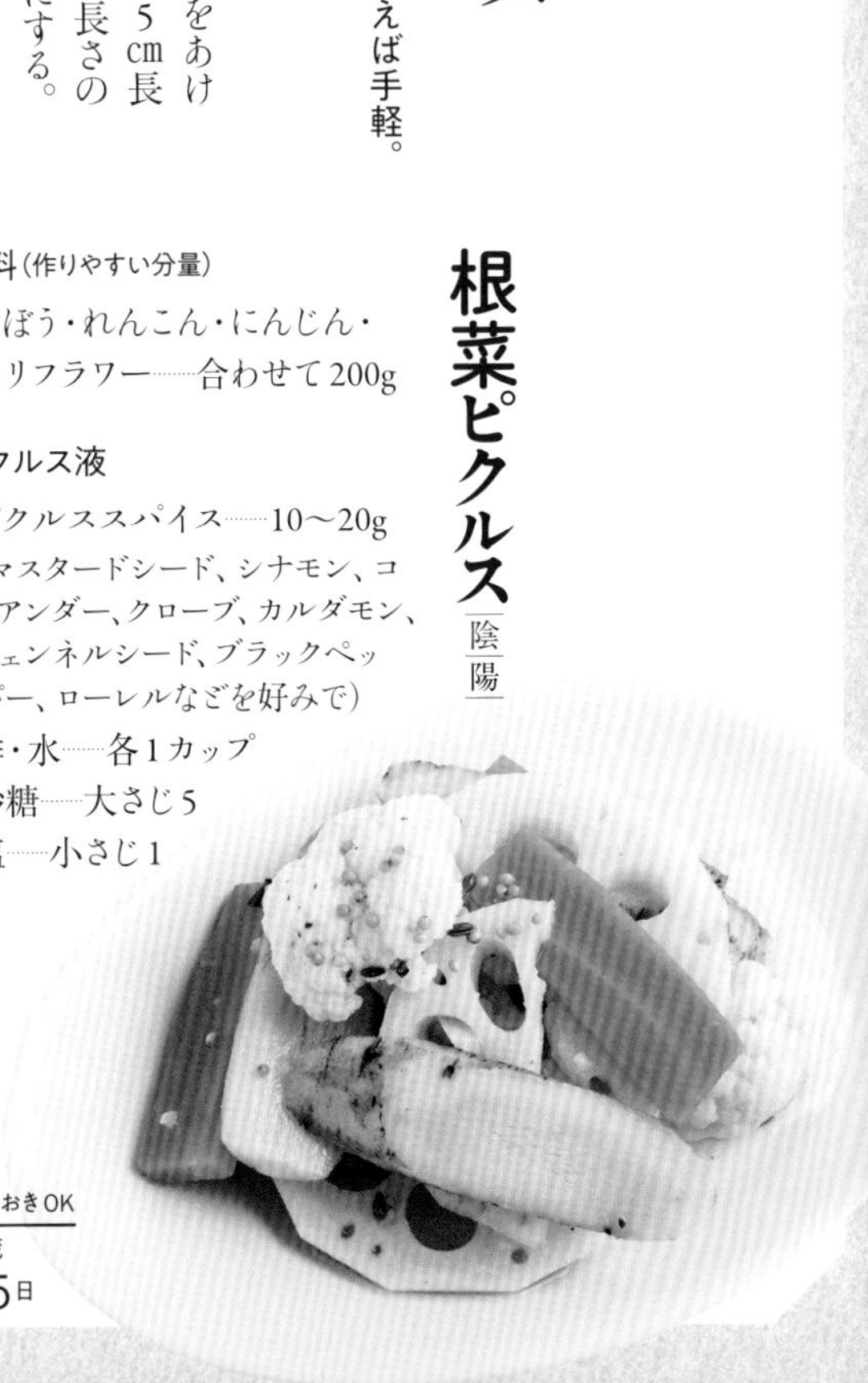

作りおきOK
冷蔵
約5日

7. うつ・不眠

原因

〝気〟の不足や滞りが精神に影響する

うつ・イライラ・不眠といった精神疾患は、やる気や元気のもととなる〝気〟が関係していると考えられます。気が不足した状態を「気虚《ききょ》」、気が滞った状態を「気滞《きたい》」といい、気虚はうつ症状を、気滞は慢性的な不安やイライラ、緊張などを引き起こします。気がこもりがちな陰タイプは要注意です。

また、不眠は気のほかに眠るエネルギーをたくわえる腎《じん》（腎臓）の衰えが原因となっていることも。

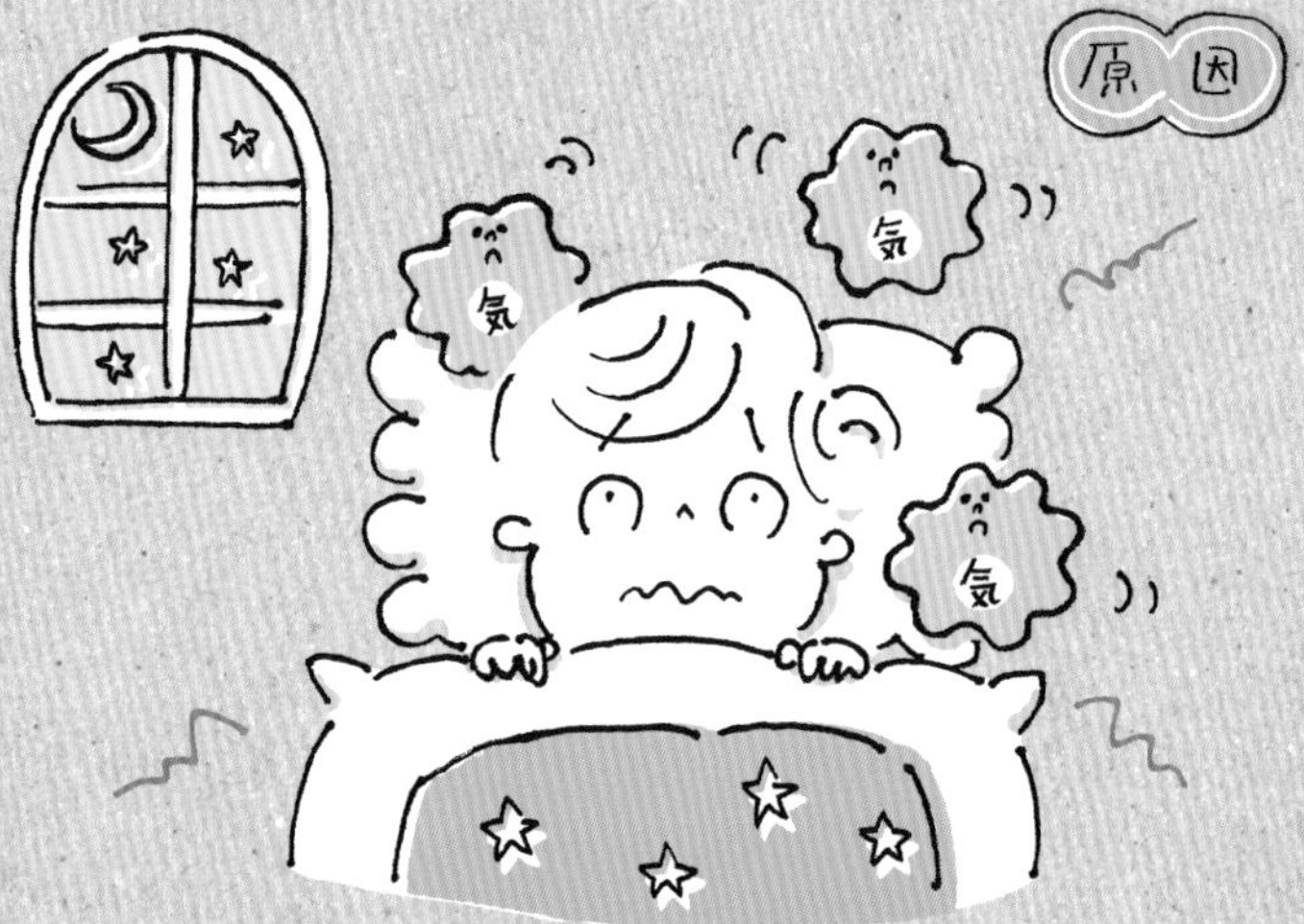

気の滞りには辛味、腎の機能低下には鹹（塩）味を！

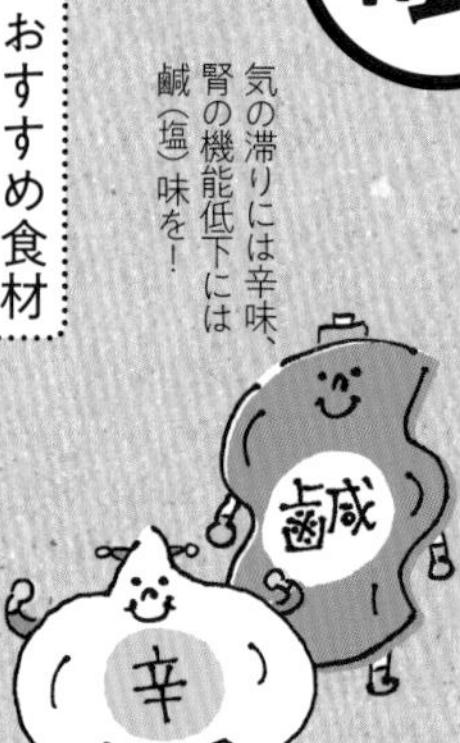

おすすめ食材

気を整えるのは辛味や柑《かん》橘《きつ》類

気のめぐりをよくするのは、しそやらっきょうといった辛味の食材や、みかんなどの柑橘類。ちんげん菜も気をめぐらせて感情の乱れを調整し、イライラを解消するほか安眠効果もあります。一方、気を補って元気を養うのは長いもやさつまいもなどのいも類。

精神安定に働くとされる貝類や、カルシウムが豊富な小魚、ハスの実、チーズや牛乳などの乳製品も積極的にとりたい食材です。

対策 香りの効果で気をめぐらせる

不足した気を補うにはいも類、豆類、木の実類が役に立ちます。滞った気をめぐらすには、辛味に属するハーブや、香りのよい柑橘類がおすすめ。眠れないときには、就寝前に香りのよいお茶を飲むのもいいですね。

気がのぼっているときも不安感が増すので、のぼせなどの症状があるときは体を冷やす食べ物をとりましょう。

イライラを鎮めるカルシウムを補い、日光を浴びて運動するのも効果的です。

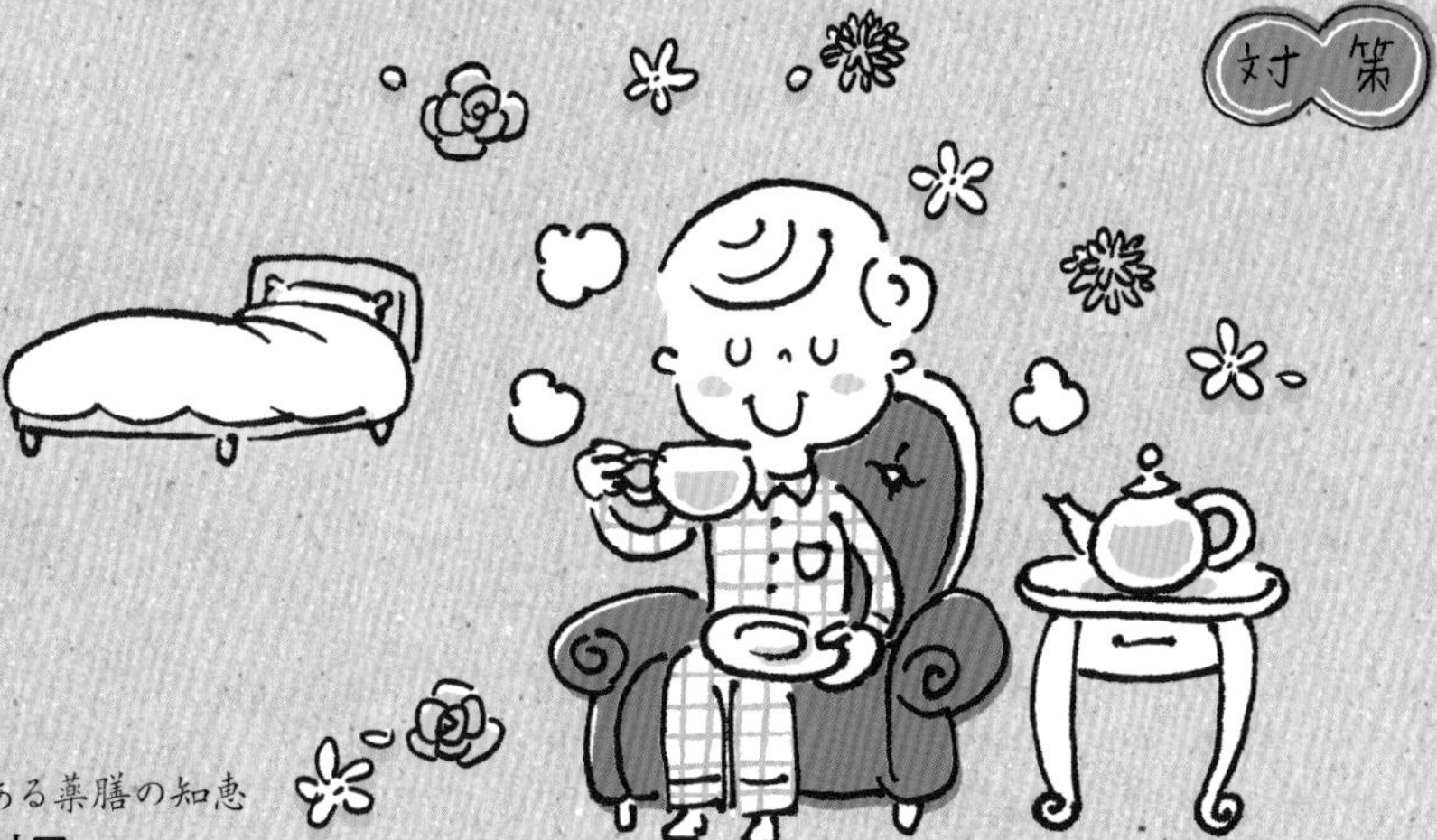

昔からある薬膳の知恵

ゆり根の茶わん蒸し

中国では、ヒステリーや不眠などの精神不安を改善する妙薬として知られるゆり根。心のリラックス効果が期待できます。茶わん蒸しにして、精神のダメージを受けやすい脾《ひ》・胃をいたわる卵や鶏肉と、腎を助けるえびなどと一緒にとると、五臓を整え、心身ともに健康に導いてくれます。

野菜・きのこ・海藻
ちんげん菜 甘涼／大根 辛涼／セロリ 甘涼／サラダ菜 苦涼／ゆり根 甘平

穀類・いも類・豆類
長いも 甘平／さつまいも 甘平／大豆 甘温

果物
みかん（果肉） 酸温／ゆず（果肉） 酸温

肉・魚介・卵・乳製品
かつお 甘温／いわし 鹹温／あさり 鹹寒／牡蠣 甘鹹平／しじみ 甘鹹寒／牛乳 甘涼／チーズ 甘涼

香辛料・その他
しそ 辛温／らっきょう 辛温／ごま 甘平／ハスの実 甘平

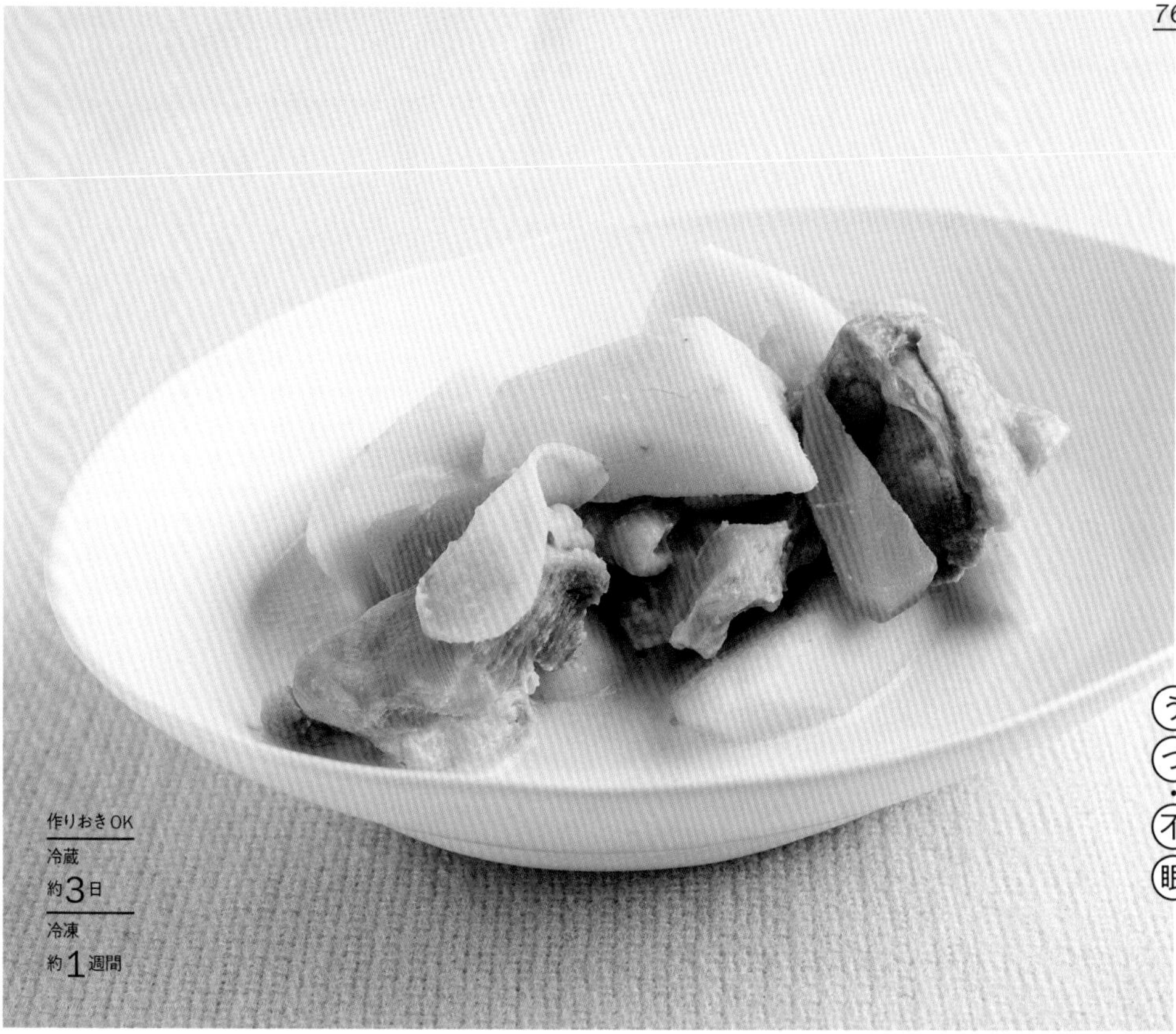

うつ・不眠

長いもと鶏肉の牛乳煮

陰

材料（２人分）

- 長いも……100g
- にんじん……40g
- 鶏もも肉……100g
- しょうが……10g
- 鶏がらスープ……1と1/2カップ
- 牛乳……150mℓ
- 塩……少々

作り方

1 長いもとにんじんは皮をむいて乱切りにし、鶏肉は一口大に切り、しょうがは薄切りにする。

2 鍋に**1**と鶏がらスープを入れて約30分煮込む。

3 最後に牛乳と塩を加えてひと煮立ちさせる。

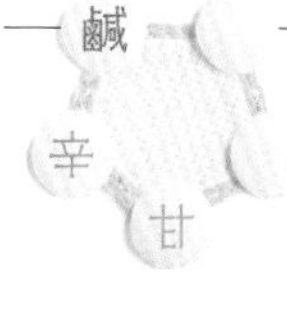

[**こんな組み合わせ**]滋養強壮食材の甘味の長いもは、体力だけでなく気力も増強。同じく甘味の鶏肉も気力体力を補います。さらに牛乳は心身の疲労を癒《い》やす効果も。3つの食材が相まってやる気や元気を養います。辛味で温性のしょうがと鹹《かん》(塩)味《み》の塩で三味配合の組み合わせ。

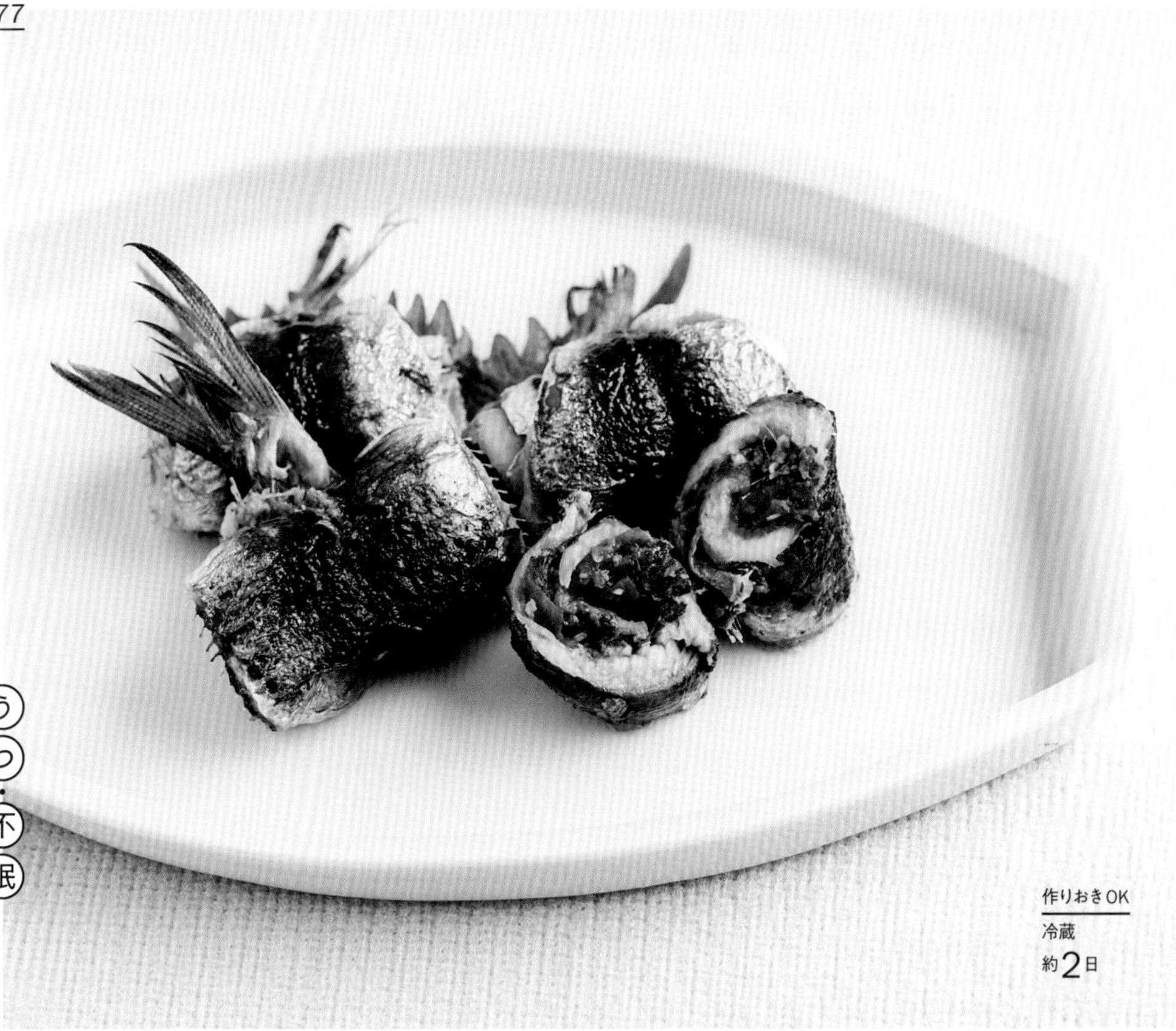

うつ・不眠

作りおきOK
冷蔵
約2日

いわしの梅肉焼き
陰

材料（2人分）
・いわし……小4匹
・青じそ……4枚
・梅干し……大3個
・酒……大さじ1
・なたね油……適量

作り方
1 いわしは頭を落として腹開きにし、内臓、骨、背びれを取る。青じそ2枚はせん切りにする。
2 梅干しは種を取り除き、包丁で叩いてペースト状にし、酒でのばす。
3 いわしの身のほうに**2**を塗り、せん切りにした青じそを等分に散らし、頭側から巻き、楊枝などでとめる。
4 フライパンになたね油を熱し、**3**を焼き、焼き色がついたらふたをして蒸し焼きにする。
5 楊枝をはずし、残りの青じそを敷いて皿に盛る。

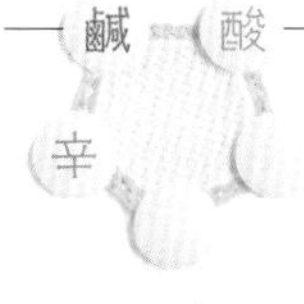

[**こんな組み合わせ**]「いわし百匹、頭の薬」といわれ、薬効の高いいわし（鹹〈塩〉味）は、イライラを鎮めるカルシウムがたっぷり。しそ（辛味）の爽やかな香りは気をめぐらせる効果が。また、うつのときは消化力が落ち胃腸が疲弊。疲労回復に働く酸味の梅干しも存在感を発揮。

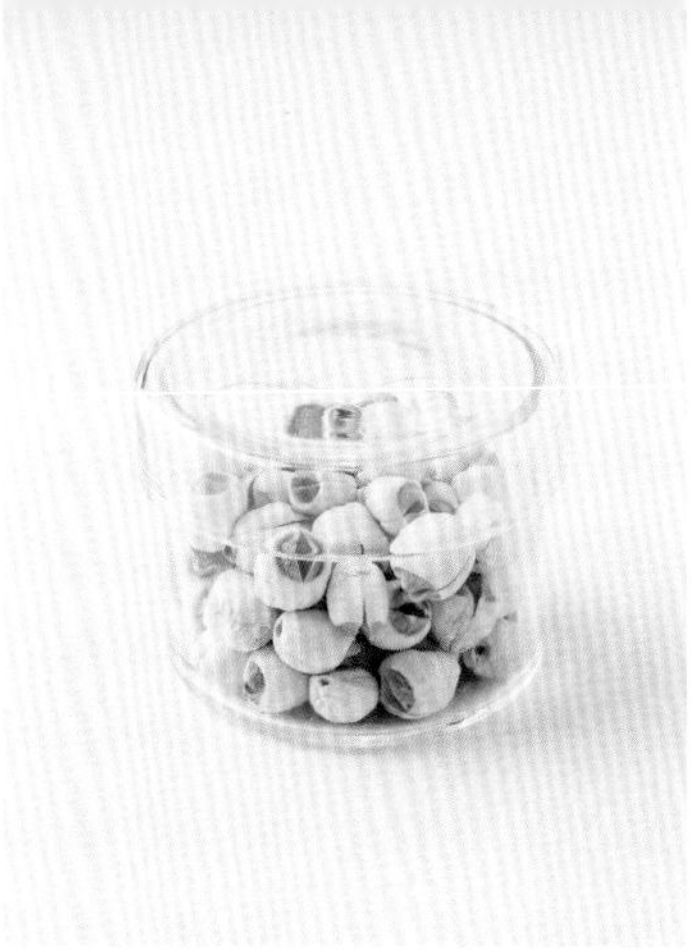

ハスの実

ハスの花が咲いたあとにできる実で、乾燥させたものは、中国では生薬《しょうやく》として用いられてきました。カルシウムが豊富なことから精神安定の薬効が高く、胃腸を整える働きも。中国やアジアでは、おかゆに入れるほか、おしるこなどのスイーツにも使われます。

鶏肉とハスの実炒め

陰

材料（2人分）

- ハスの実……30g
- 鶏もも肉……150g
- なたね油……適量
- ピーマン……1個
- 卵白……1/2個分
- 片栗粉……小さじ2弱
- ごま油……適量
- 鶏がらスープ……40mℓ
- 酒……小さじ1
- 塩……小さじ1/3

作り方

1 ハスの実は水に浸してもどし、熱湯で約15分やわらかく煮て水けをきる。

2 鶏肉はぶつ切りにし、フライパンに少し多めのなたね油を熱して揚げ焼きにし、油をきる。

3 ピーマンは種とへたを取って乱切りにする。

4 ボウルに卵白と水80 mℓ（分量外）を入れて溶きほぐし、片栗粉を加えてよく混ぜる。

5 鍋にごま油を熱し、**3**を炒め、鶏がらスープ、酒、塩を入れて混ぜる。

6 **1**と**2**を加えて混ぜ、最後に**4**を加えてとろみをつける。

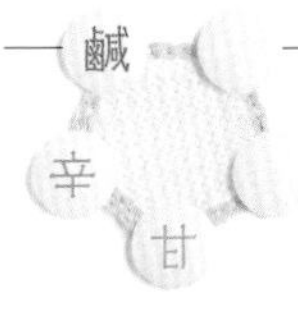

[**こんな組み合わせ**] イライラや不眠に効くハスの実（甘味）と、胃を活発にして気力体力を補う鶏肉（甘味）。鶏肉にはのどの渇きを癒《い》やす効果もあるので、緊張やストレスでのどが乾くという人にもおすすめ。また、辛味のピーマンには気をめぐらす働きも。鹹《かん》（塩）味《み》の塩もめぐりを促進。

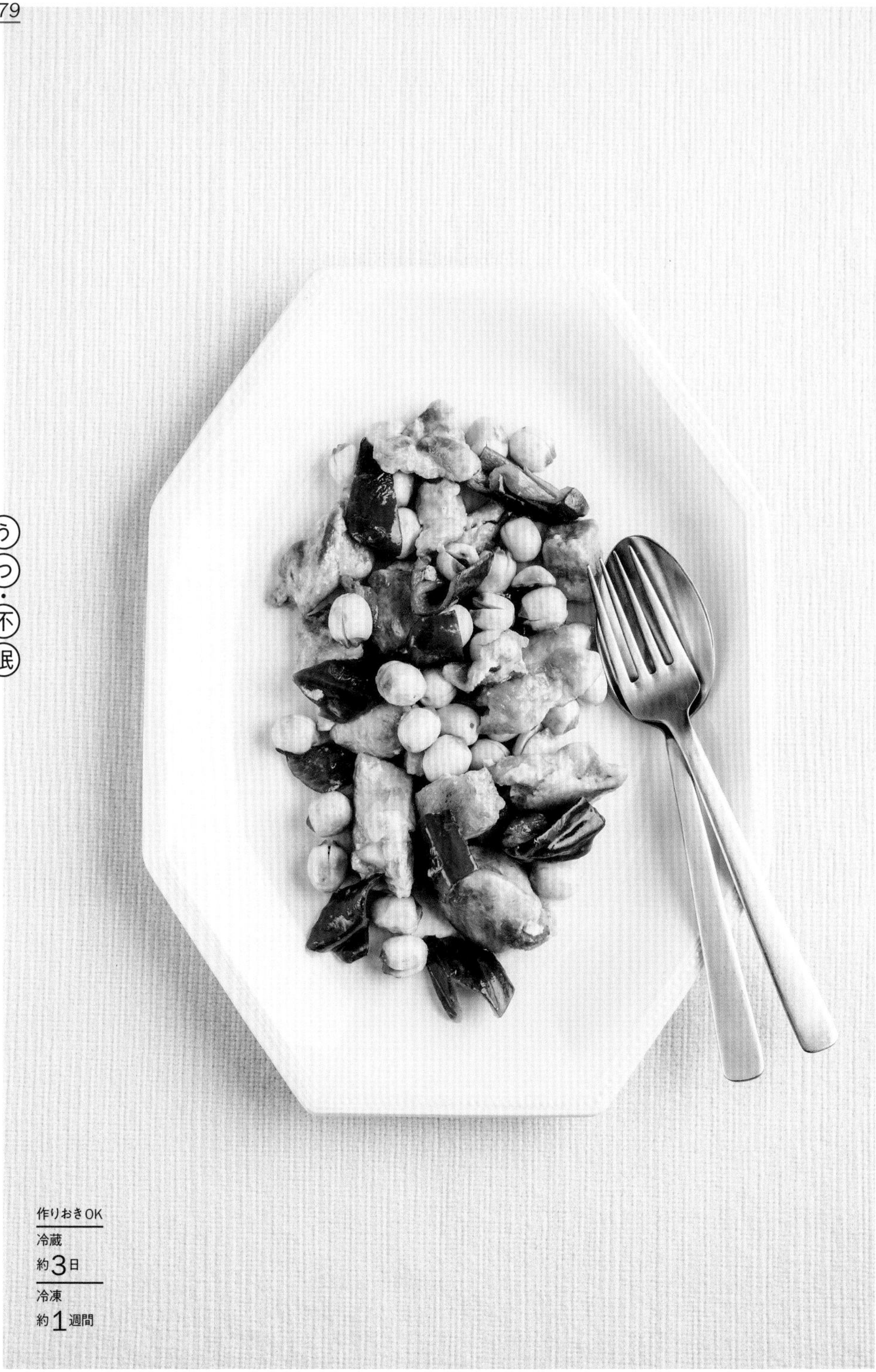

作りおきOK

冷蔵
約3日

冷凍
約1週間

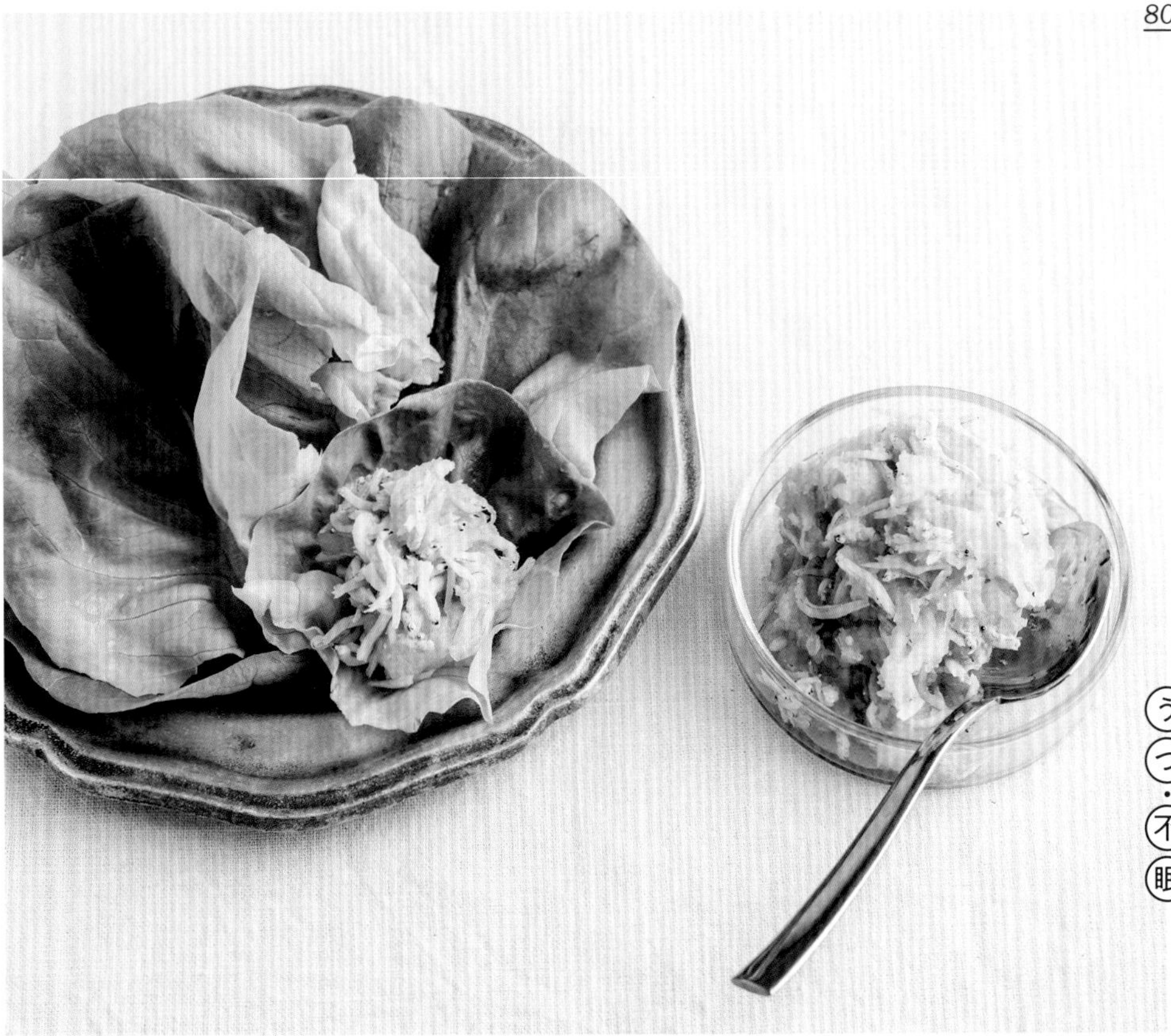

うつ・不眠

釜揚げしらすサラダ菜包み

陽

材料（2人分）

- ・釜揚げしらす……50g
- ・大根おろし……大さじ3
- ・ポン酢……適量
- ・サラダ菜……4〜8枚

作り方

1 しらすはさっと熱湯をかけて水けをきる。

2 大根おろしは軽く水けをきる。

3 ボウルに**1**と**2**を入れ、ポン酢で和える。

4 器にサラダ菜を盛り**3**を添える。サラダ菜に適量のせ、包んで食べる。

鹹　酸　辛　苦

[**こんな組み合わせ**]いわしの稚魚であるしらす（鹹《かん》〈塩〉味《み》）は、カルシウムが豊富でイライラを鎮める効果が期待できます。苦味のサラダ菜には排出を促す働きがあり、気づまり解消に役立ちます。のぼった気を下ろす大根（辛味）とめぐりを促進するポン酢（酸味）で効果アップ。

うつ・不眠

三種の芳香茶

陰

材料(ポット1杯分)

- ジャスミン茶の葉……5g
- 菊花(乾燥)……5g
- バラ茶の葉……5g
- 湯……3カップ

作り方

1 ポットにジャスミン茶、菊花、バラ茶を入れて分量の湯を注ぎ、3〜5分蒸らす。

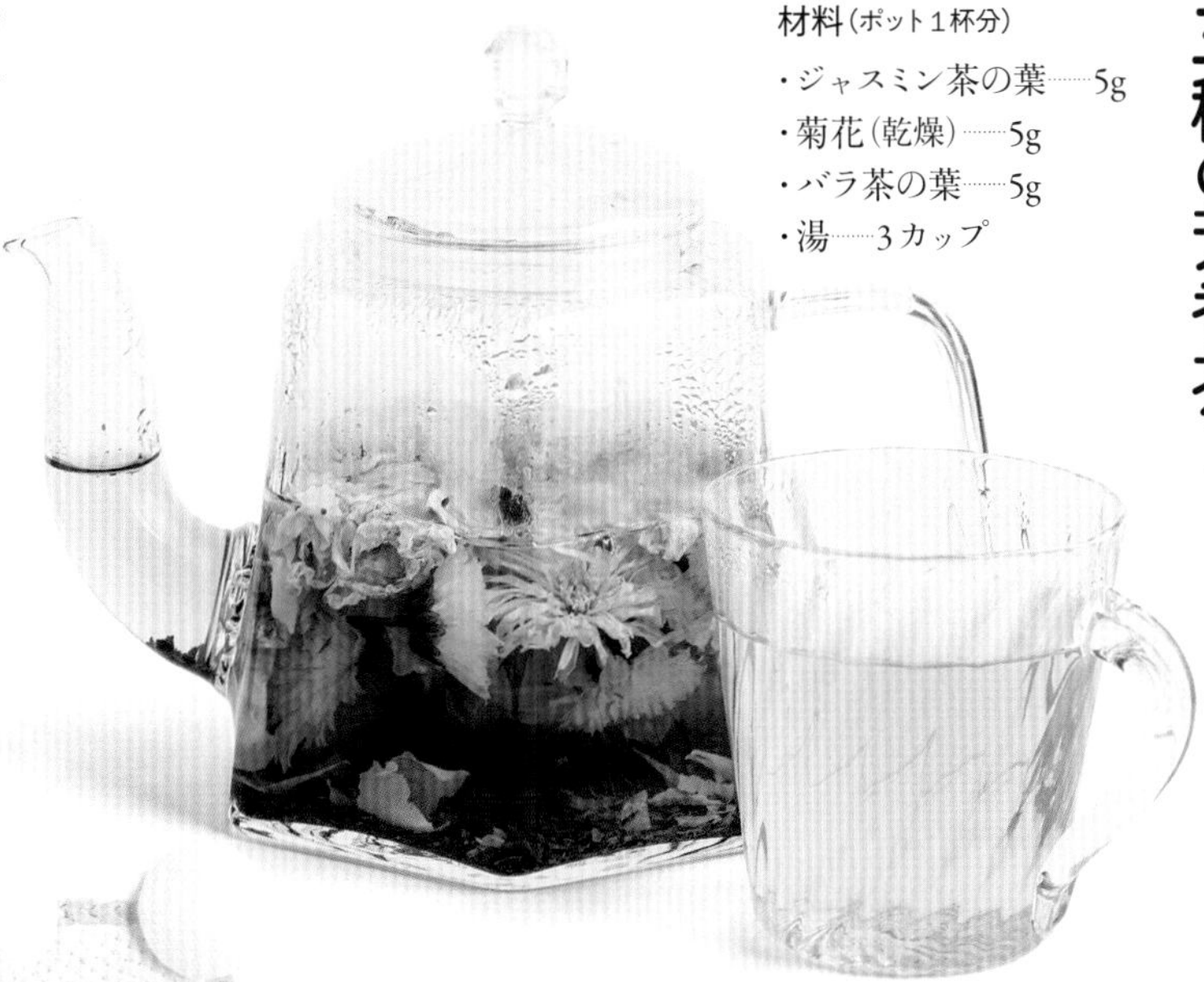

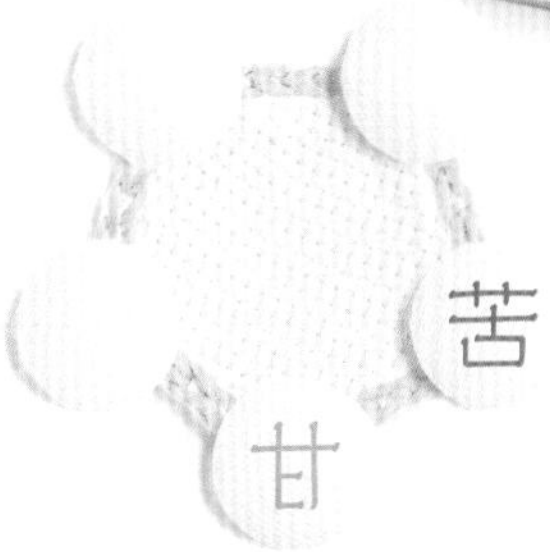

マーマレードロシア紅茶

陽

材料(1杯分)

- 紅茶(アッサム茶)の葉……3g
- 湯……160mℓ
- マーマレード(オレンジ)……適量

作り方

1 ポットに茶葉を入れて熱湯を注ぎ、3〜4分蒸らす。

2 カップにマーマレードを入れ、1を注いでよく混ぜて飲む。

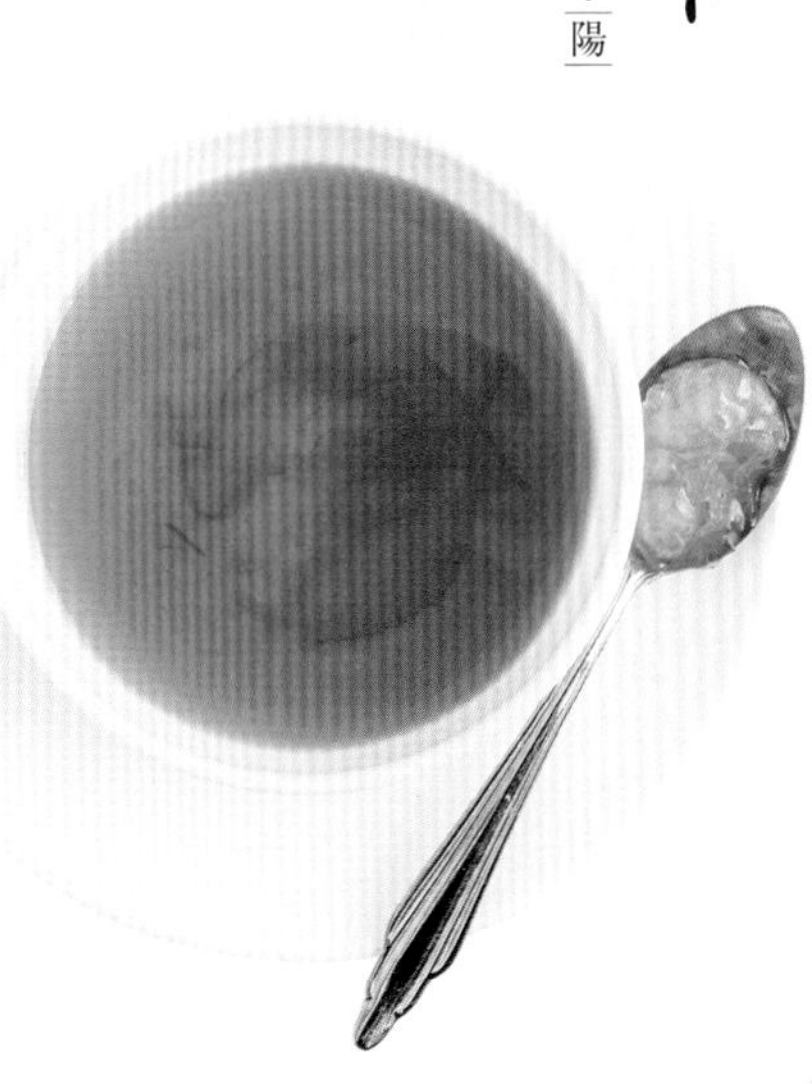

定番にしたい!

気をめぐらすお茶

不安やイライラ、沈んだ気持ちを香りで晴らして気づまりを解消する華やかなアロマのお茶でリラックス!

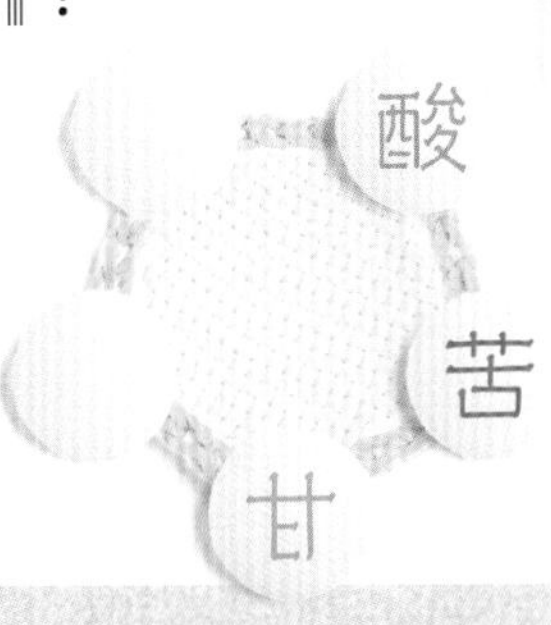

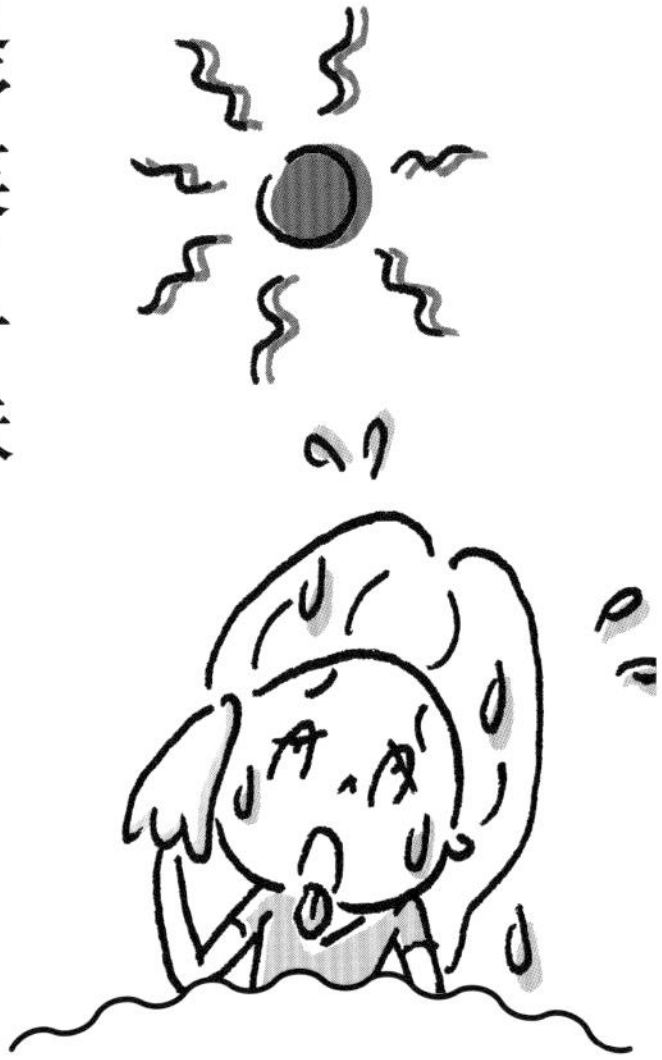

季節のお悩み―夏

夏バテ

日本の夏は暑さと湿気で超過酷！
食欲がない・消化が悪い・だるいなど
つらい症状の改善には胃腸の養生が大切

旬の夏野菜と甘味の食材が効果的

四方を海に囲まれ、梅雨のある日本は湿度が高く、夏はその湿気によるダメージが強く現れます。

夏は食欲が落ちたり、お腹をこわすことがよくありますが、これは胃腸が湿気の影響を受けやすいため。胃が重かったり、ガスがたまってお腹が張ったり、下痢をしたり。冷たいもののとりすぎで胃腸が冷えるのも夏バテの要因のひとつです。外気の湿度とともに胃腸内の湿気も上昇すると、臓器の機能が低下するといわれ、食欲不振、消化不良、下痢、だるさなど夏バテの症状を引き起こします。

夏バテ予防には、脾《ひ》（膵《すい》臓）・胃を助けるごはんなど甘味の食材や、体内の湿気を改善する利尿作用に優れた夏野菜をとること。きゅうりやゴーヤー、トマト、なす、すいかはほてった体を冷やして水分代謝も高めてくれます。

ただし、冷やしすぎは禁物。体を冷やす寒・涼性の食材は、しょうがやにんにく、ねぎ、玉ねぎといった温性で体を温める辛味の食材をたっぷり添えて食べましょう。

食欲がないときは消化のよいジュースにしたり、冷えがある人は温かいスープにするのがおすすめ。

みそや甘酒などの発酵食品も胃腸の働きを助け、体力を養って夏バテ防止に効果的です。

冷や汁

材料（4人分）

・あじの開き（干物）……1枚
・きゅうり……1本
・塩……適量
・みょうが……2個
・小ねぎ……3本
・青じそ……2〜3枚
・木綿豆腐……100g
・だし汁（冷やす）……4カップ
・みそ……100g
・白すりごま……大さじ3
・麦飯……適量

作り方

1 あじを焼き、頭と骨を取って身をほぐす。
2 きゅうりは薄い小口切りにして塩でもみ、水けを絞る。みょうが、小ねぎはそれぞれ薄い小口切りにし、青じそはせん切りにする。
3 豆腐は水きりする。
4 すり鉢にだし汁とみそを入れてすり混ぜ、**1**と**2**とごまを加え、豆腐をちぎりながら加えて混ぜる。
5 器に盛った麦飯に**4**をかけて食べる。

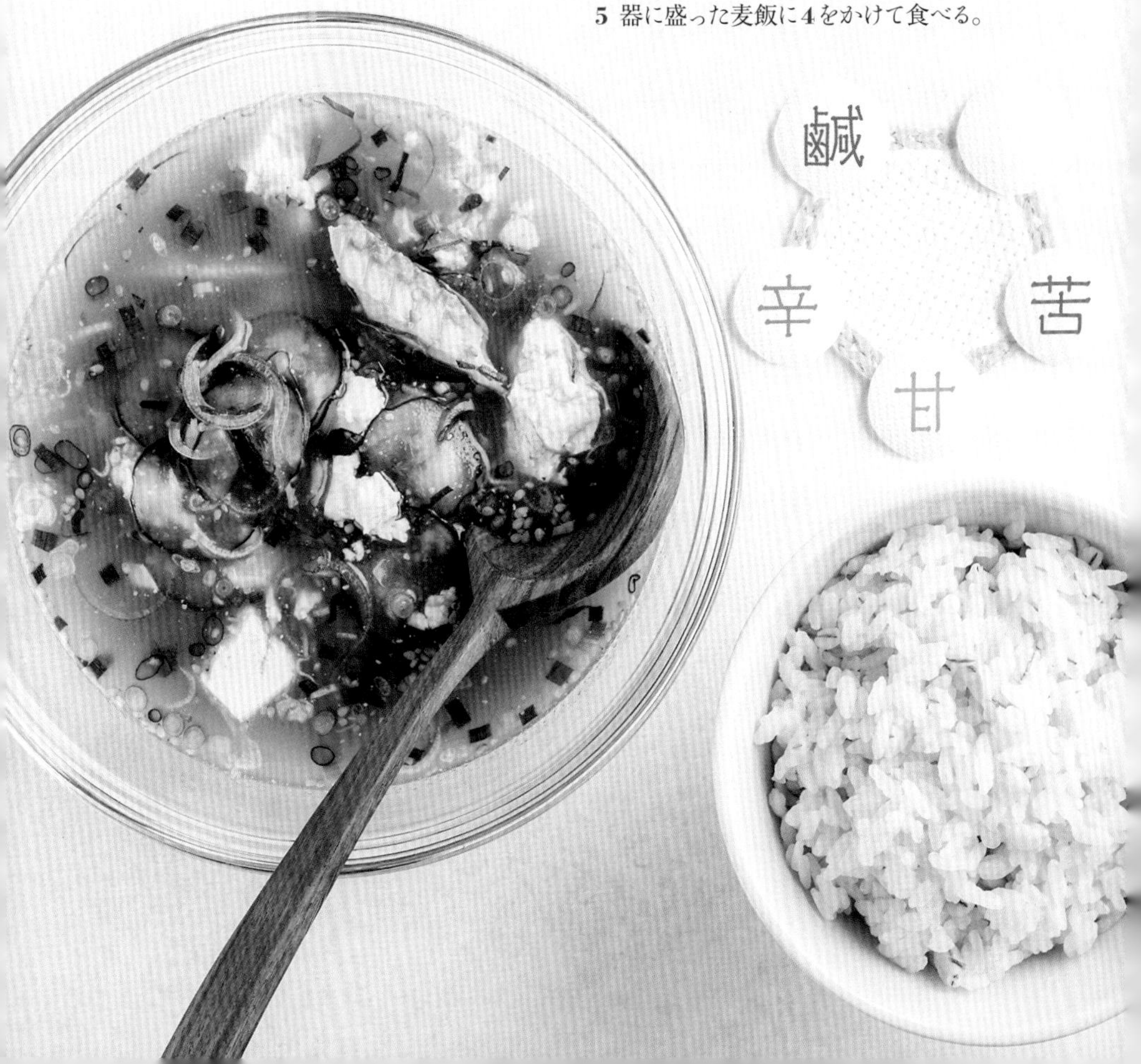

夏バテ

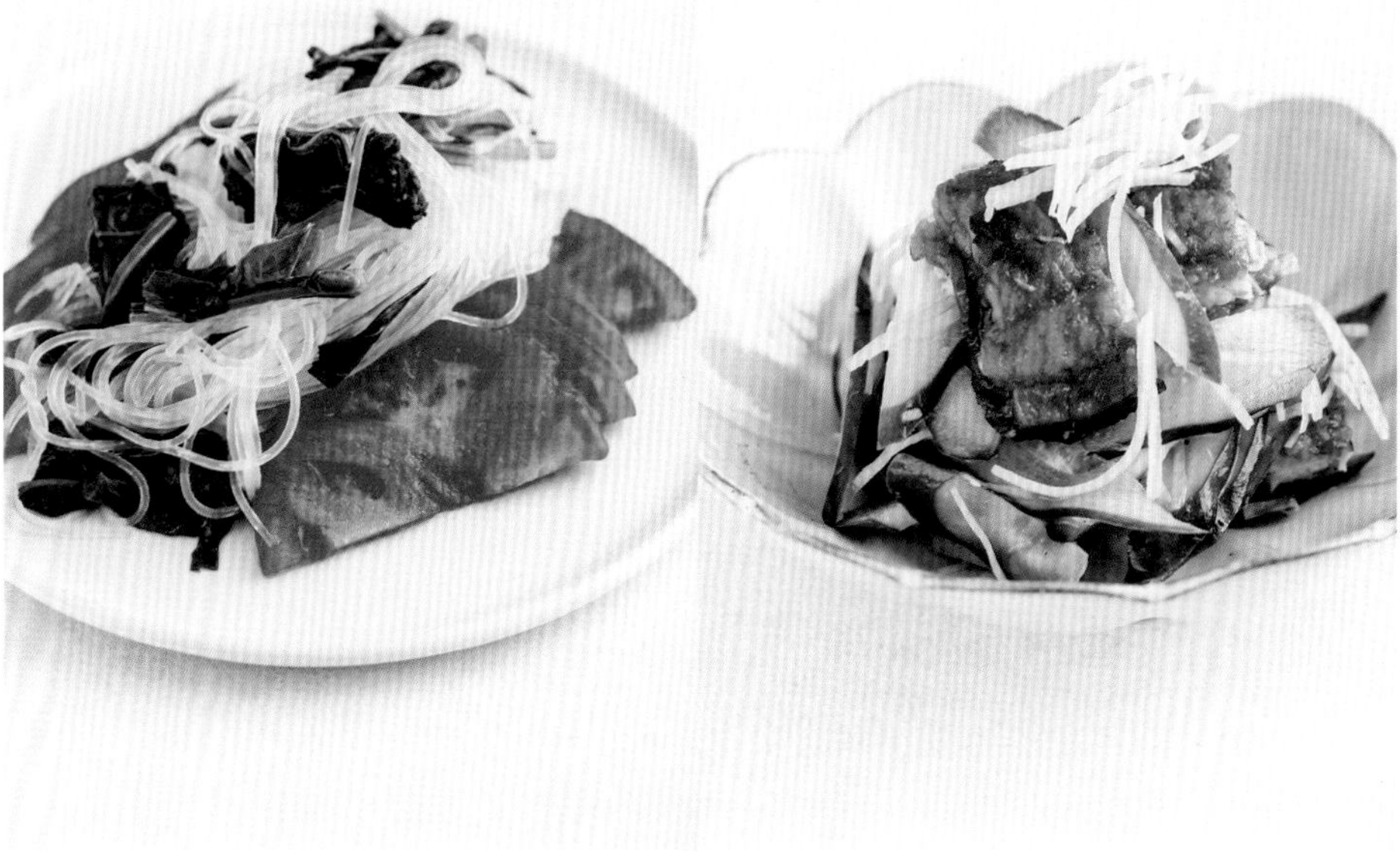

青菜と春雨とトマトのサラダ

材料（2人分）

- ・緑豆春雨……50g
- ・青菜……100g
- ・トマト……小1個
- ・塩……ひとつまみ
- ・砂糖……小さじ1
- ・酢……小さじ1

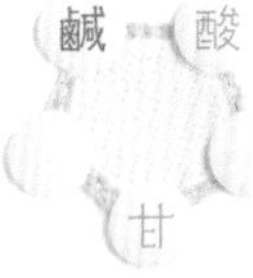

作り方

1 春雨は水でもどして約5分ゆで、水けをきって6cm長さに切る。青菜はゆでて水けを絞って冷まし、3cm長さに切る。トマトは湯むきし、薄切りにする。

2 ボウルに塩、砂糖、酢を入れて混ぜ合わせ、春雨と青菜を加えて和える。

3 器にトマトを並べ、**2**を盛る。

うざく

材料（2人分）

- ・きゅうり……1本
- ・塩……適量
- ・しょうが……1かけ
- ・うなぎの蒲焼……1/2尾
- ・酒……少々

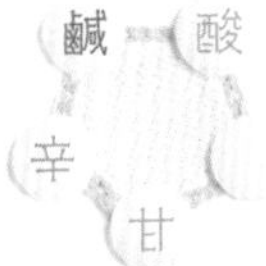

A

- ・だし汁……大さじ2
- ・酢……大さじ1
- ・薄口しょうゆ……小さじ1
- ・みりん……小さじ1

作り方

1 きゅうりは縦半分に切り、斜め薄切りにし、塩もみをする。しょうがはせん切りにする。

2 ボウルに**A**を入れて混ぜ、きゅうりの水けをしっかり絞ってしょうがと加えて混ぜる。

3 うなぎは1〜2cm幅に切り、酒をふりかけ、フライパンでふっくらするまでじっくり焼く。

4 **2**に**3**を加えて混ぜ合わせる。

夏バテ

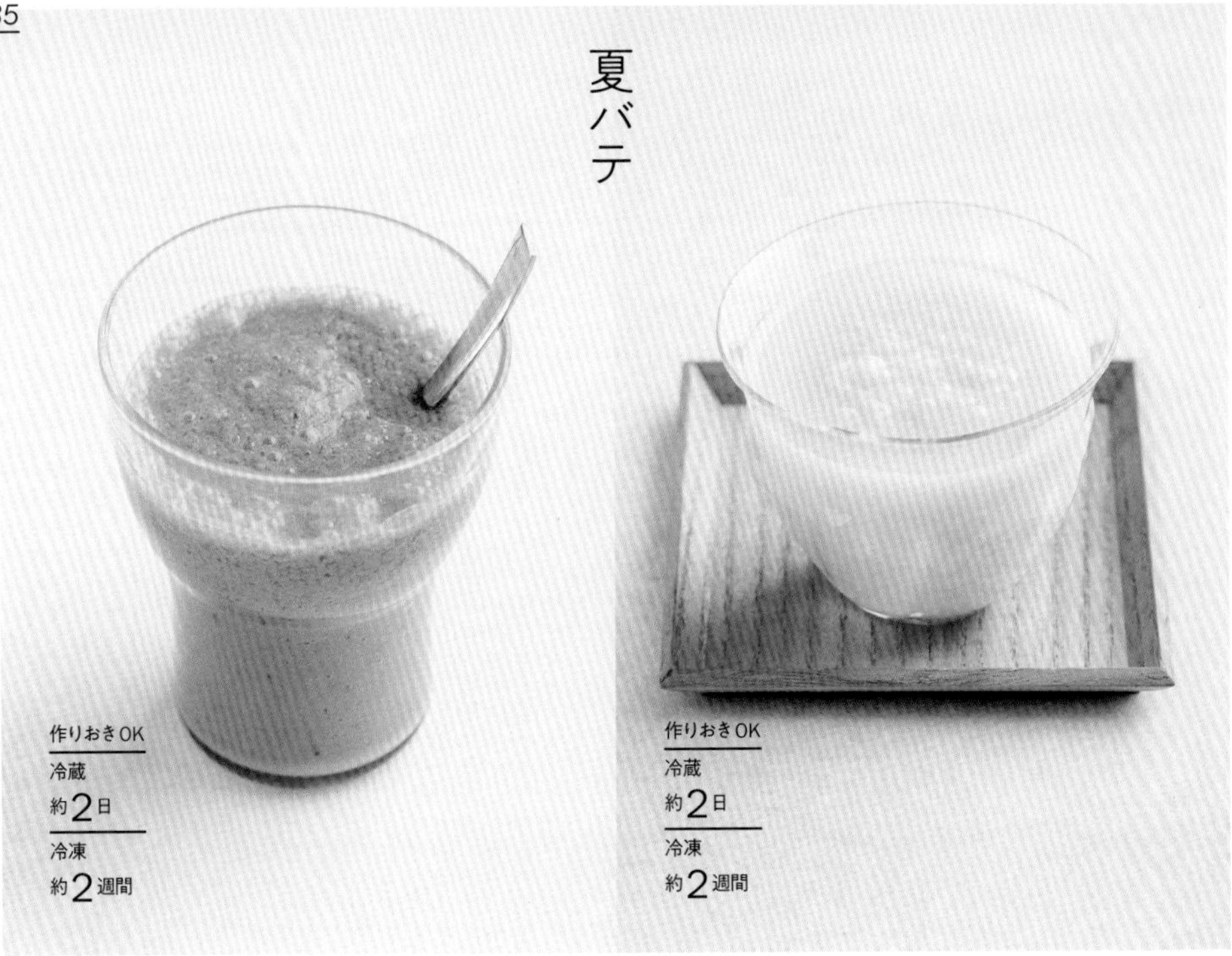

夏野菜のスムージー

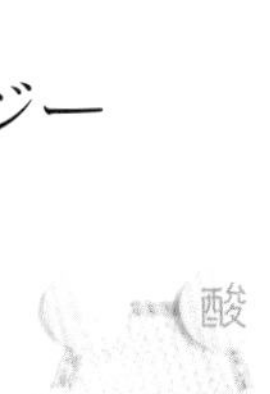

材料（2杯分）

・トマト……大1個
・パプリカ（赤）……1/6個
・玉ねぎ……1/8個
・セロリ……1/3本
・きゅうり……1/2本
・オリーブオイル……大さじ1と1/2
・ワインビネガー……大さじ1/2
・塩・こしょう……各少々

作り方

野菜類はぶつ切りにし、材料すべてをフードプロセッサーまたはミキサーにかける。

甘酒ドリンク

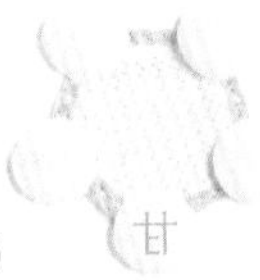

材料（作りやすい分量）

・ごはん……茶碗2杯（約320g）
・ぬるま湯（60℃以下）……4カップ
・米麹……150～200g

作り方

1 保温した炊飯器にごはん、分量のぬるま湯を加えてよく混ぜ、60℃を保つ。
2 **1**に米麹を加えてよく混ぜ、保温の状態のままふたを開け、ぬれ布巾をかけて8時間おく。
＊途中で布巾が乾いたらぬらして絞ってかける。

8. 肥満

原因

さまざまな滞りが太りやすくする

肥満の原因は滞り。ストレスなどで気が停滞し、つい食べすぎて食べたものが胃腸でさらなる停滞を起こしている陽の人に多いタイプと、水分代謝が悪いために余分な水がたまる、いわゆる水太りや、冷えや生理不順などで血流が滞る陰の人に多いタイプがあります。

いずれも、その滞りが原因で新陳代謝が低下し、脂肪が燃えにくく太りやすい体質になっていると考えられます。

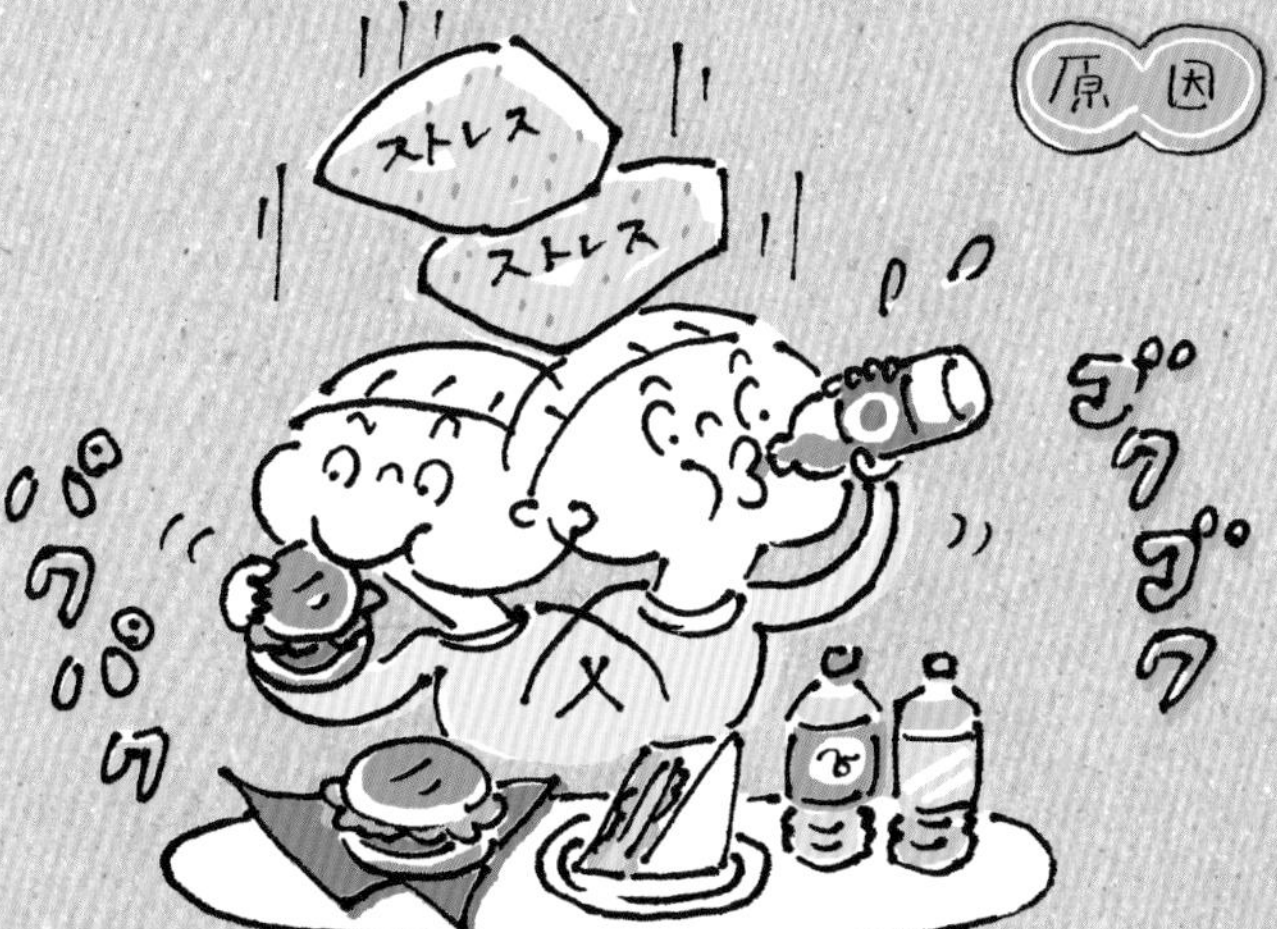

おすすめ食材

食物繊維が豊富な海藻類や香辛料を

腸内の老廃物を一掃してくれる食物繊維豊富なしいたけやこんにゃくは、低カロリーでダイエットには最適。同じく食物繊維を豊富に含むひじきは利尿作用にも優れ、水太りに効果的です。

唐辛子、しょうがのほか、カレー粉をはじめとしたスパイス類などの香辛料は、体を温めて血のめぐりをよくし、新陳代謝も活発に。

また、気をめぐらし血行も促進するゆずやきんかんもおすすめ。

スパイスは血液と気の流れを整えて代謝アップ！

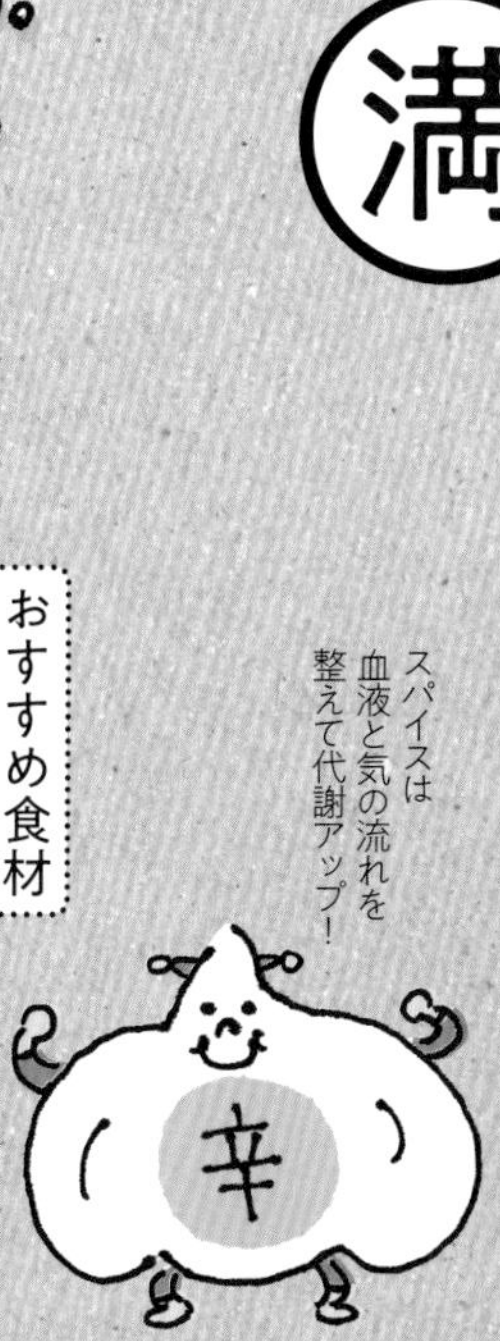

対策
代謝を上げる食材で滞りを解消

気が停滞して食べすぎている人は、スパイスで気をめぐらし、食物繊維豊富な野菜やきのこ、海藻類で胃腸にたまった食べかすの排出を促しましょう。また、酸味の食材は食べたものの分解とエネルギー変換に働くので、きのこや海藻と一緒に食べると効果的。

水太りタイプは、利尿作用のある豆類や海藻類を。血液の滞りは冷えを改善して血流を促す辛味の食材や造血に働く緑の野菜を。

有酸素運動も併せて行えばダイエット効果もアップします。

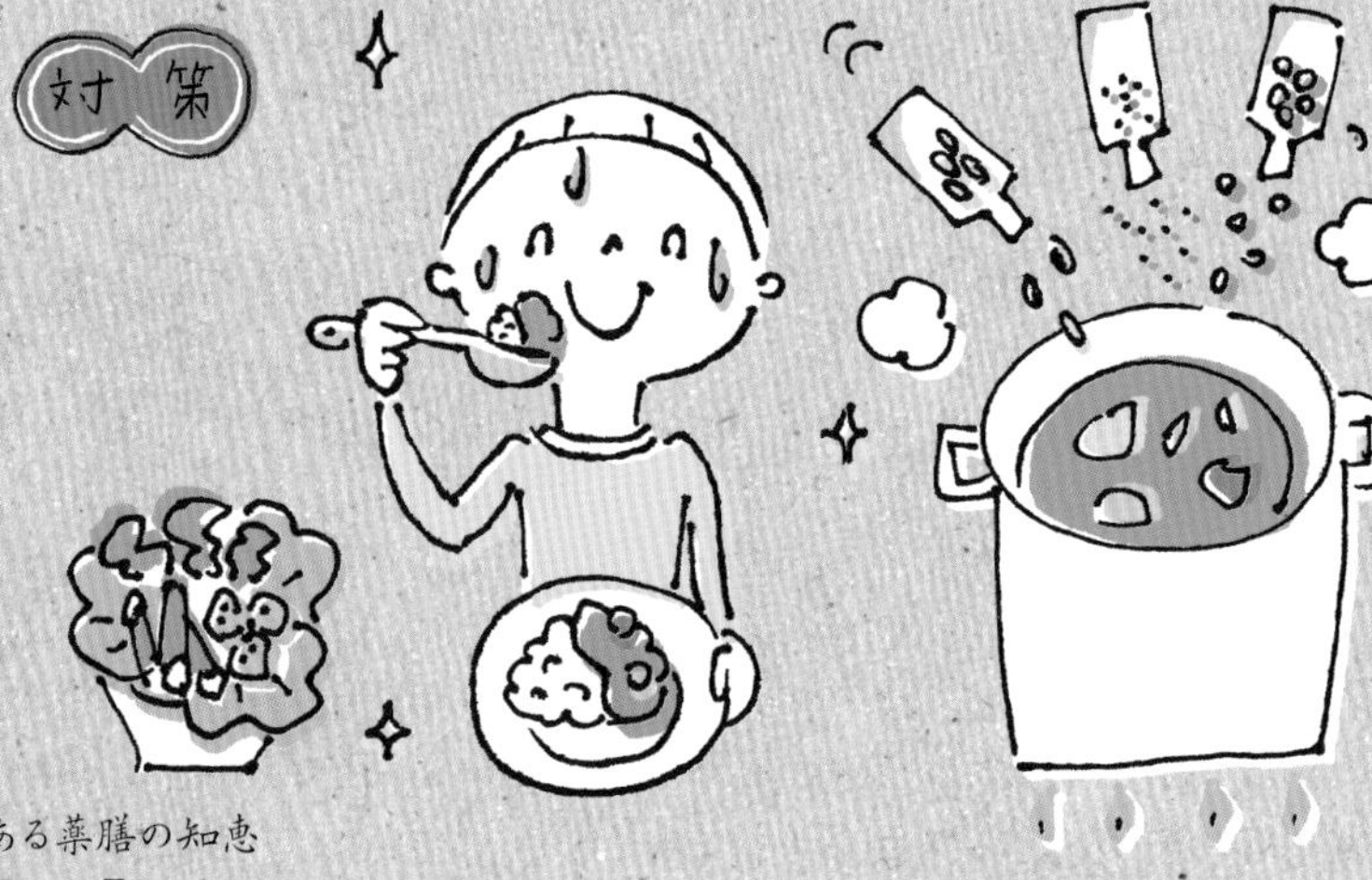

野菜・きのこ・海藻
ごぼう 苦寒／れんこん 甘平／春菊 甘辛平／しいたけ（生）甘平（乾）甘温／えのきたけ 甘平／ひじき 鹹寒

穀類・いも類・豆類
玄米 甘涼／大麦 鹹涼／大豆 甘温／小豆 甘平

果物
ゆず（果肉）酸温／きんかん 酸温

香辛料・その他
唐辛子 辛熱／しょうが 辛温／カレー粉 辛温／こんにゃく 甘寒／おから 甘涼／納豆 甘鹹温

昔からある薬膳の知恵
梅干し入り麦飯おにぎり

麦飯（鹹《かん》〈塩〉味《み》＋甘味）は食物繊維が豊富で消化がよく、糖の吸収がおだやか。梅干しの酸はエネルギー変換を助けて脂肪蓄積を防ぎます。塩（鹹味）で結べば腎《じん》に働き、たくあん（辛味）と緑茶（苦味）を添えれば五味がそろいます。敬遠されがちな穀類も、じつは薬膳の理にかなったダイエット食。

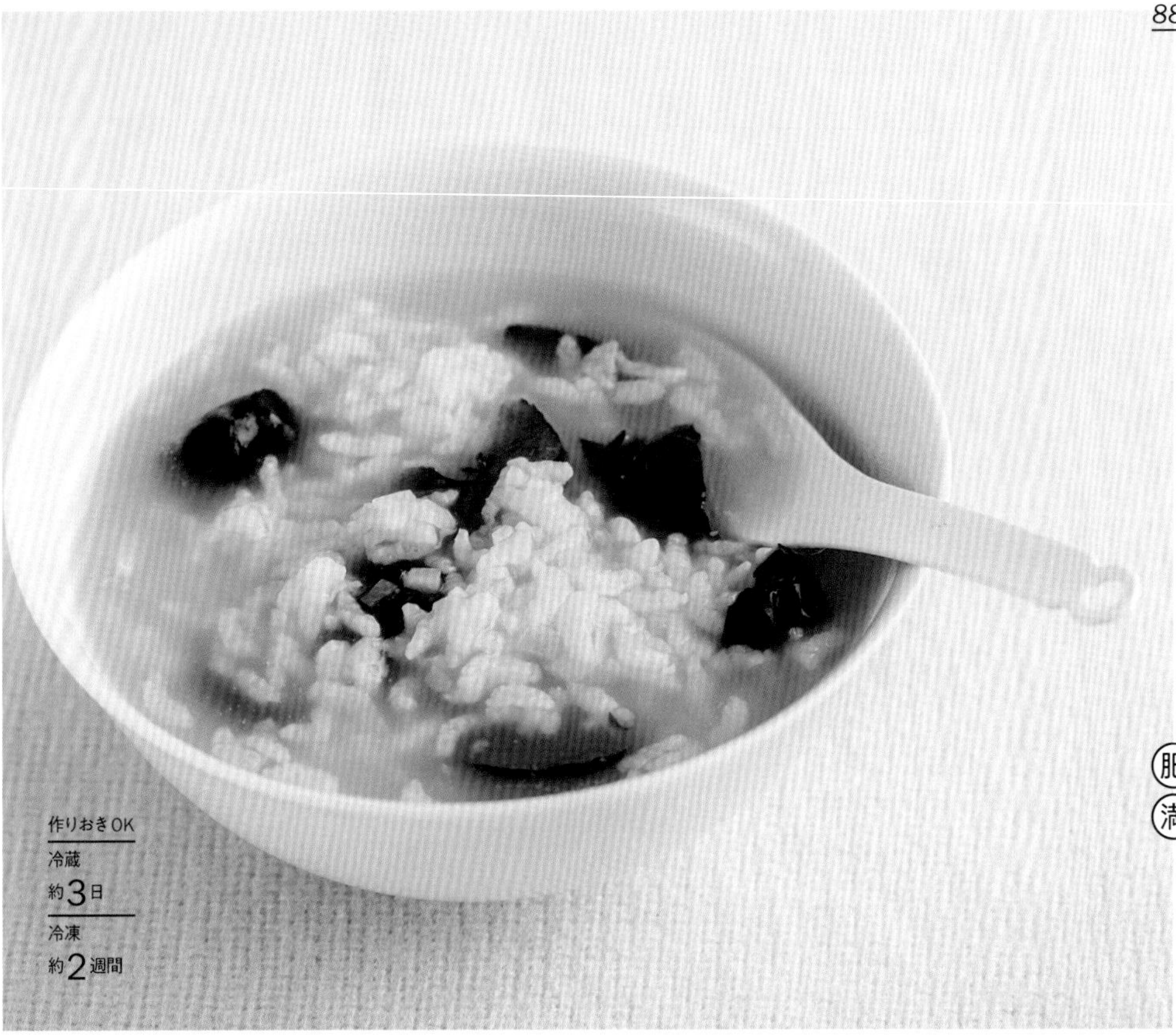

作りおきOK
冷蔵
約3日
冷凍
約2週間

肥満

しょうがとなつめのおかゆ

陰

材料（2人分）

- ・しょうが……1/2かけ
- ・米……100g
- ・なつめ（乾燥）……5個
- ・水……2ℓ
- ・塩……少々

作り方

1 しょうがはみじん切りにする。

2 米は洗ってざるに上げる。なつめは洗う。

3 鍋に**1**、**2**、分量の水を入れてふたをし、強火にかける。煮立ったら弱火にして、ときどきかき混ぜながら、米がやわらかくなるまで炊く。

4 器に盛り、塩をふって食べる。

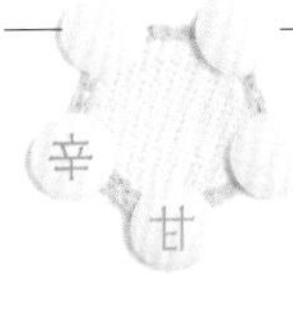

［**こんな組み合わせ**］辛味のしょうがの温め効果で、肥満の原因となる滞りを解消。脾《ひ》・胃を助ける甘味のなつめは、血流を改善し、水分代謝を促して流れをスムーズに。相乗効果で体全体の余分な水分や血のめぐりを促してくれます。さらにねぎを加えると、代謝アップに効果的。

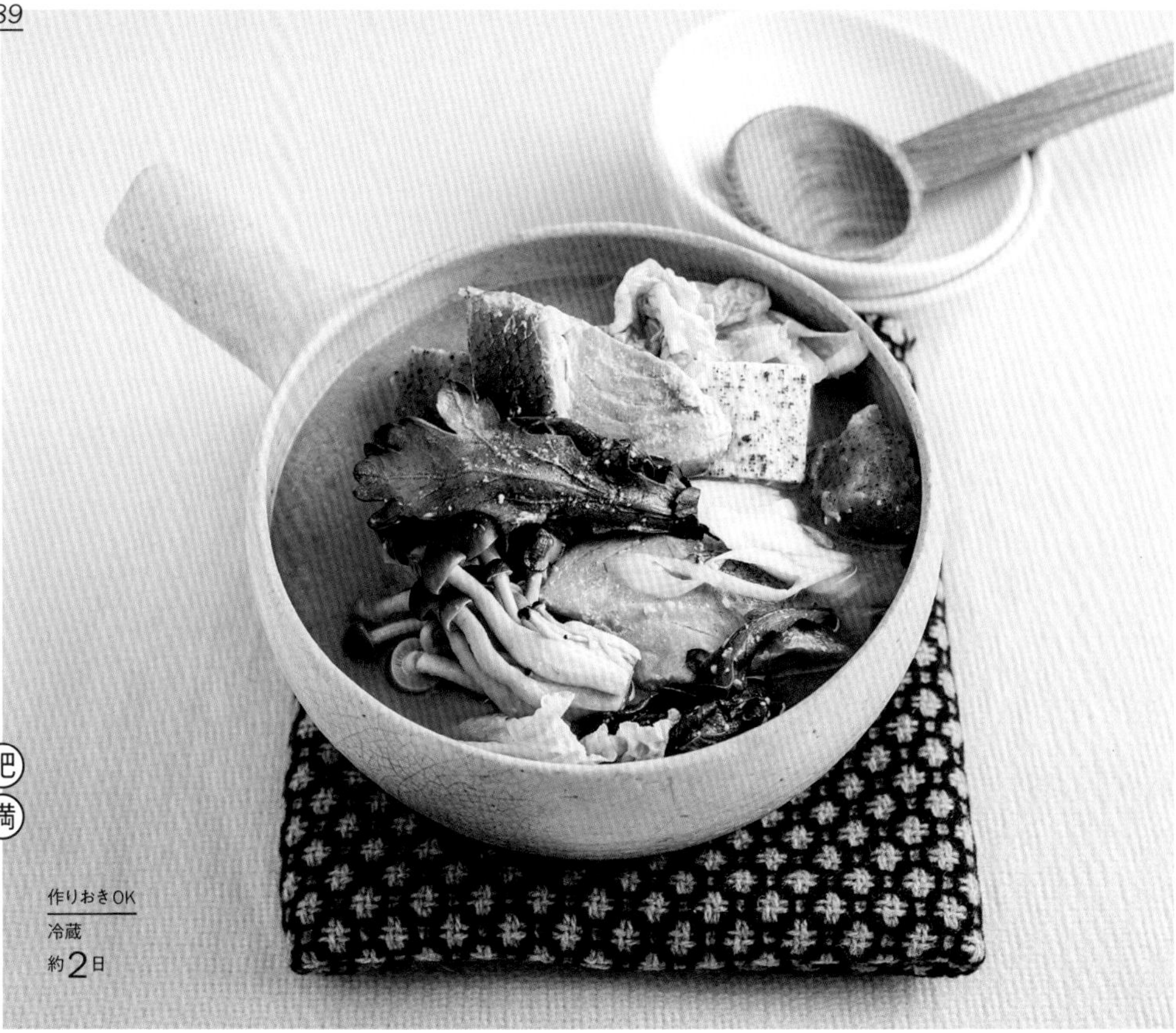

肥満

作りおきOK
冷蔵
約2日

鮭と野菜鍋

陰

材料（2人分）

- 生鮭……2切れ
- 春菊……1/2束（100g）
- ねぎ……1/2本
- 白菜……1/8株
- しめじ……1/2パック
- 焼き豆腐……150g
- こんにゃく……1/2枚
- だし汁……2と1/2カップ
- 酒粕……80g
- みりん……大さじ2
- みそ……40g

作り方

1 鮭はぶつ切りにし、さっと湯をかける。

2 野菜と豆腐は食べやすい大きさに切り、しめじは石づきを取って小房に分ける。白菜は芯の部分を分ける。

3 こんにゃくは手で一口大にちぎり、熱湯で1～2分ゆでて水けをきる。

4 だし汁を少量温めてボウルに入れ、酒粕をちぎって入れてふやかし、よく溶く。

5 土鍋または鍋に残りのだし汁、4、みりん、こんにゃく、白菜の芯の部分、ねぎを入れて火にかけ、煮立ったら鮭と残りの材料、みそを入れて味がなじむまで煮る。

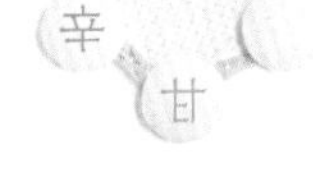

［**こんな組み合わせ**］脾《ひ》・胃を助ける鮭、春菊、白菜といった甘味の食材たっぷりの鍋は、食べすぎで落ちている消化力を上げ、代謝アップを助けます。辛味の酒粕やめぐりを促進する鹹《かん》（塩）味《み》のみそで体を温め、効果は倍増。こんにゃくやきのこの食物繊維は便秘解消にも有効です。

作りおきOK
冷蔵
約2日

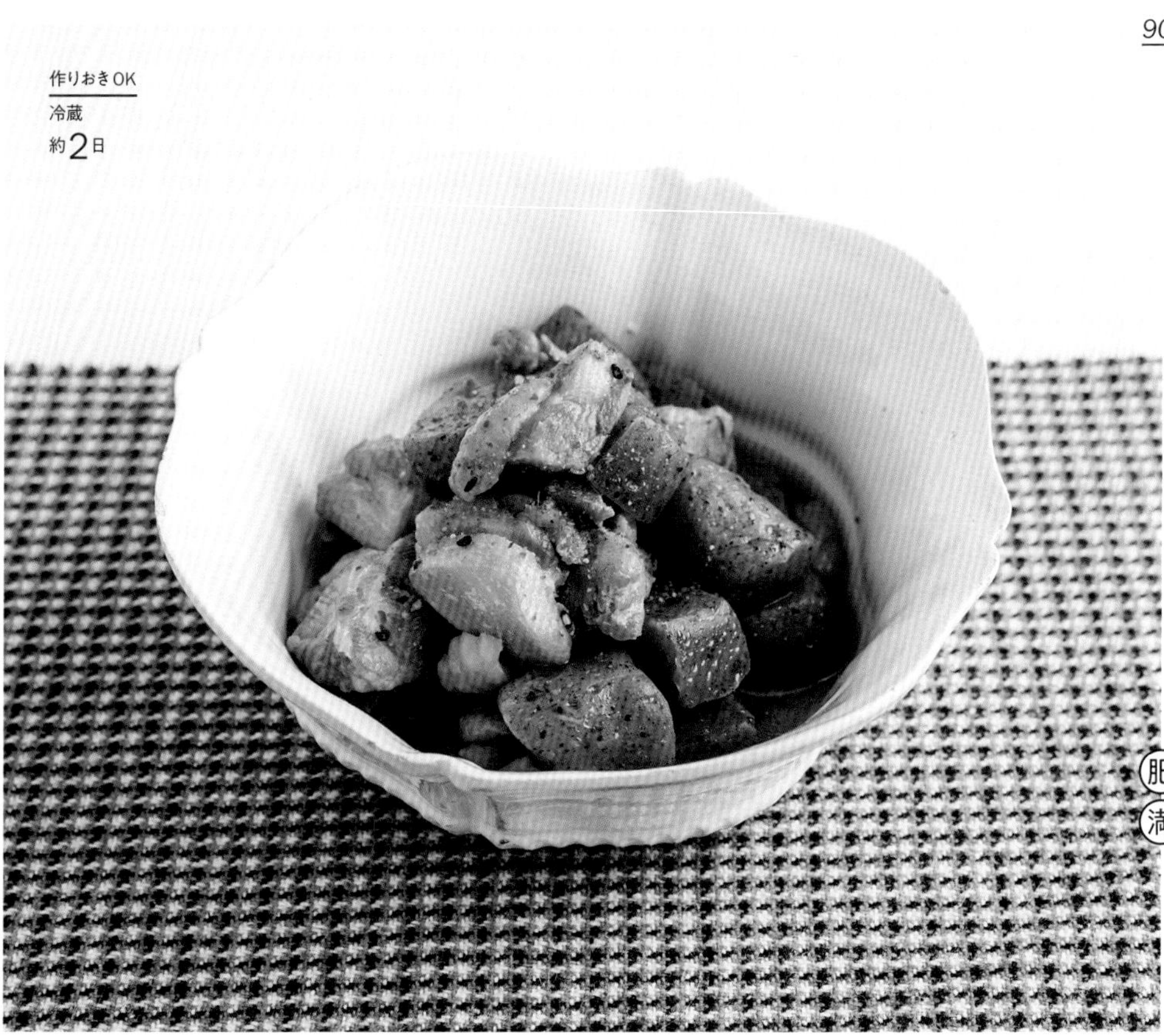

肥
満

鶏肉とこんにゃく煮

陽

材料（2人分）

・鶏もも肉……大1/2枚（150g）
・こんにゃく……1/2枚
・七味唐辛子……少々

A

・しょうゆ……大さじ1/2
・みりん……大さじ1/2
・ごま油……大さじ1

B

・だし汁……1/2カップ
・みりん……大さじ1
・しょうゆ……大さじ1
・砂糖……小さじ1/2

作り方

1 鶏肉は2〜3㎝角に切って**A**をもみ込み約5分おく。こんにゃくは一口大にちぎってさっとゆでる。

2 フライパンにごま油少々（分量外）を熱して鶏肉を炒め、色が変わったらこんにゃくを加えて全体に油をなじませる。**B**を加え、煮立ったらふたをして約10分煮る。

3 ふたを取ってフライパンを揺すりながら汁けをとばし、煮汁が1／4量くらいになったら火を止め、七味唐辛子をふる。

鹹
辛
甘

［**こんな組み合わせ**］ローカロリーで血糖値やコレステロール値を下げる働きのあるこんにゃくと、胃の働きを活発にする鶏肉の、甘味の取り合わせ。働きを高め合う辛味の七味唐辛子は、カプサイシン効果で代謝アップも期待でき、三味配合をつくる鹹《かん》（塩）味《み》のしょうゆもポイント。

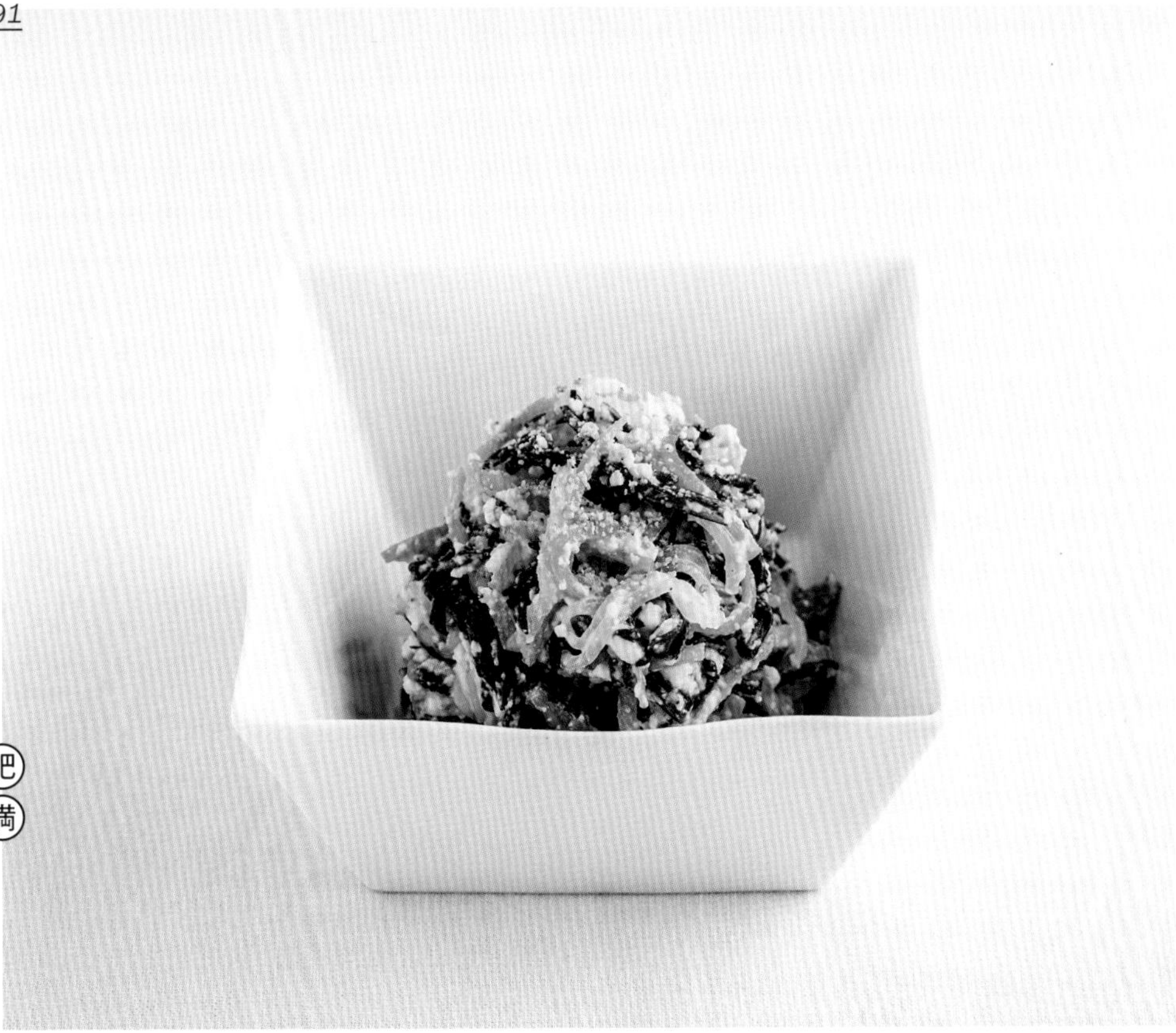

肥満

春菊としらたきの白和え

陽

材料（作りやすい分量）

- 春菊……1/2束（100g）
- にんじん……40g
- しらたき……100g
- 木綿豆腐……100g
- 塩……少々

A

- だし汁……大さじ3
- 白すりごま……大さじ1
- 白みそ……小さじ2
- 砂糖……大さじ1

作り方

1 春菊はさっと塩ゆでして水けを絞り、食べやすい大きさに切る。にんじんはせん切りにしてゆでる。しらたきは食べやすい大きさに切って湯通しする。

2 豆腐は水きりし、ボウルに入れてスプーンでつぶし、**A**を加えて混ぜ、**1**を加えて和える。

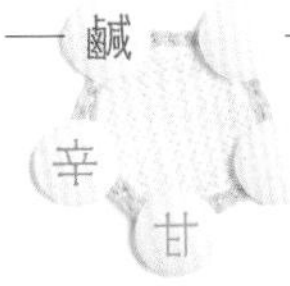

［**こんな組み合わせ**］春菊（甘辛味）の濃い緑色はコレステロールを下げる効果があるといわれ、脾《ひ》・胃を整えて便通や利尿に働きかけます。和え衣の豆腐（甘味）は体の熱をとるので、熱がこもって便秘になり代謝が滞る肥満におすすめ。鹹（塩）味のみそで三味配合が完成。

定番にしたい！代謝を高める発散カレー

スパイスで代謝アップ！
水分代謝が悪い陰タイプはビーフカレー、
脂肪代謝が悪い陽タイプは野菜カレー。

肥満

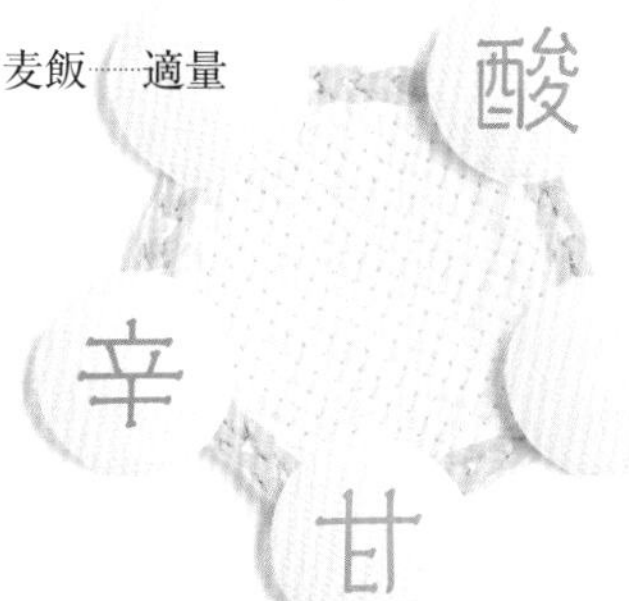

ビーフカレー

陰

材料（4人分）

A
- 玉ねぎ……2個
- にんにく……1かけ
- しょうが……1かけ

- なたね油……適量
- 牛ロースかたまり肉……350g

B
- 塩・こしょう……各適量
- カレー粉……大さじ1と1/2

- コンソメスープ……560mℓ
- 小麦粉……大さじ5
- カレー粉……大さじ1と1/2

C
- マンゴーチャツネ……大さじ2
- りんご（皮ごとすりおろす）……2/3個分
- トマトケチャップ……大さじ1と1/2
- ウスターソース……大さじ1と1/2
- 塩……少々

- 麦飯……適量

作り方

1 Aはすべてみじん切りにし、なたね油を熱したフライパンであめ色になるまで炒める。

2 牛肉は4～5cm角に切ってBをまぶし、なたね油少々を熱した鍋で表面全体に焼き色をつけるように焼く。コンソメスープを注ぎ、ふたをして弱火で煮込む。

3 別の鍋になたね油少々を熱し、小麦粉がほのかに色づくまで炒め、カレー粉を加えて火を止め、混ぜ合わせる。**2**の煮汁をダマにならないように少しずつ加えてのばす。

4 **3**に**1**を加えてよく混ぜ、**C**を加えてさらに混ぜ、**2**に加えて約1時間煮込む。器に盛った麦飯にかける。

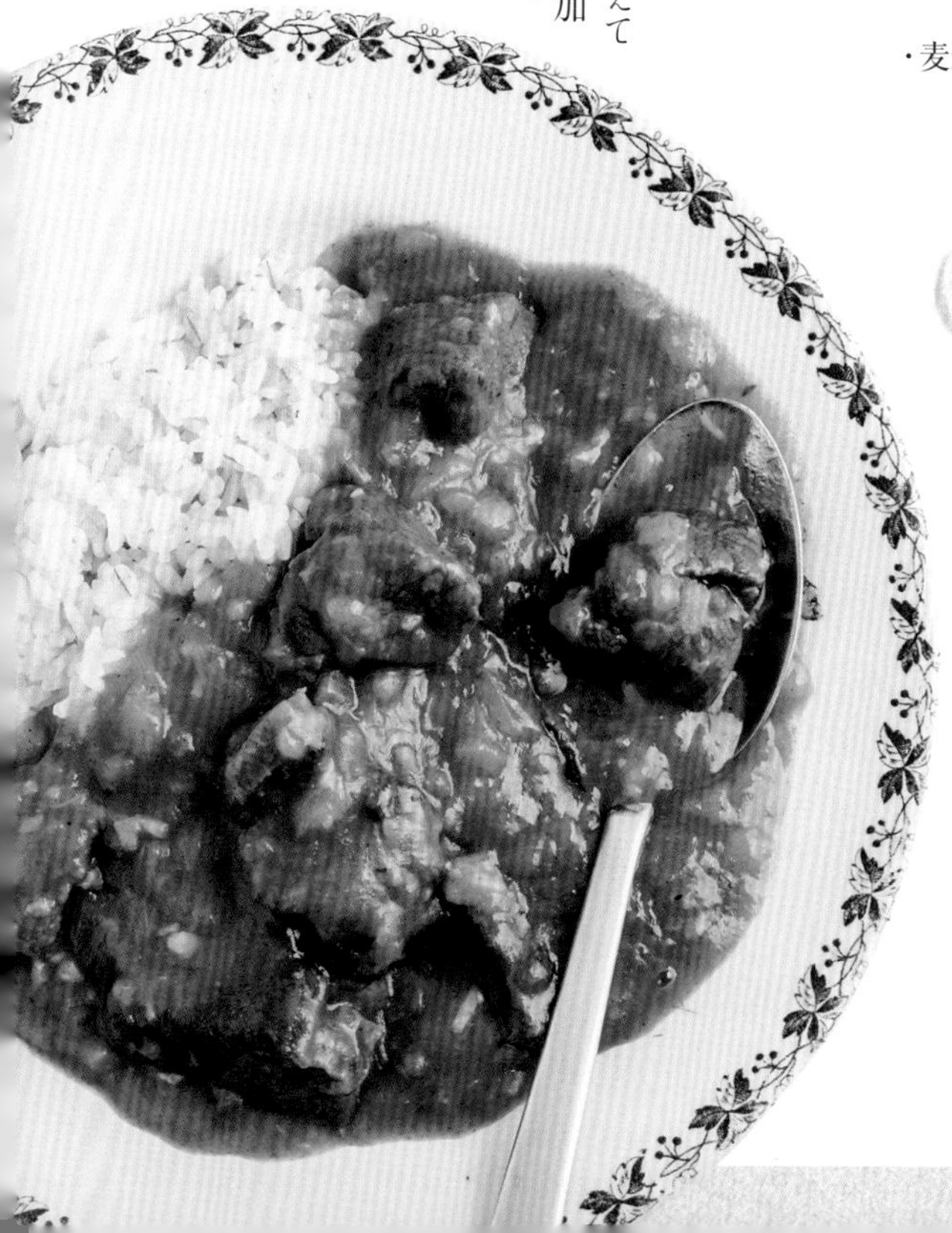

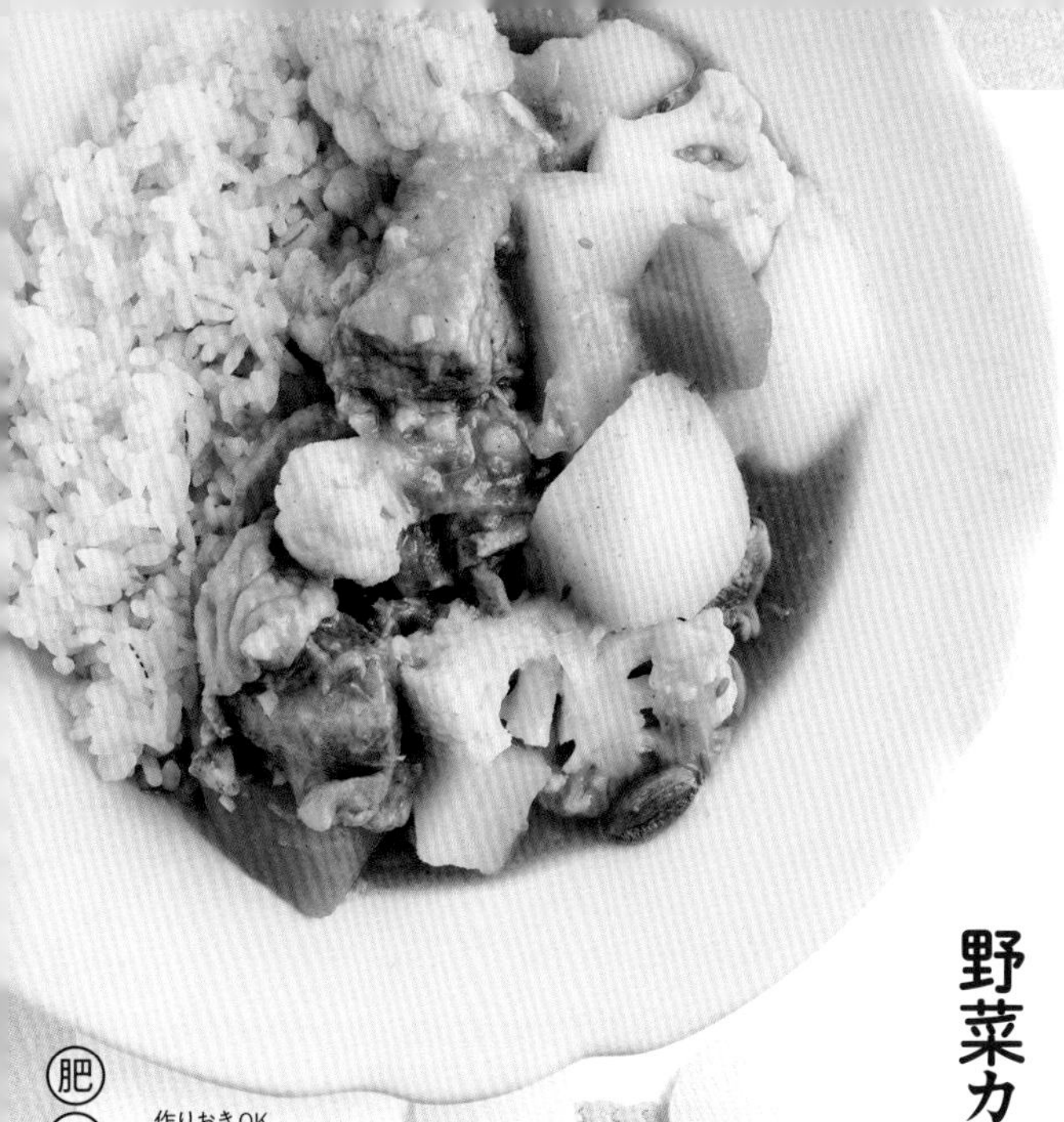

野菜カレー

陽

肥
満

作りおきOK
冷蔵
約4日

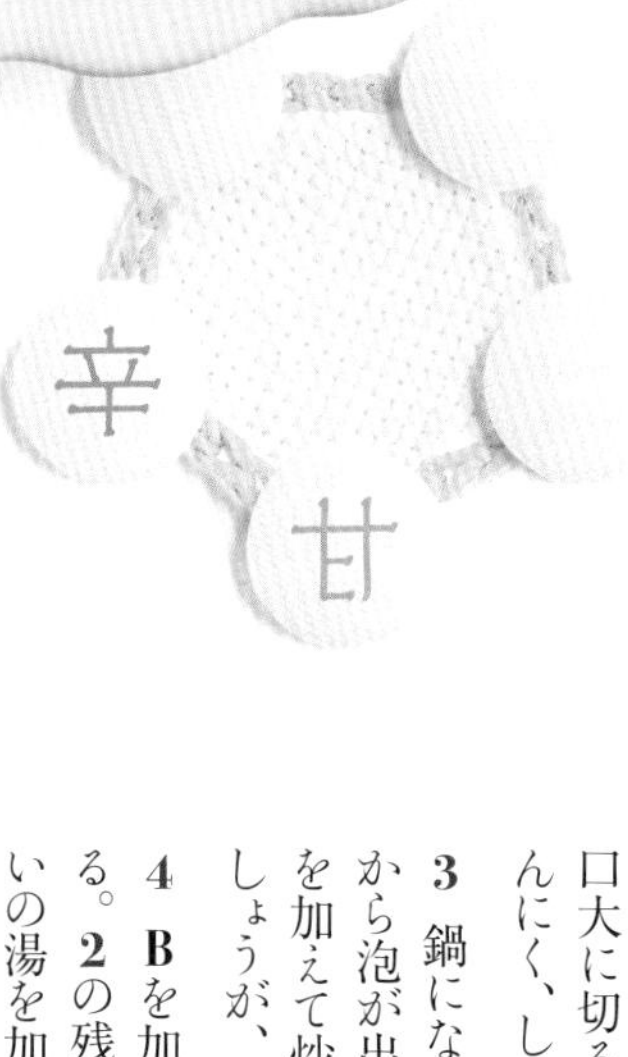

材料（4人分）

- 鶏もも肉……400〜500g
- カレー粉……大さじ1弱
- 玉ねぎ……1/2個
- じゃがいも……小1個
- にんじん……1/2本
- かぶ……1個
- カリフラワー……小1/2個
- にんにく・しょうが……各1かけ
- なたね油……大さじ3

A

- カルダモン、クローブ（ホール）……各3個
- クミンシード……小さじ1
- マスタードシード……小さじ1/2

B

- カイエンペッパー……小さじ1/2〜1
- クミンパウダー……小さじ2
- コリアンダー……小さじ3
- ターメリック……小さじ1/4

- 塩……小さじ2
- ガラムマサラ……小さじ1/2〜1
- 麦飯……適量

作り方

1 鶏肉は一口大に切り、カレー粉をもみ込む。

2 玉ねぎ、じゃがいも、にんじん、かぶは一口大に切る。カリフラワーは小房に分け、にんにく、しょうがはみじん切りにする。

3 鍋になたね油と**A**を入れて炒め、クミンから泡が出て甘い香りがしてきたら、玉ねぎを加えて炒め、あめ色になったら、にんにく、しょうが、**1**を加えてさらに炒める。

4 **B**を加え、粉っぽさがなくなるまで炒める。**2**の残りの野菜と塩、食材がかぶるくらいの湯を加えてよく混ぜ、ふたをして煮込む。

5 とろみがついたらガラムマサラを加え、ふたをして弱火で2〜3分軽く煮込み、塩少々（分量外）で味をととのえる。器に盛った麦飯にかける。

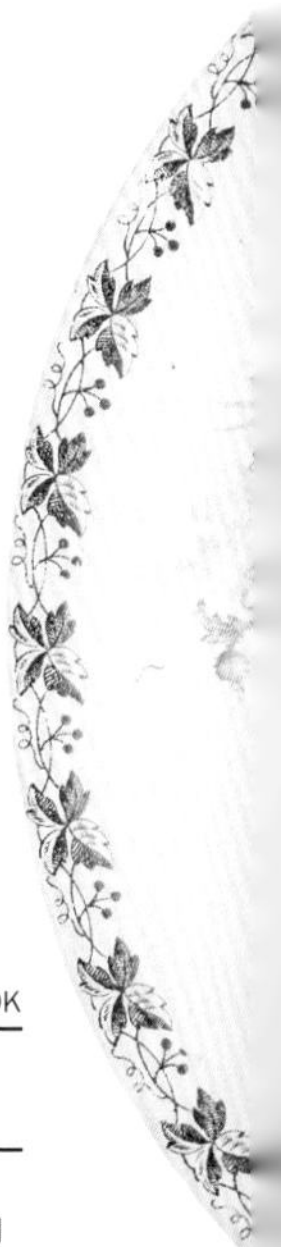

作りおきOK
冷蔵
約4日
冷凍
約1週間

9. しみ・くすみ

原因

肌トラブルの原因は体の中にある

薬膳では、〝皮膚は内臓の鏡〟と考え、しみやくすみなどの肌トラブルの原因は肌表面ではなく、体の内側にあるとしています。

　その大きな要因が血流の滞りです。血液が全身に行き渡らないため、栄養が体のすみずみまで届けられず、肌の新しい元気な細胞がつくれなくなってしまうのです。また、しみのもとであるメラニン色素が正しく排泄されないときも、しみやくすみとして現れます。

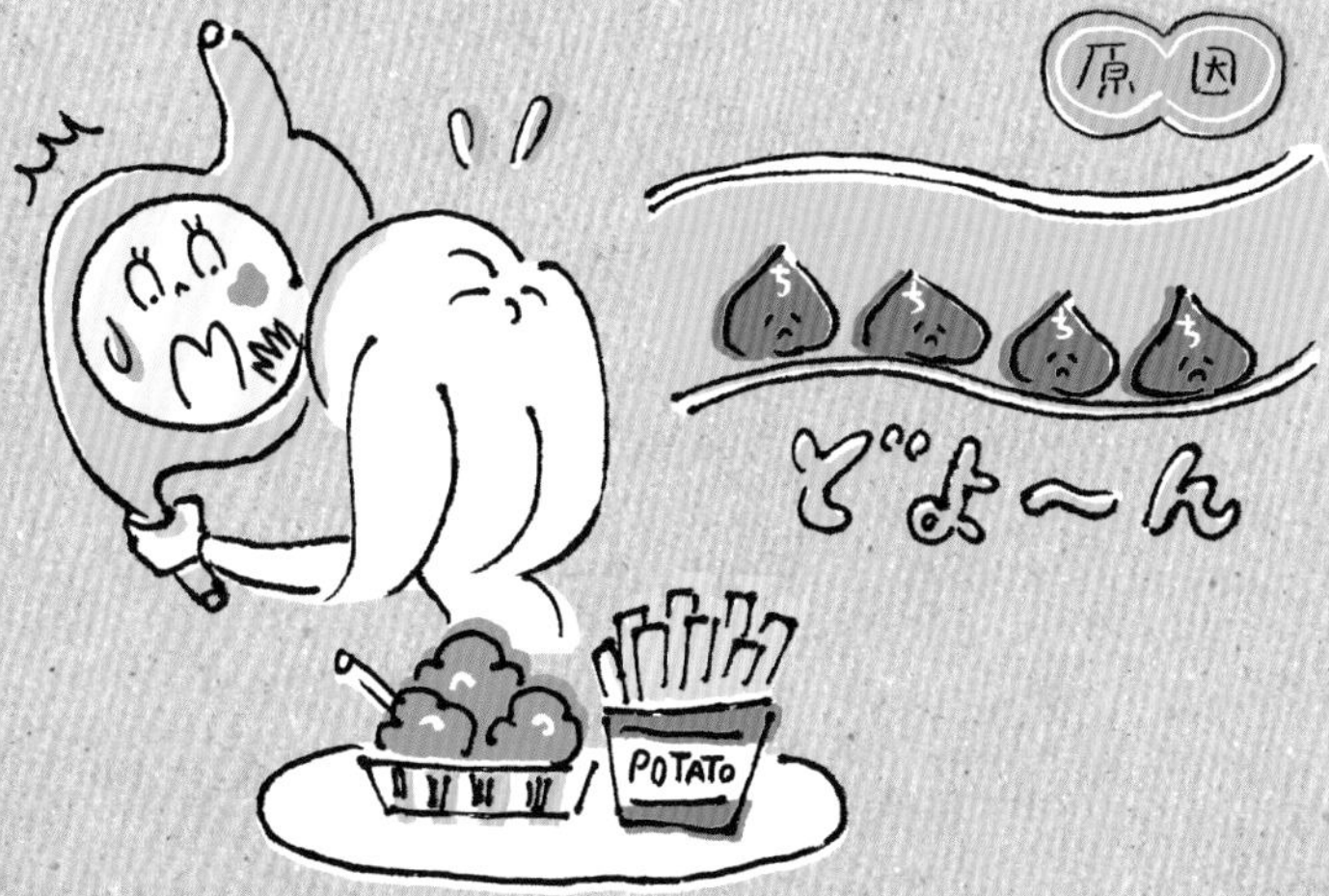

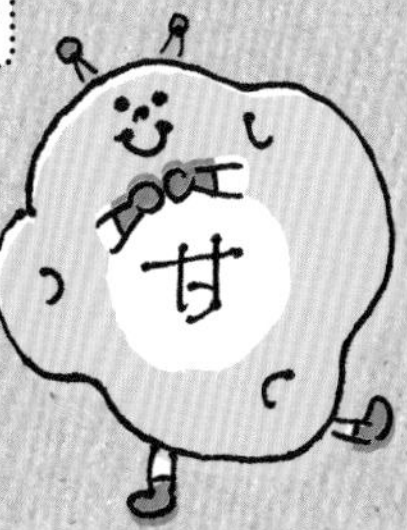

おすすめ食材

肌を滋養する甘味と血液さらさら食材を

肌をうるおし滋養する甘味の食材といえば、古来より「貴婦人の美容食」といわれる美白食材の白きくらげや、保湿力が高く、血行や新陳代謝を促進するはちみつがあげられます。

　また、発酵食で抗酸化作用も期待できるみそは、血流促進にも働き、くすみの特効薬といえます。

　レモンも肌をうるおす食材。クエン酸が古い角質を除去して色素沈着を目立たなくしてくれます。

対策

血流を促し、肌の新陳代謝を活発に

肌の新陳代謝を活性化させるには、血流をよくすることが最善。

まず動物性たんぱく質や揚げ物など、脂っこいものは血液をドロドロにし、血行を悪化させるため避けましょう。そして、血流を促す働きのある緑の野菜や、全身の血液の量や質をコントロールしている肝（肝臓）を助ける酸味の食材、体液を補って肌をうるおす甘味の食材を選ぶとよいでしょう。

ビタミンCが豊富な柑橘《かんきつ》類や抗酸化力の高い食材を組み合わせると、より効果が期待できます。

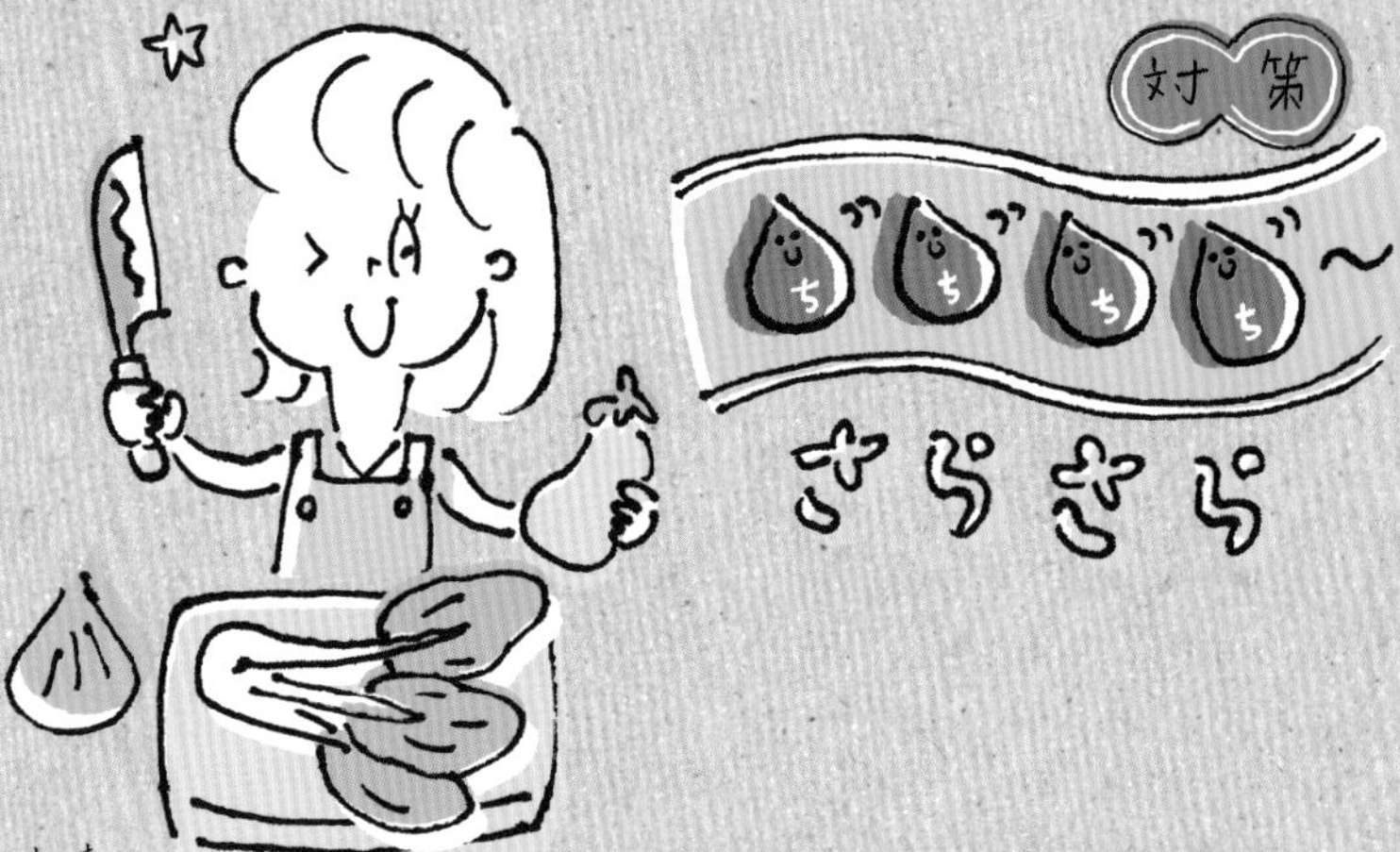

野菜・きのこ・海藻
玉ねぎ 辛温／なす 甘寒／小松菜 甘平／ピーマン 辛温／ブロッコリー 甘寒／カリフラワー 甘涼／白きくらげ 甘平

穀類・いも類・豆類
はと麦 甘涼／里いも 辛平／長いも 甘平／黒豆 甘平

果物
レモン（果肉）酸平／りんご 酸温／キウイフルーツ 甘酸寒／いちご 甘平

香辛料・その他
パセリ 辛温／はちみつ 甘平／ごま 甘平／みそ 鹹寒

昔からある薬膳の知恵

はと麦茶

かの楊貴妃《ようきひ》も愛用したというはと麦は、渋皮を取り除いたものを「ヨクイニン」といい、水毒の病気に用いられる生薬《しょうやく》。「食べる化粧水」ともいわれ、高い美容効果が昔から知られています。お茶が手軽なとり方ですが、はと麦の成分は溶け出しにくいのが難点。発芽はと麦なら、成分を効率的にとることができます。

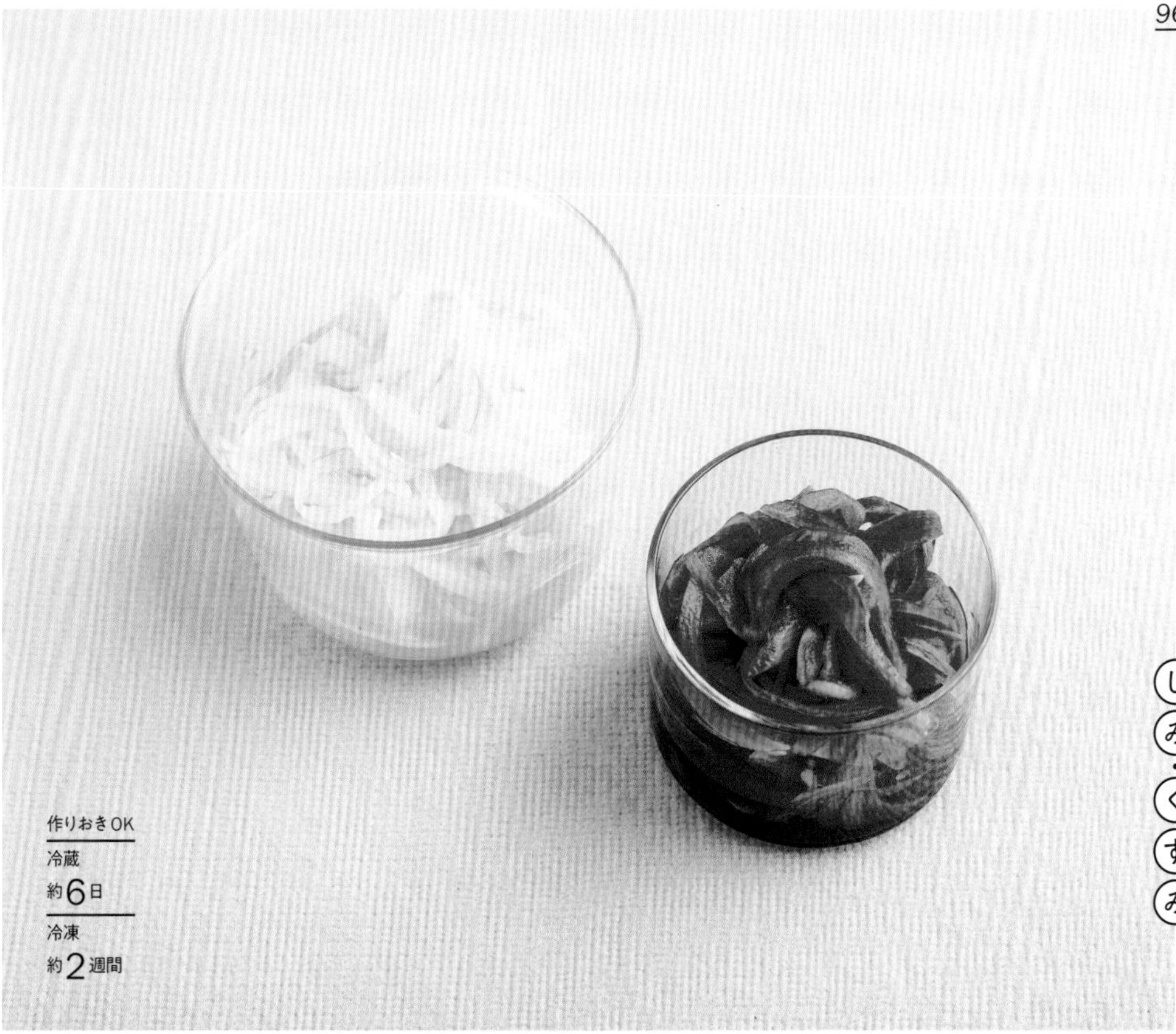

酢玉ねぎ

陰

材料（作りやすい分量）

- 玉ねぎ（または紫玉ねぎ）……1個
- 酢……1/2カップ
- 砂糖……大さじ2
- 塩……少々

作り方

1 玉ねぎは縦半分に切り、繊維に沿って薄切りにする。

2 鍋に酢、砂糖、塩を入れて火にかけ、砂糖と塩を溶かし、粗熱をとる。

3 ボウルに**1**を入れ、**2**を加えて混ぜ合わせる。

＊そのまま食べても、サラダや大根なます、わかめの酢の物に加えてもよい。玉ねぎ、紫玉ねぎを別々に作りおきし、さまざまな料理に加えると彩りもよく食欲を誘う。

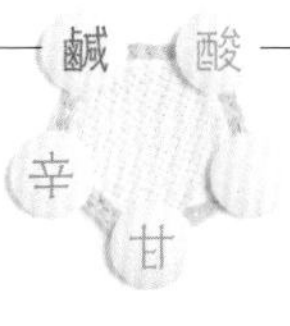

［**こんな組み合わせ**］血流をよくする玉ねぎ（辛味）と酢（酸味）の最強タッグ。玉ねぎは血栓を溶かし血液をサラサラにしてスムーズな血流を促します。酢も同様に高血圧を予防し、血液循環を高める食材。血流改善で、肌に滞ったしみやくすみのもとをしっかり排泄するよう働きます。

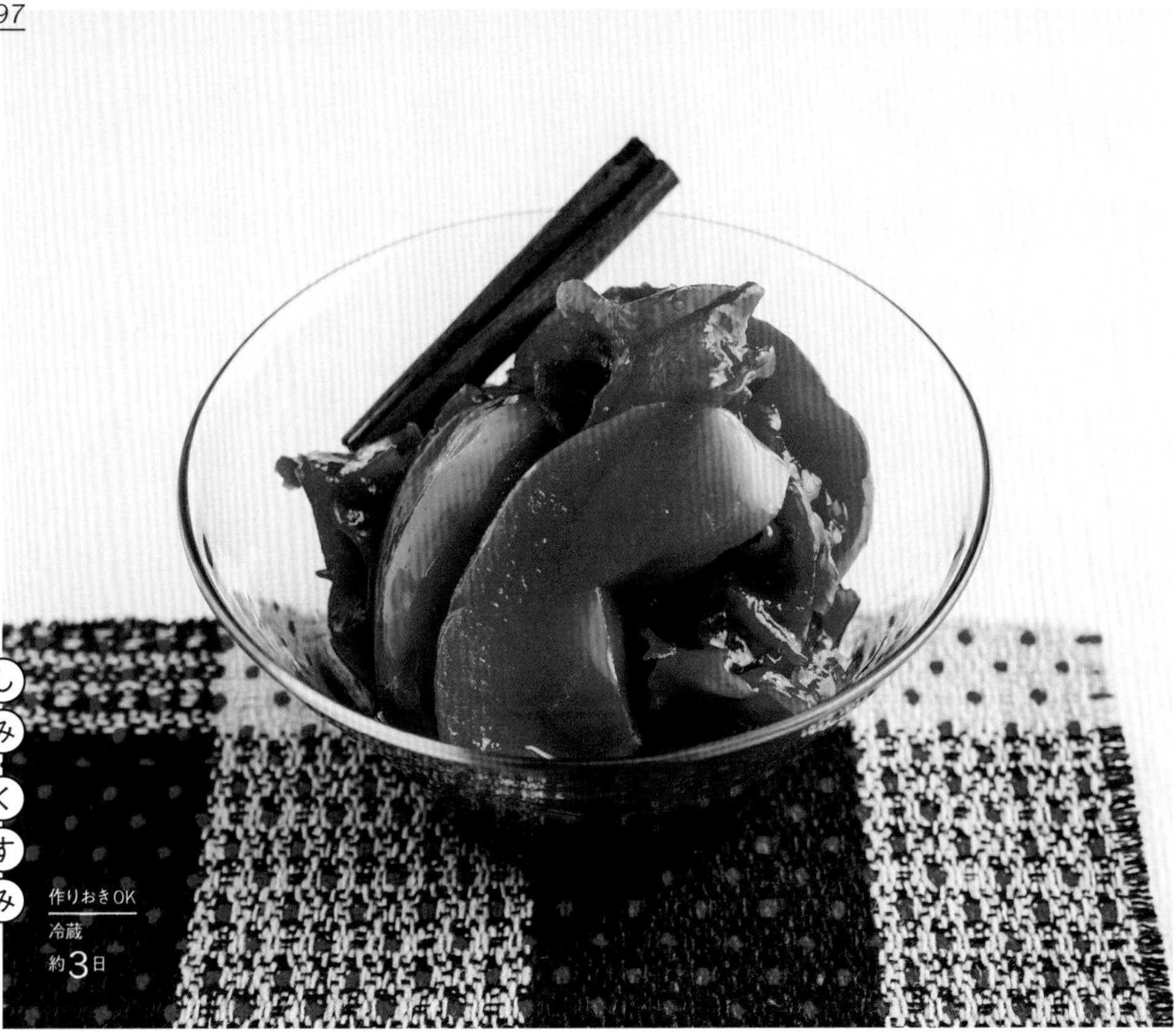

しみ・くすみ

作りおきOK
冷蔵
約3日

白きくらげとりんごのシロップ煮

陰

材料（作りやすい分量）

- 白きくらげ（乾燥）……8g
- りんご（紅玉）……2個

A

- 砂糖……60g
- 水……1カップ

B

- 赤ワイン……1と1/2カップ
- 砂糖……大さじ2
- シナモンスティック……1本
- レモンスライス……2〜3枚

作り方

1 白きくらげはたっぷりの水に2〜3時間つけてもどし、水けをきる。石づきを取って、一口大に切り、たっぷりの湯で約20分ゆでて水けをきる。

2 鍋に**A**と**1**を入れて約10分煮る。

3 りんごは縦に4〜8つ割りにし、皮をむいて芯を取り除く。

4 別の鍋に**B**を合わせ、りんごを加えてひと煮立ちさせたら、弱火にして約10分煮る。粗熱がとれたら**2**を加え、汁ごと冷蔵庫で冷やす。

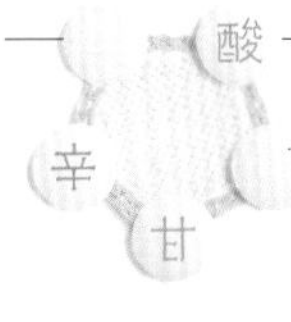

［**こんな組み合わせ**］薬膳では腸と肺と肌はつながっていると考えますが、甘味の白きくらげは肺に、酸味のりんごは胃腸に働き、肺と肌をうるおします。肺は酸素をめぐらす臓器なので気をめぐらせて肌の新陳代謝を高めます。また、辛味のシナモンで代謝アップの相乗効果も期待。

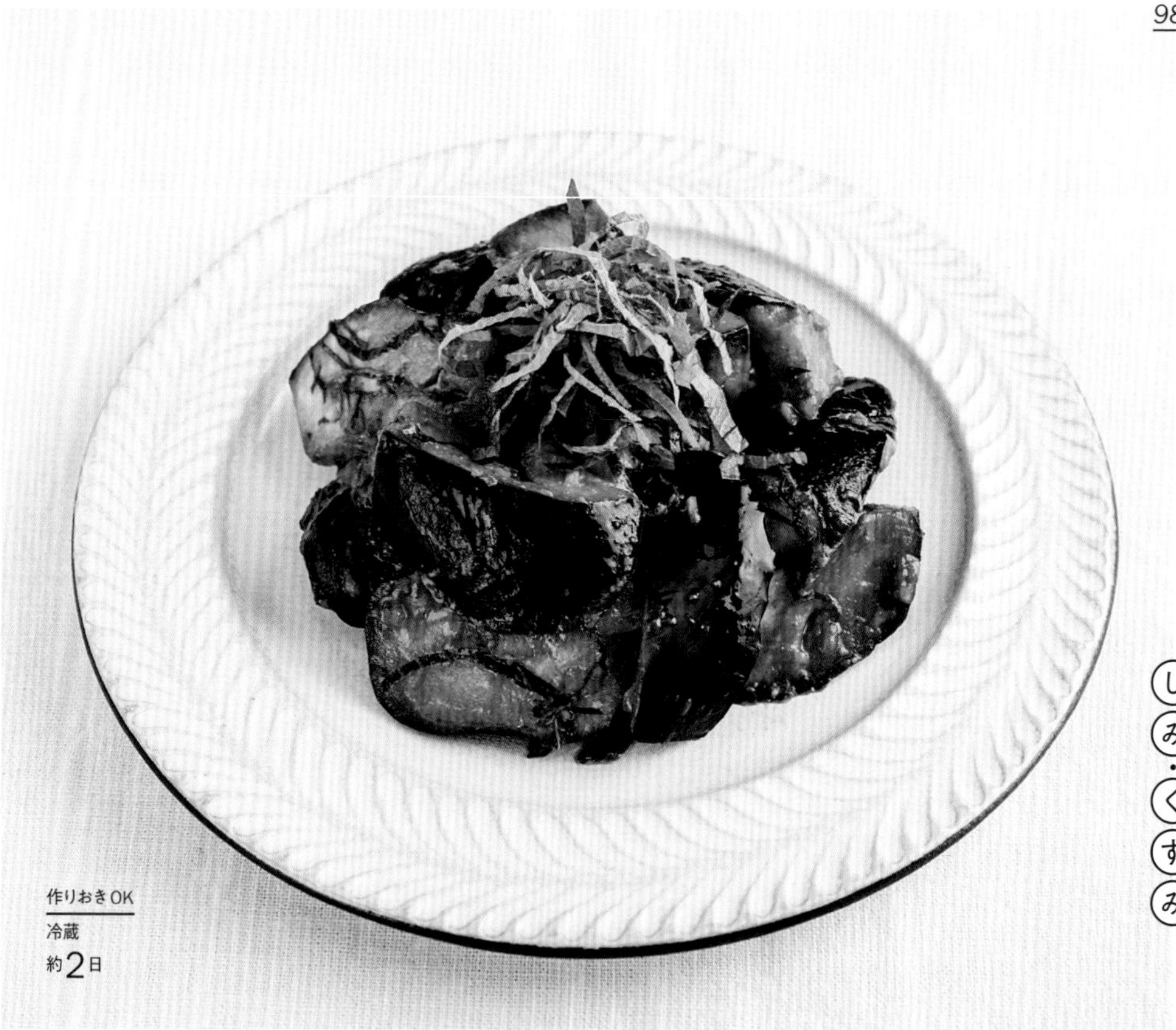

作りおきOK
冷蔵
約2日

なすのみそ炒め

陽

材料（2人分）

・なす……2本
・にんにく……1かけ
・青じそ……10枚
・ごま油……適量

A

・みそ……大さじ1
・酒……大さじ1
・みりん……大さじ1/2

作り方

1 なすは乱切りにし水にさらす。にんにくはみじん切り、青じそはせん切りにする。

2 フライパンにごま油を熱してにんにくを炒め、香りが立ったらなすを加えて炒める。

3 なすに火が通ったら**A**を加えてさっと炒め合わせ、火を止めて青じそを少々残して加え、混ぜ合わせる。器に盛って、残した青じそを飾る。

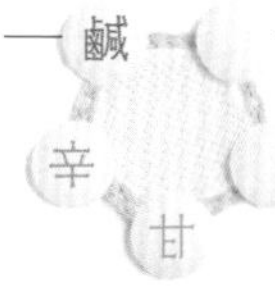

［こんな組み合わせ］血液の滞りを取り除く効果の高いなす（甘味）と、瘀《お》血《けつ》の改善をはじめ解毒にも働くみそ（鹹《かん》〈塩〉味《み》）は味わいも効能も相性抜群。みそには皮膚をうるおし、しみ・くすみを改善に導く作用も。青じそ（辛味）の香りが気をめぐらせ、体の中のめぐりも促進。

定番にしたい！
肌を整えるみそ汁

美肌効果だけでなく五臓をうるおすみそは効能を高め合うさまざまな具材で毎日の習慣に！

しみ・くすみ

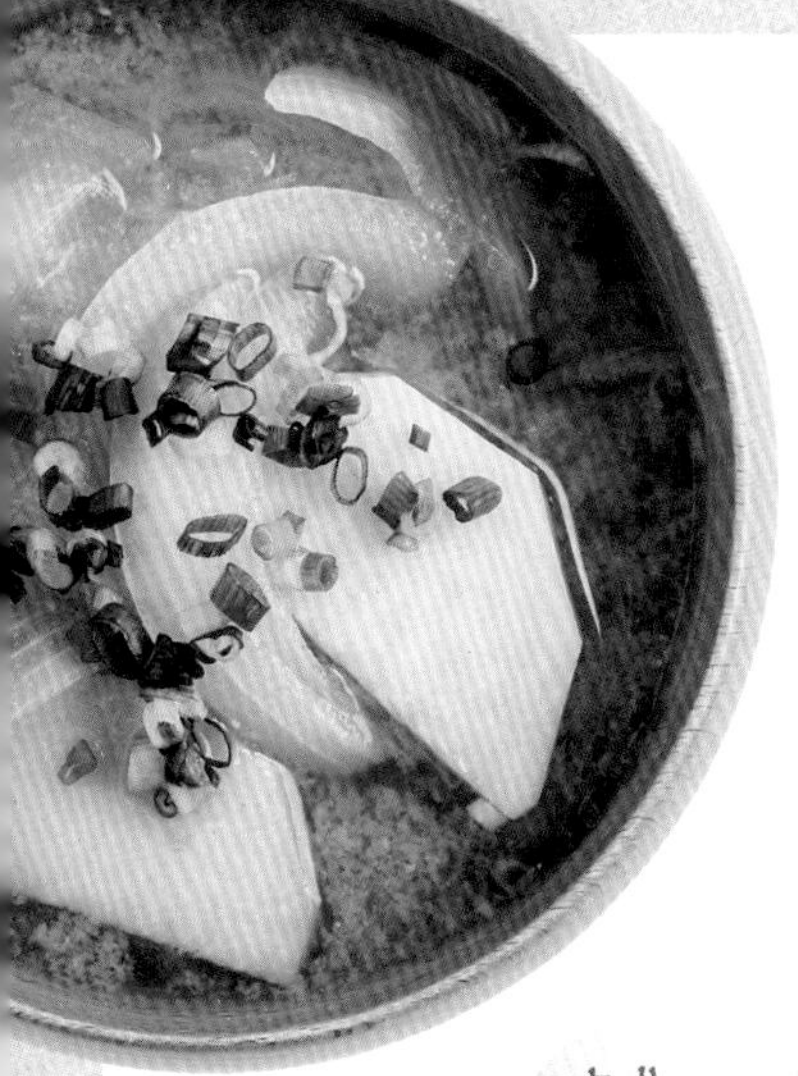

里いもと玉ねぎのみそ汁 陰

材料（2人分）

- 里いも……中2個
- 玉ねぎ……1/2個
- だし汁……450㎖
- みそ……大さじ1と1/2
- 小ねぎ（刻む）……適量

作り方

1 里いもは皮をむいて5㎜幅の半月切り、玉ねぎは1㎝厚さに切る。

2 鍋にだし汁と里いもを入れて火にかけ、ひと煮立ちしたら火を弱め、里いもがやわらかくなるまで煮る。

3 玉ねぎを加え、透き通ってきたらみそを溶き入れ、軽く温まったら火を止める。お椀に盛って、ねぎを散らす。

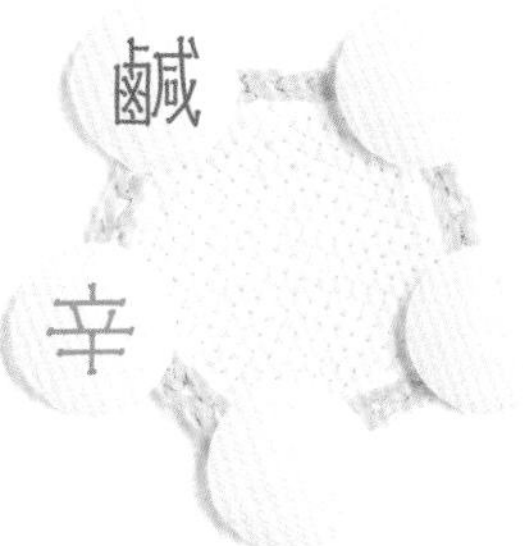

牛乳みそスープ 陽

材料（2人分）

- ミニトマト……3個
- レタス……2枚
- だし汁……1と1/2カップ
- 白みそ……大さじ2
- 牛乳……1/2カップ

作り方

1 トマトは縦半分に切り、レタスは1㎝幅の細切りにする。

2 鍋にだし汁とみそを溶き入れ、ひと煮立ちしたら牛乳を加え、軽く温める。

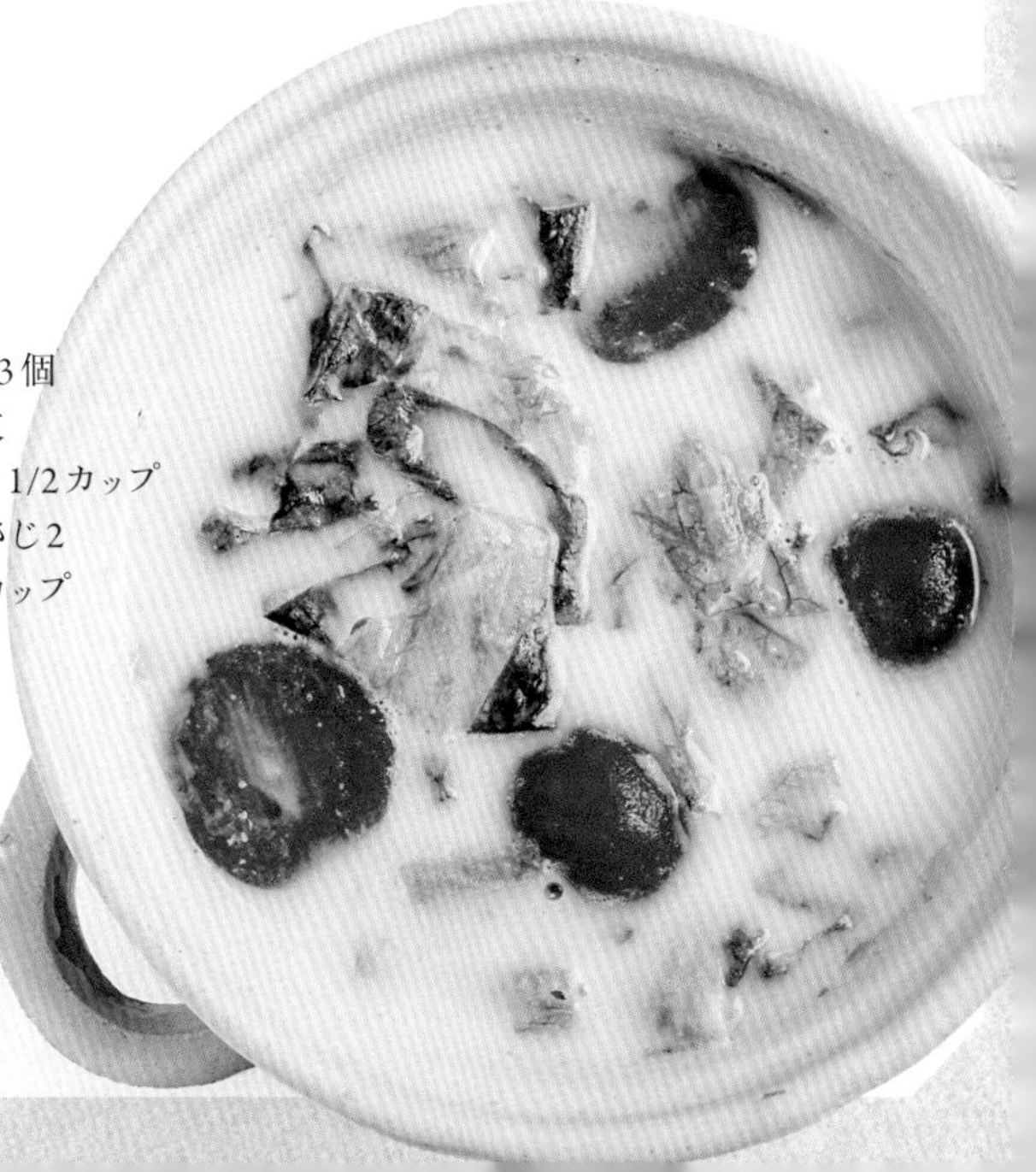

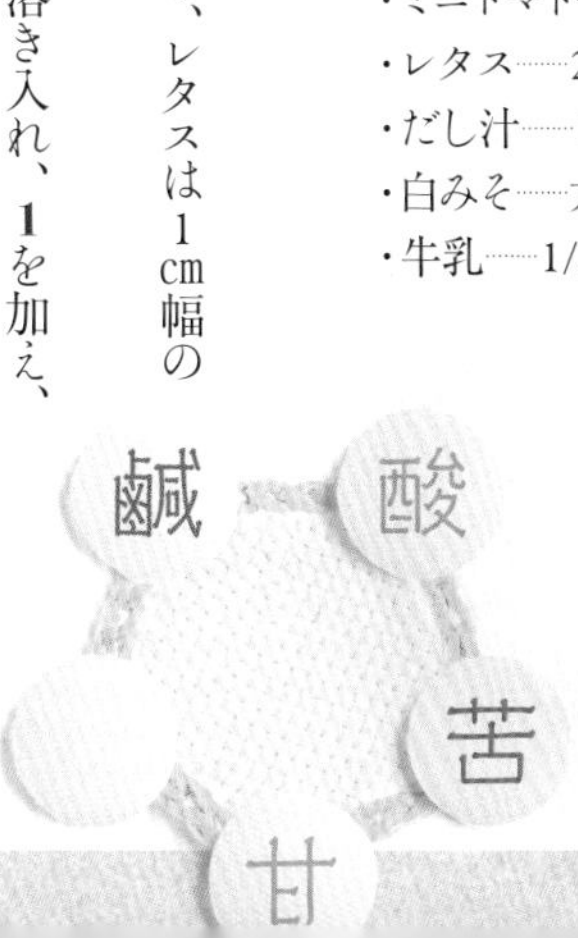

10. 老化

原因

腎《じん》に蓄えた精力の不足が老化を招く

年齢とともに筋力や視力、免疫力、体力と体にさまざまな衰えが現れますが、薬膳ではこれは腎（腎臓）の衰えと考え、加齢による腎機能の低下を「腎虚《じんきょ》」とよんでいます。腎虚は、加齢だけでなく食生活の乱れや、ストレス、睡眠不足、過労などでも加速します。

また、腎は膀胱《ぼうこう》と表裏一体で、水分代謝を担う器官。陰タイプは冷えで腎が弱まりがちなので、とくに注意しましょう。

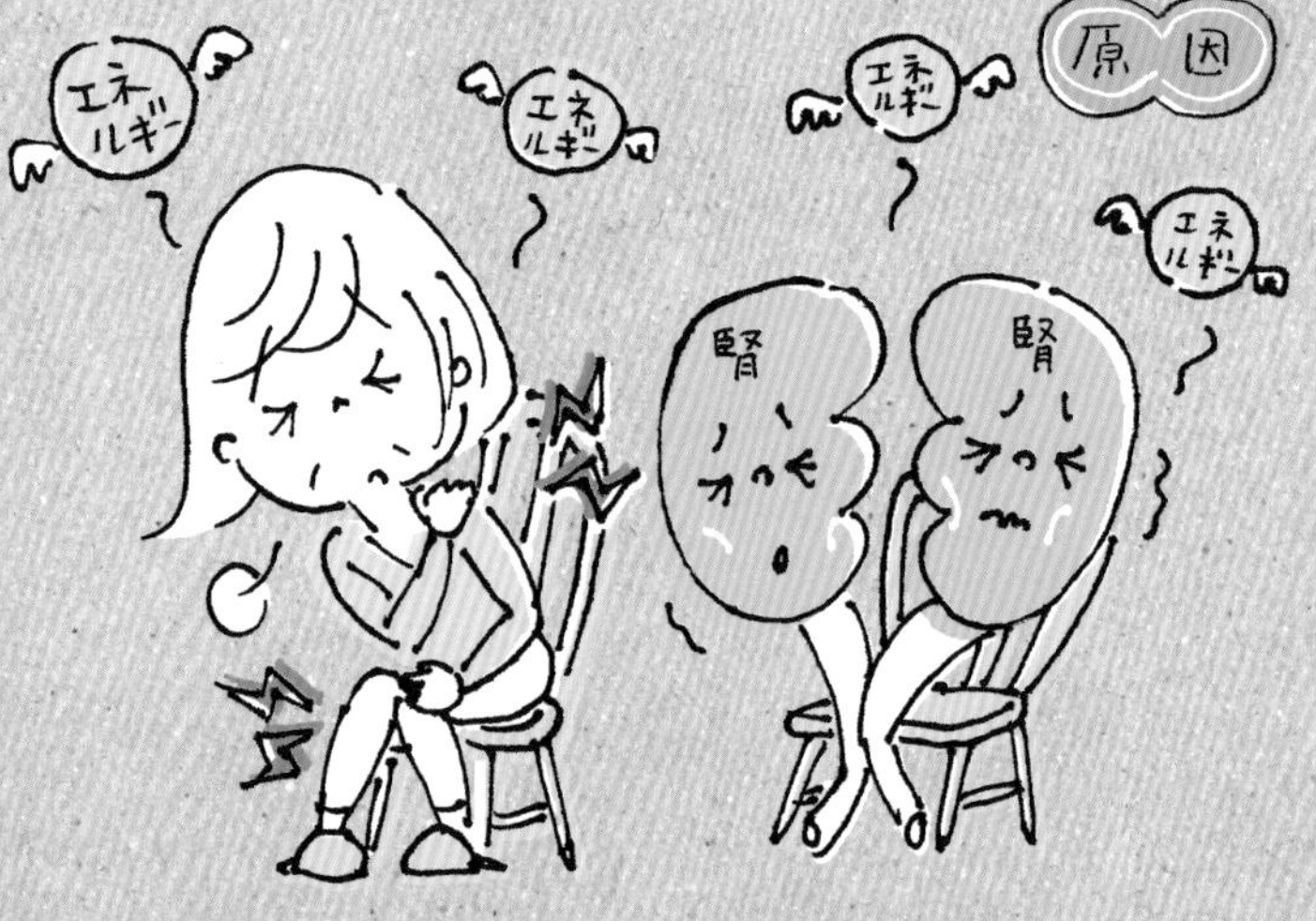

おすすめ食材

腎を助ける精のつく食材を

古くから腎を補い精力を増進するといわれるごぼうは、腎機能に働きかけて、利尿作用を高めます。

腎に働く鹹《かん》（塩）味《み》に属する栗は、種子であるため発芽に備えたエネルギーのかたまりで、気力・体力を増進。また、えびや豆類、黒ごまも腎を助けます。

体のさびつき防止には果物もおすすめ。抗酸化力に優れたポリフェノールは皮に多く含まれるため、皮ごと食べるとよいでしょう。

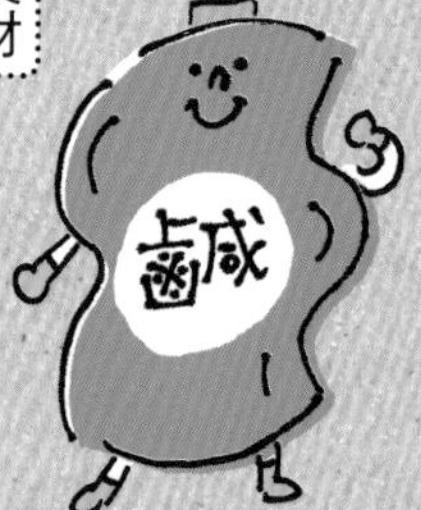

鹹（塩）味の海藻で黒々とした髪で若々しく！

対策

習慣的に腎を補い老化を遅らせる

老化を止めることはできませんが、腎の働きを助けることで、老化のスピードを遅らせることは不可能ではありません。

腎を補うには、海藻などの黒い食べ物や、鹹（塩）味の食材を日常的にとるよう心がけましょう。

さらに、血流をよくする食材や、ストレスを発散し、気をめぐらす食材、抗酸化作用の高いポリフェノールを含むものもおすすめです。

食べ物以外でも、紫外線やたばこなどは体をさびつかせる活性酸素を生む原因となるので要注意。

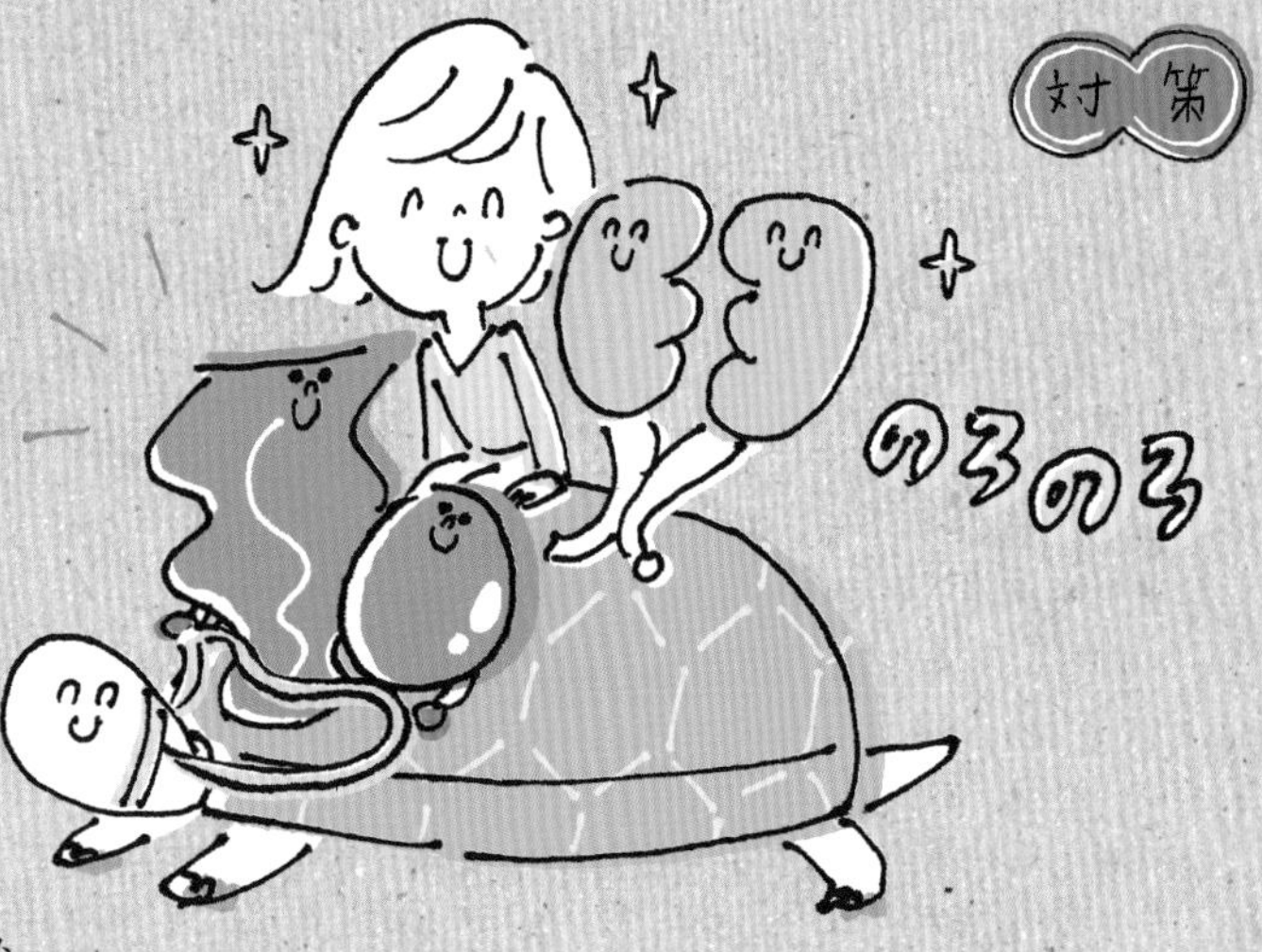

野菜・きのこ・海藻

ごぼう 苦 寒／トマト 甘 酸 涼／ブロッコリー 甘 寒／玉ねぎ 辛 温／黒きくらげ 甘 平／昆布 鹹 寒／わかめ 鹹 甘 平

穀類・いも類・豆類

長いも 甘 平／里いも 辛 平／大豆 甘 温／黒豆 甘 平／そら豆 甘 平

果物

レモン（果肉）酸 平／りんご 酸 温

肉・魚介・卵・乳製品

豚肉 酸 涼／えび 甘 温

香辛料・その他

くるみ 甘 平／黒ごま 甘 平／はちみつ 甘 平／コーヒー 苦 寒／栗 鹹 温

昔からある薬膳の知恵

ごまハニー

中国では不老不死の妙薬とされるごまハニー。黒練りごまとはちみつを同量練り合わせるだけで手軽に作れます。パンに塗ったり、ごま和えの和え衣にと、便利に使える優れもの。五臓を養い老化防止に働くごまと、古くから薬としても用いられたはちみつのコンビは、白髪予防や美肌にも効果的。

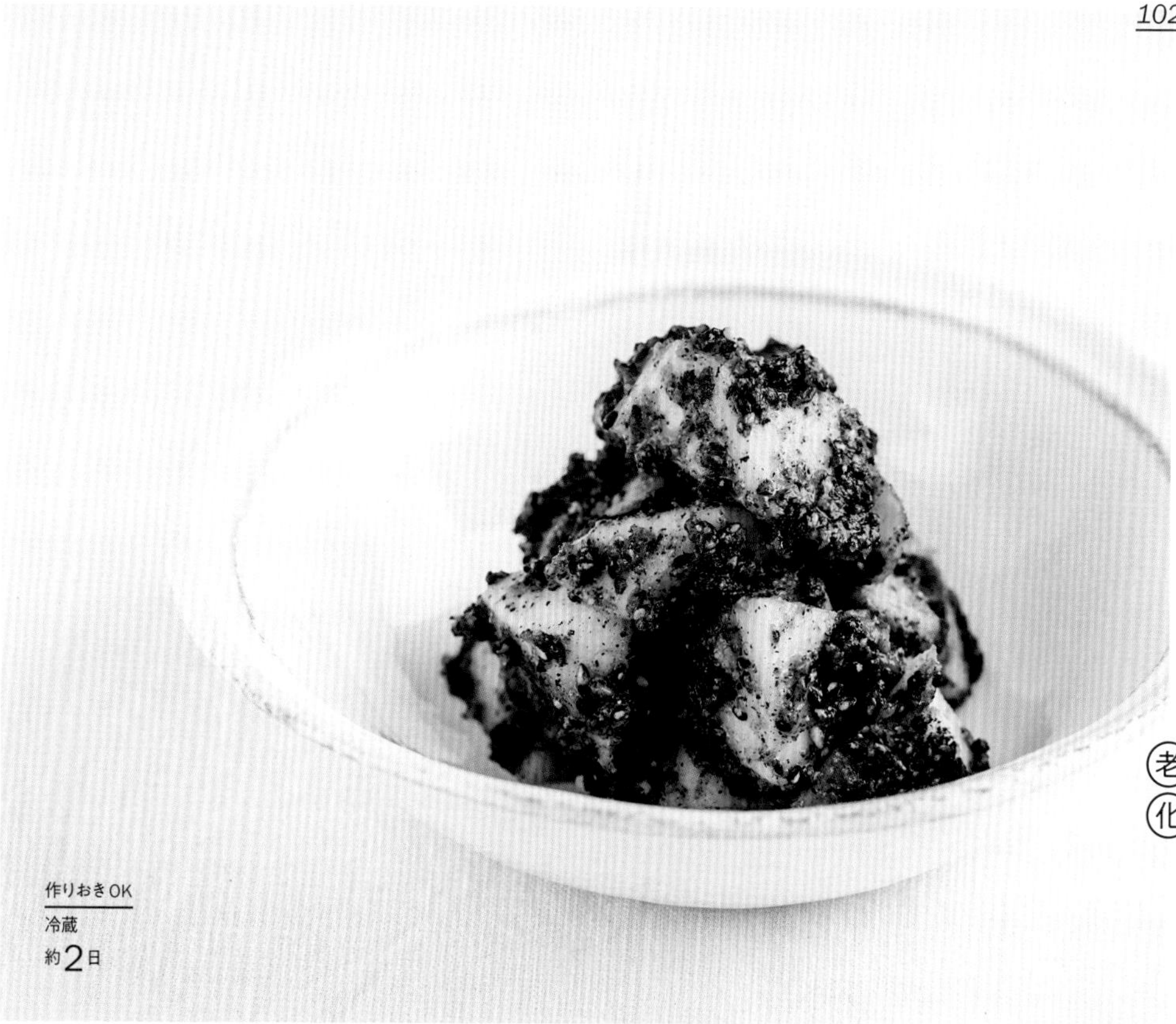

作りおきOK
冷蔵
約2日

老化

長いもの黒ごま和え

陰陽

材料（2人分）

・長いも……300g
・黒ごま……大さじ4

A
・みそ……大さじ3
・砂糖……大さじ3
・酒……大さじ1
・しょうゆ……少々

作り方

1 長いもは皮をむいて一口大に切り、酢水（分量外）につけてあく抜きをする。耐熱容器に入れ、電子レンジで3分加熱する。

2 黒ごまをすり鉢でよくすりつぶし、**A**を加えて味をととのえる。

3 **2**に**1**を加えて和える。

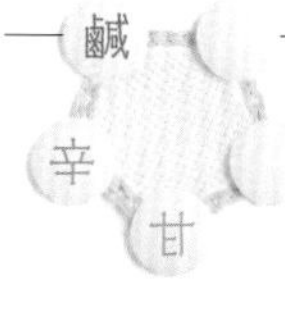

［**こんな組み合わせ**］老化の象徴である腎《じん》の衰えを補う2大食材、甘味の長いもと黒ごまを合わせた一品。滋養強壮に優れ、腎の気を増し、肌をうるおす長いもと、肝腎要の肝と腎に作用するごま。三味配合をつくる辛味の酒と鹹《かん》（塩）味《み》のみそとしょうゆも長いもやごまの働きを支えます。

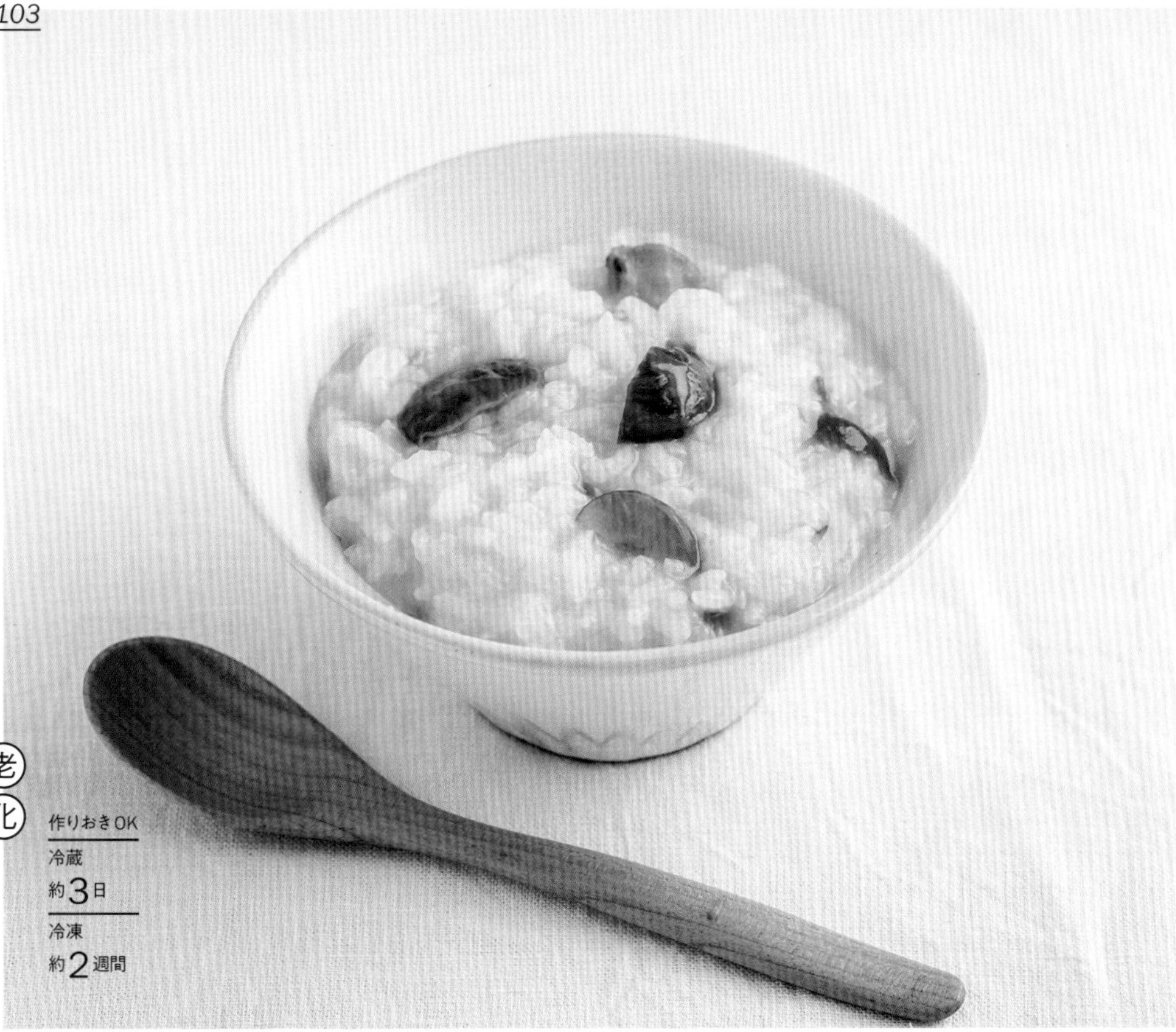

老化

作りおきOK
冷蔵
約3日
冷凍
約2週間

甘栗がゆ

陰

材料（2人分）

- ・米……1/2カップ
- ・甘栗（むき栗でもOK）……8個
- ・ごま油……小さじ1
- ・水……500〜600mℓ
- ・塩……少々

作り方

1 米は洗って、約30分たっぷりの水につけ、ざるに上げて水けをきる。

2 甘栗は皮と渋皮をむく。

3 フライパンにごま油を熱して**1**を軽く炒める。鍋に入れて分量の水を加えて火にかけ、沸騰したら**2**を加え、焦げないようにときどき木じゃくしなどで底から混ぜ、米がやわらかくなるまで煮る。

4 器に盛り、塩をふって食べる。

鹹
甘

［**こんな組み合わせ**］種子である栗は生命力にあふれた食材。腎を養う鹹（塩）味に属し、腎の気を補って免疫力を高め、肌を美しく保つ効果も。内臓を強化して体を温め、顔や肌の色つやを改善する甘味の米と一緒におかゆにすれば、滋養するとっておきの薬膳になります。

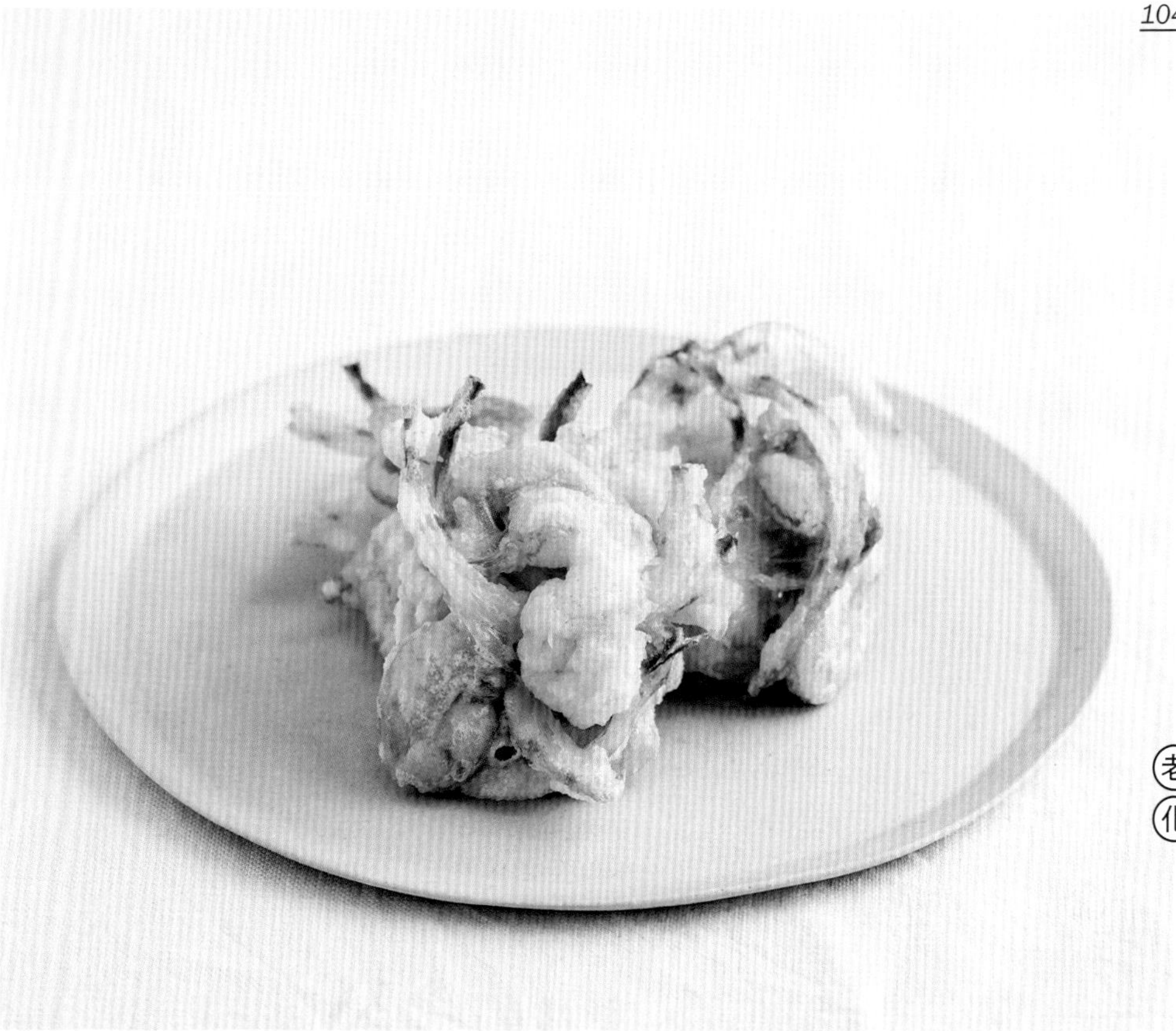

老化

そら豆、えび、新玉ねぎの三色かき揚げ

陰

材料（2人分）

- ・むきえび……6尾
- ・酒……小さじ1
- ・そら豆……10個
- ・新玉ねぎ……1/4個
- ・揚げ油……適量

衣

- ・溶き卵……大さじ1/2
- ・冷水……大さじ2
- ・小麦粉……大さじ2
- ・塩……少々

作り方

1 えびは1㎝角に切り、酒をふりかける。

2 そら豆はさやから出し、薄皮をむく。玉ねぎは繊維に沿って2㎜幅に切る。

3 ボウルに**1**と**2**を入れて軽く混ぜ合わせ、大さじ1ほどの小麦粉（分量外）をふりかけ、均一に混ぜる。

4 ボウルに衣の材料を入れて混ぜる。**3**を2等分してくぐらせ、170℃の揚げ油でカリッとするまで揚げる。

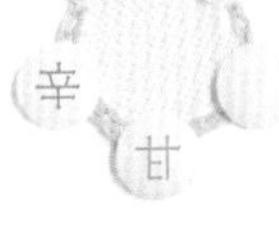

［**こんな組み合わせ**］腎《じん》臓と形が似ているそら豆（甘味）は腎を補う作用に優れ、中国では強壮剤として用いられてきたえび（甘味）も、腎を助け気力を充実させます。さらに血管の老化防止に働く玉ねぎ（辛味）はエネルギーにあふれた新玉ねぎなら、さらに全身に気力がみなぎる一品に。

定番にしたい！
腎を補う豆の常備菜

腎のお助け常備菜で老化をスローダウン！

老化

大豆と昆布煮

陽

鹹 辛 甘

作りおきOK
冷蔵 約5日
冷凍 約2週間

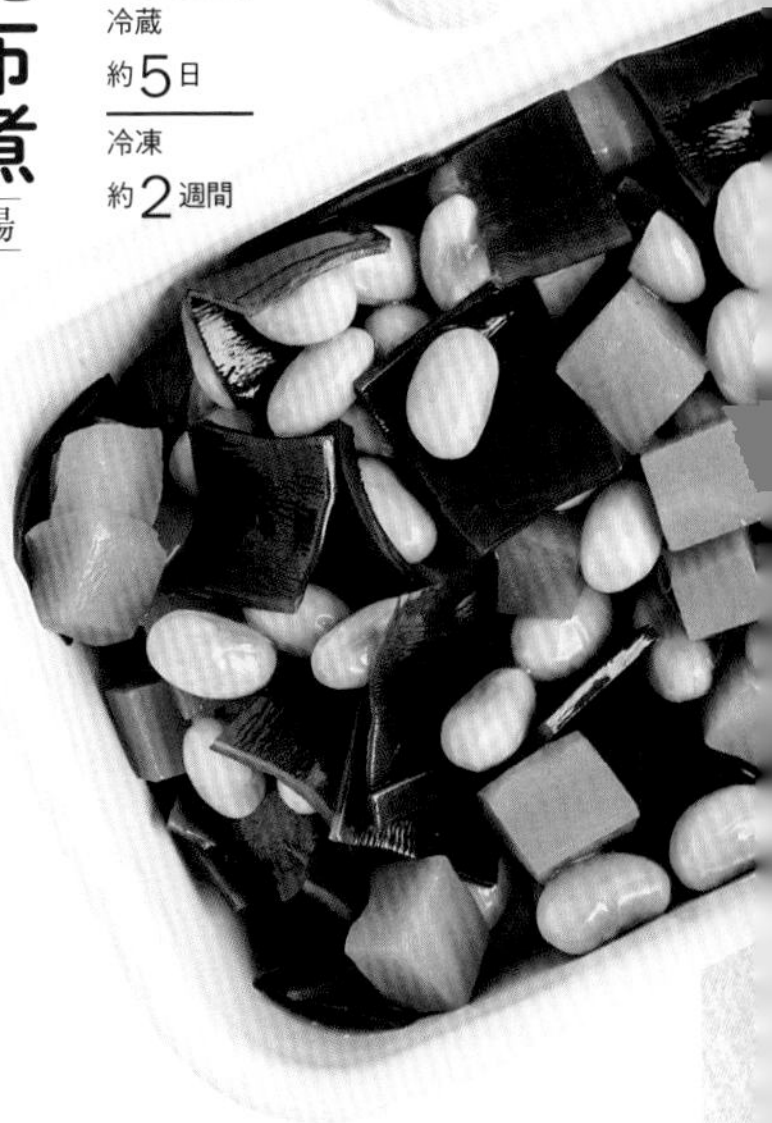

材料（作りやすい分量）

- 大豆（水煮）……150g
- にんじん……60g
- 昆布……20g
- ごま油……大さじ1

A

- 水……1と1/2カップ
- 顆粒だしの素……小さじ1
- 酒……大さじ1
- 砂糖……大さじ1
- しょうゆ……大さじ1
- みりん……大さじ1

作り方

1 大豆はさっと水洗いして水けをきる。にんじんは1㎝角のさいの目切りにする。

2 昆布は1㎝角にハサミで切る。

3 鍋にごま油を熱して**1**を炒め、**A**と**2**を加えて5～10分煮る。

豚肉とミックスビーンズのトマト煮

陰

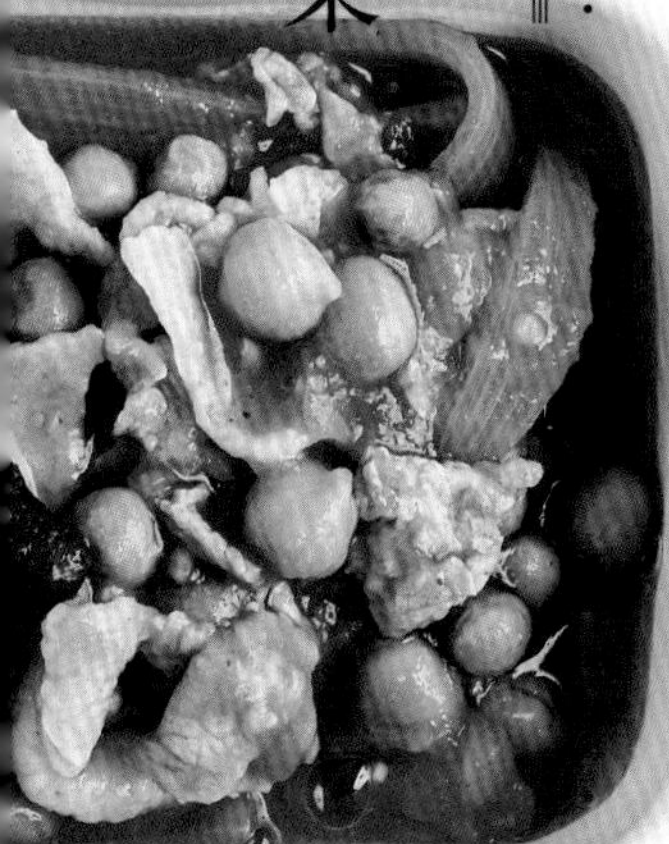

酸 辛 甘

作りおきOK
冷蔵 約4日
冷凍 約1週間

材料（作りやすい分量）

- 玉ねぎ……1/2個
- にんにく……1かけ
- トマト……2個
- 豚ロース薄切り肉……100g
- 小麦粉……大さじ1

A

- チキンブイヨン……1/2個
- 水……1/2カップ
- ローリエ……1枚

B

- ミックスビーンズ……50g
- グリンピース……70g

C

- トマトケチャップ……大さじ1
- 塩・こしょう……各少々

作り方

1 玉ねぎはくし形切りに、にんにくはみじん切りにし、トマトは湯むきして1㎝角に切る。

2 豚肉は一口大に切り、塩、こしょう各少々（各分量外）をふり小麦粉をまぶす。オリーブオイル少々（分量外）を熱したフライパンでさっと焼いて取り出す。

3 同じフライパンでにんにく、玉ねぎを炒め、トマトと**A**を加えて約10分煮込む。**2**を戻し入れ、**B**を加えて煮込み、とろみが出たら**C**で味をととのえる。

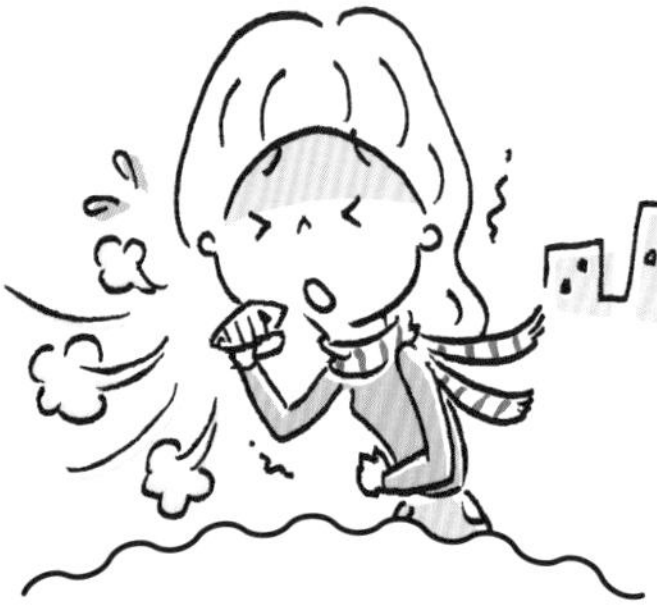

季節のお悩み──秋・冬

風邪

旬のみずみずしい野菜や果物、温性・熱性の食材で、冷たく乾燥した空気から体を守る！

辛味の食材は風邪の特効薬

秋から冬にかけて空っ風の吹く季節になると、空気が乾燥し、肺や気管支などの呼吸器の症状が現れやすくなります。

風邪は「ふうじゃ」とも読みますが、ウイルスなどの風邪の原因は風にのってやってきて、秋冬の乾いた冷たい空気とともに肺に入り込み、せきや鼻水、発熱といった風邪の諸症状のもととなります。

また、空気の乾燥で鼻やのどの粘膜も乾燥し免疫機能が正しく働かず、寒さで体が冷えていると免疫力も低下してしまいます。

乾燥から体を守るには、梨や柿など秋に実る果物や、れんこんやかぶなどの根菜といったみずみずしい食材で体をうるおしましょう。

風邪の特効薬といわれるねぎは解熱鎮痛作用もあり、温め効果も抜群。しょうが、にんにく、玉ねぎなどの辛味の食材や、熱性の羊肉もおすすめです。風邪のときに不足しがちなビタミンCを補う柑《かん》橘類《きつるい》も併せてとりたい食材です。

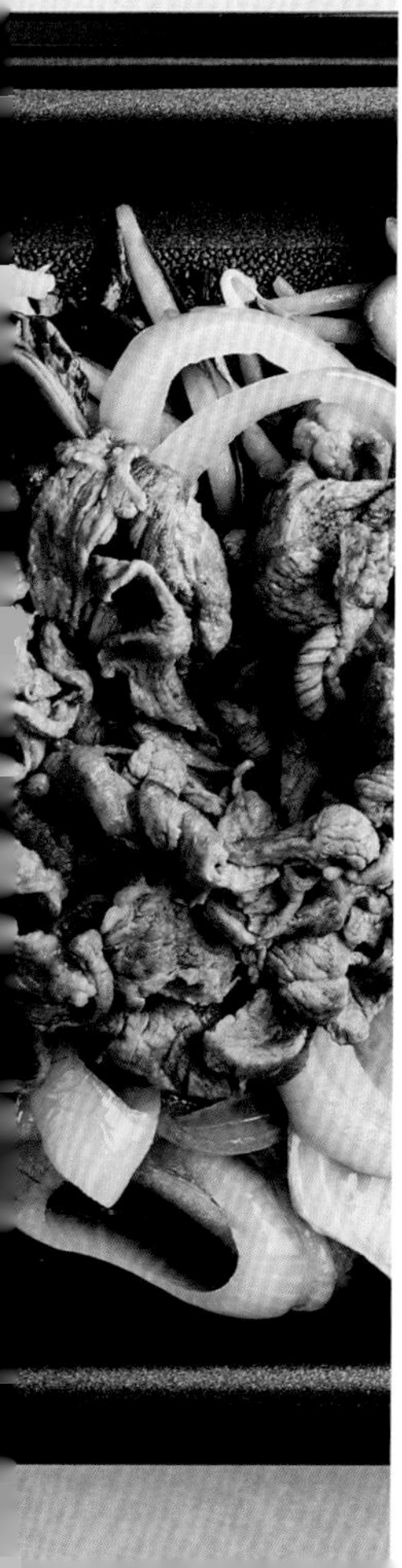

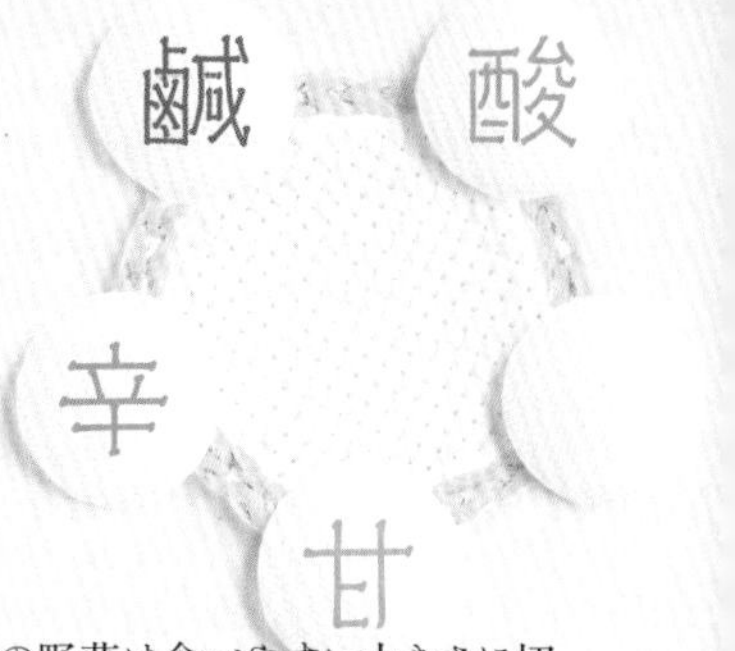

ジンギスカン

材料（2人分）

- 羊肉（ラム）……300g
- ピーマン……1個
- 玉ねぎ……1個
- ほうれんそう……1/2束（100g）
- キャベツ……2枚
- もやし……1袋

たれ（作りやすい分量）

- りんご……小1個
- 玉ねぎ……1個
- にんにく……1かけ
- しょうが……10g
- しょうゆ……150mℓ
- 酒……50mℓ
- レモン汁……50mℓ
- 砂糖……大さじ2
- こしょう……少々

作り方

1 もやし以外の野菜は食べやすい大きさに切る。

2 たれを作る。りんご、玉ねぎ、にんにく、しょうがはすりおろす。すべての材料を混ぜ合わせる。

3 ホットプレートでラムと野菜を焼きながらたれにつけて食べる。

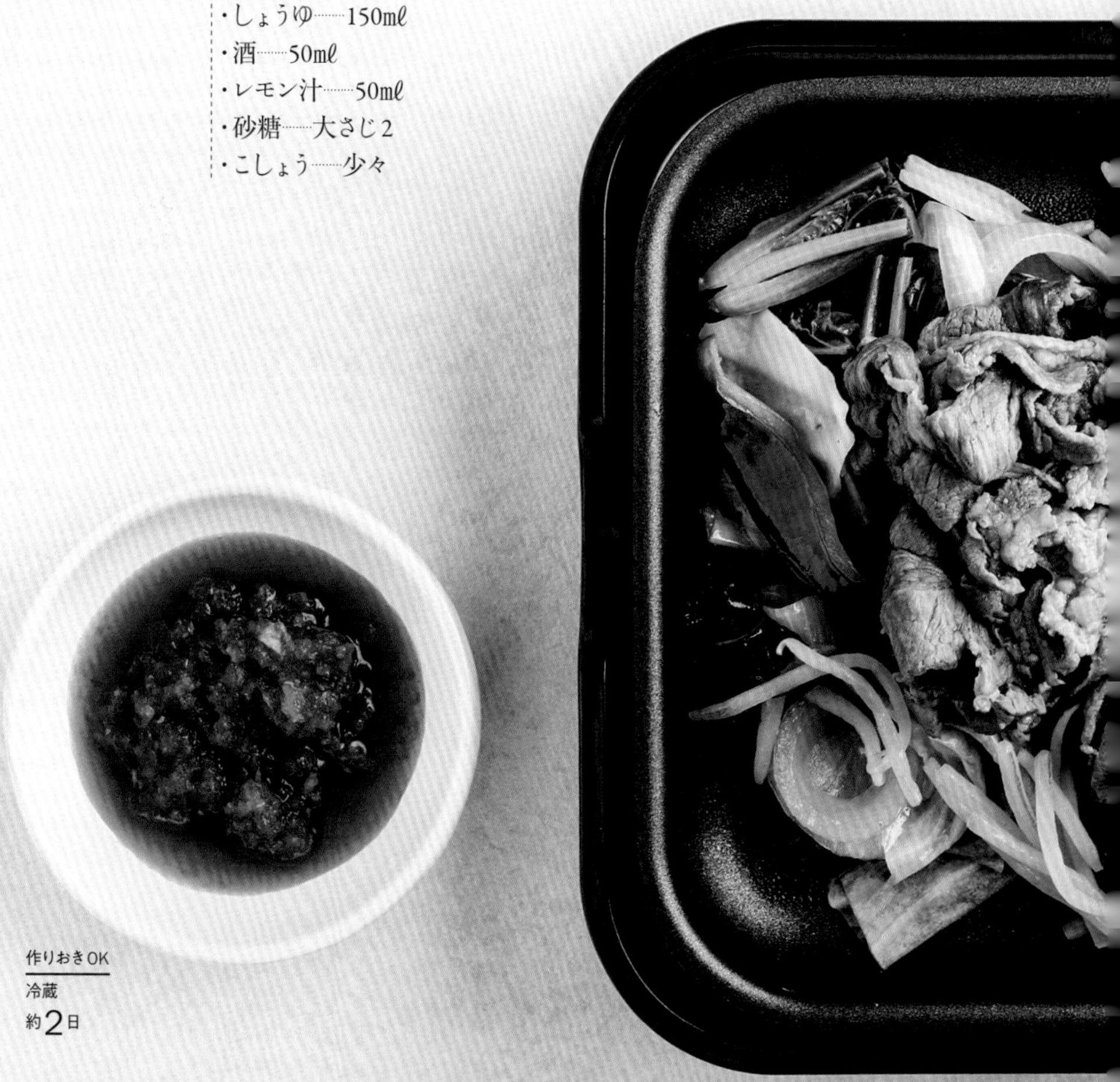

作りおきOK

冷蔵
約2日

風邪

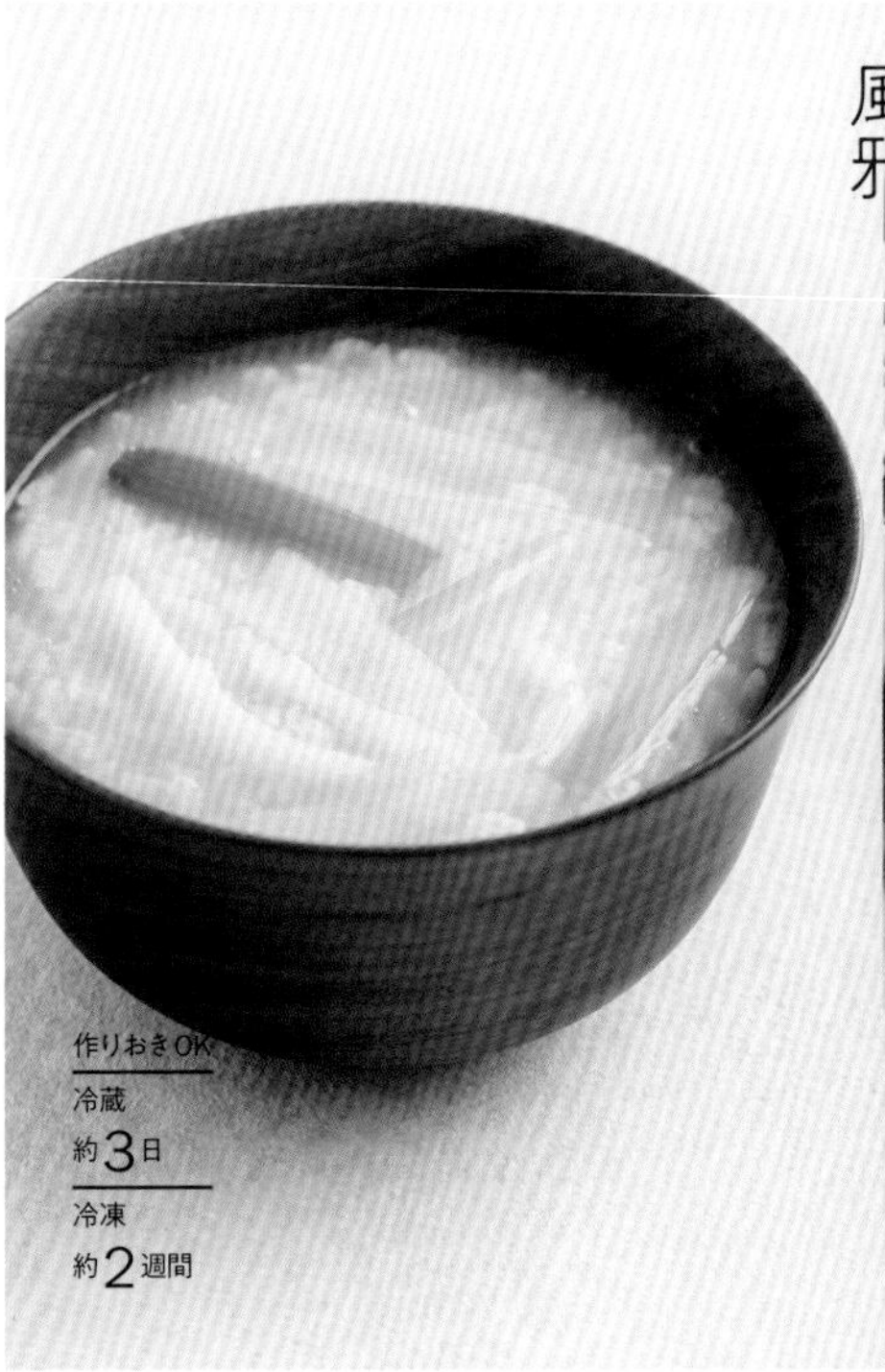

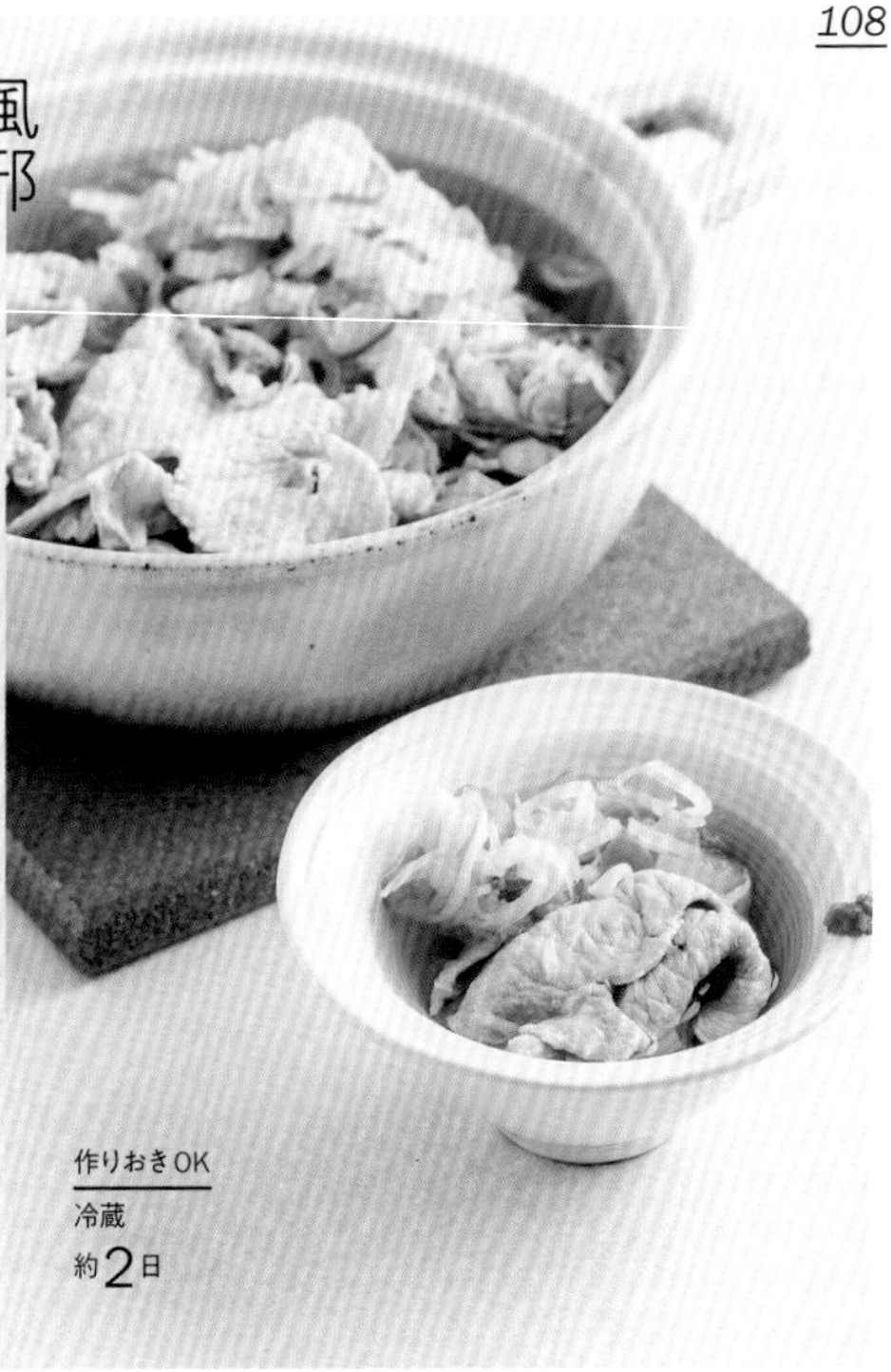

白ねぎがゆ

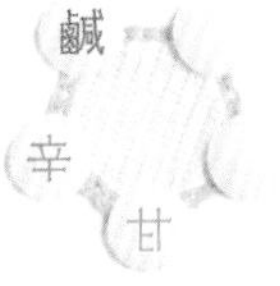

材料（2人分）

・ねぎ……1本
・米……100g
・水……800〜1000mℓ
・塩……少々

作り方

1 ねぎは4〜5cm長さに切り、縦4つ割りにする。
2 米は洗って鍋に入れ、分量の水を加えてふたをし、強火にかける。煮立ったら弱火にして、ときどきかき混ぜながら30〜40分炊く。
3 **1**を加えてさっと炊き、塩で味をととのえる。

ねぎ豚鍋

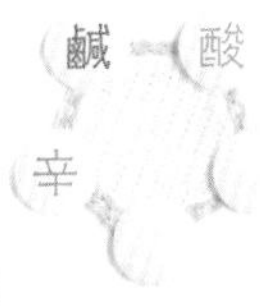

材料（2人分）

・ねぎ……3本
・豚ロース薄切り肉……200g

A
・だし汁……2と1/2カップ
・薄口しょうゆ……大さじ2と1/2
・みりん……大さじ1と1/2

・ゆずこしょう……適量

作り方

1 ねぎは小口切りにする。
2 土鍋または鍋に**A**を入れて火にかけ、沸騰したら豚肉、ねぎを入れる。
3 豚肉に火が通ったら、豚肉でねぎを包んでゆずこしょうをつけながら食べる。

風邪

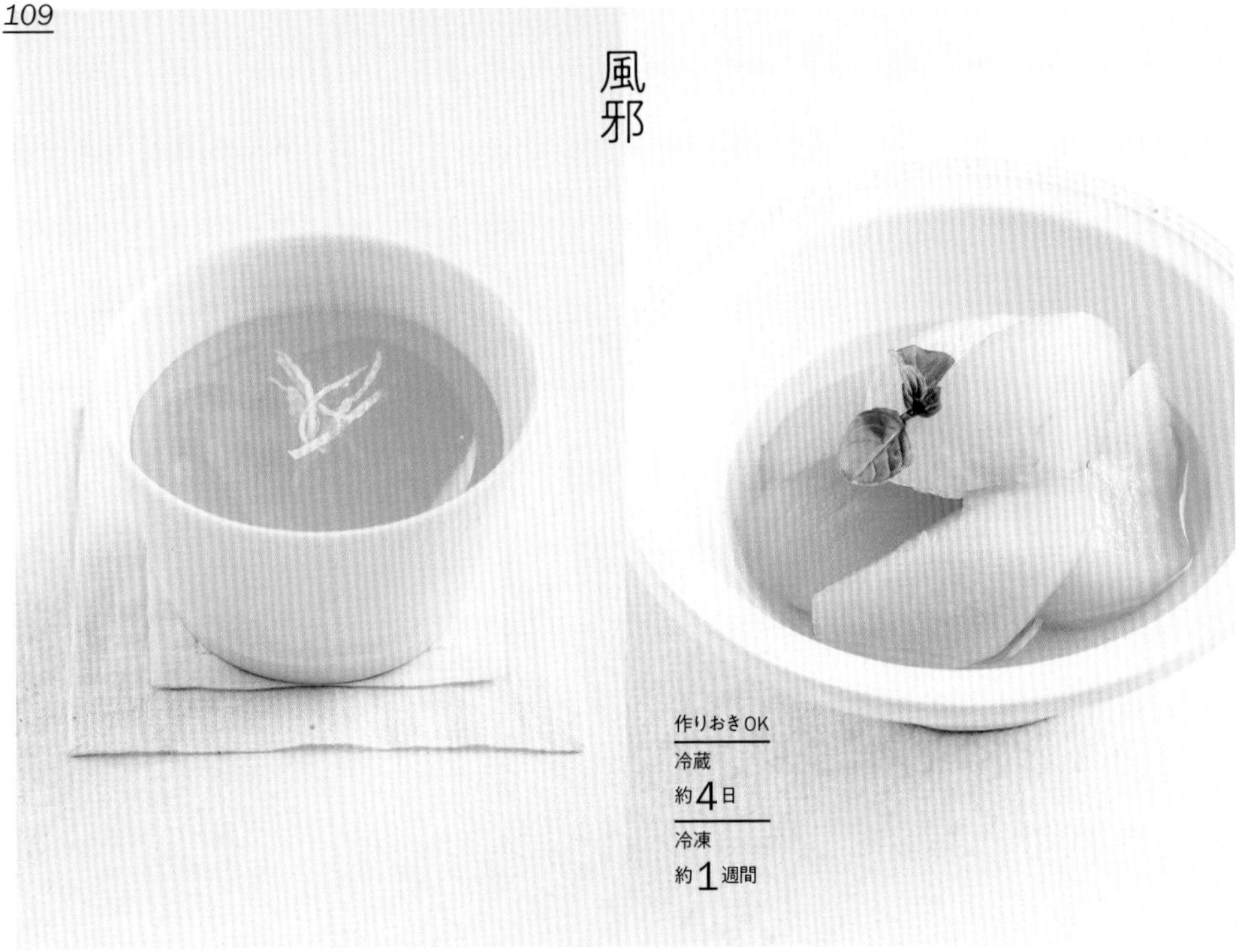

作りおきOK
冷蔵
約4日
冷凍
約1週間

ゆずくず湯

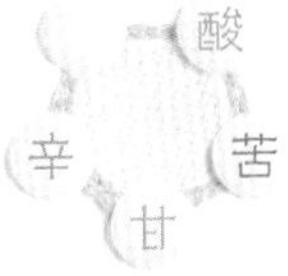

材料（2人分）

- ゆずの皮……適量
- くず粉……30g
- はちみつ……大さじ1と1/2
- ゆずの果汁……大さじ2

作り方

1 ゆずの皮はせん切りにする。
2 ボウルにくず粉と水150mℓ（分量外）を入れ、よく混ぜてくず粉を溶かす。
3 鍋に水150mℓ（分量外）を入れて火にかけ、沸騰したら一度火を止め、はちみつと**2**を入れてよく混ぜる。再び弱火にかけ、よく混ぜながら火を通す。
4 とろみがついたら、ゆずの果汁を加えてよく混ぜる。
5 器に注ぎ、ゆずの皮のせん切りを飾る。

梨のコンポート

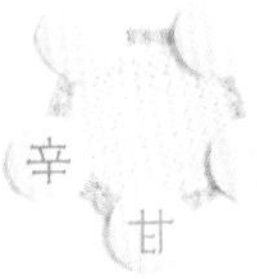

材料（作りやすい分量）

- 梨……2個

A
- シナモンスティック……2本
- クローブ……4個
- 白ワイン……1カップ
- 水……1カップ
- 砂糖……大さじ4〜5
- はちみつ……大さじ2

- ミントの葉……適量

作り方

1 梨は縦4〜8つ割りにし、芯を取る。
2 **A**のシナモンスティックとクローブは軽く叩いてお茶パックなどに入れる。
3 鍋（ステンレスまたはホウロウ）に**A**を入れて火にかけ、煮立ったら**1**を加え、落としぶたをして10〜15分煮る。
4 粗熱がとれたら冷蔵庫で冷やす。器に盛ってミントを飾る。

食材別さくいん

それぞれの食材が登場するレシピページを表しています。
食材名のあとのマークは、酸苦甘辛鹹が五味、寒涼平温熱が五性です。
食材によっては味が2つあるものもあります。